Stefan Schnur

# Rationelle Ultraschalldiagnostik

Springer-Verlag Berlin Heidelberg GmbH

STEFAN SCHNUR

# Rationelle Ultraschalldiagnostik

## Grundlagen und problemorientierte Anwendung

Mit 187 Abbildungen
und 58 Tabellen

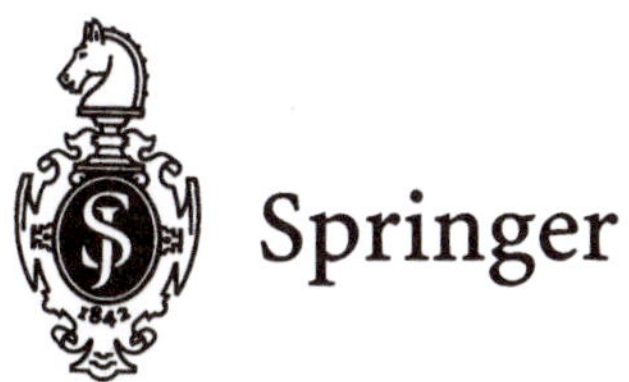

Springer

Dr. med. STEFAN SCHNUR
Magdalenenstraße 52

80638 München


ISBN 978-3-540-67135-0

Die Deutsche Bibliothek – CIP-Einheitsaufnahme
Schnur, Stefan: Rationelle Ultraschalldiagnostik : Grundlagen und problemorientierte
Anwendung / Stefan Schnur. – Berlin ; Heidelberg ; New York ; Barcelona ; Hongkong ;
London ; Mailand ; Paris ; Singapur ; Tokio : Springer, 2000
   ISBN 978-3-540-67135-0    ISBN 978-3-642-56898-5 (eBook)
   DOI 10.1007/978-3-642-56898-5





Herstellung: PRO EDIT GmbH, Heidelberg
Umschlaggestaltung: de'blik, Berlin
Satz: Zechner Datenservice & Druck, Speyer
SPIN: 10734944   22/3130/Di    5 4 3 2 1 0

# Widmung

*Für Christina und Bettina*

# Geleitwort

Die Sonographie, ein wichtiges diagnostisches Instrument in Klinik und Praxis, ist in zahlreichen Lehrbüchern beschrieben.

Warum noch ein weiteres?

Dr. Stefan Schnur hat mit seinem Buch „Rationelle Ultraschalldiagnostik, Grundlagen und problemorientierte Anwendung" eine völlig andere, neue Darstellung der Ultraschalldiagnostik, wie sie seither üblich war, gegeben.

Aus seinen Erfahrungen als allgemeinmedizinisch tätiger Hausarzt hat er ein hervorragendes Werk verfasst, das nicht nur die Grundlagen und die technische Durchführung der Sonographie darstellt, sondern sie immer in typisch allgemeinärztlicher Vorgehensweise in den Zusammenhang mit dem gesamten Beschwerdebild des Patienten positioniert.

Systematisch wird das Spektrum der Erkrankungen in bestimmten Körperregionen sowie ihre Ätiopathogenese, die Topographie der dort vorkommenden Organe und deren Untersuchungsvoraussetzungen beschrieben. Es folgen die Indikationsstellung der sonographischen Diagnostik, deren Darstellung in charakteristischen Bildern sowie eine sonographische Differentialdiagnose der einschlägigen Erkrankungen dieser Region. Kasuistiken zeigen die oft schwierige Diagnostik und Differentialdiagnostik im Praxisalltag. Merksätze und Zusammenfassungen in didaktisch perfekter Form vollenden die jeweiligen Beschreibungen.

Das Buch schließt mit einer Systematik aller organbezogenen Ultraschallbefunde ab, die in einer Allgemeinpraxis häufig vorkommen und an die differentialdiagnostisch immer gedacht werden muss.

Ich gratuliere dem Autor zu seinem Werk und wünsche diesem exzellenten Buch die verdiente weite Verbreitung.

Mainz, im Herbst 2000                                  Prof. Dr. Benno König

# Vorwort

Ein medizinischer Sachverhalt kann nur dann einfach, klar und für den Leser auch verständlich dargestellt werden, wenn sich der Autor auf sein Thema besinnt und den eigenen Erfahrungsprozess vor Augen hat. Die individuelle „Lernkurve" verläuft zumeist diskontinuierlich und sprunghaft. Sie ist häufig mit typischen Fehlern und Schwierigkeiten verbunden, die manchmal vermeidbar gewesen wären. Der ideale Einstieg in eine rationelle Problemlösungsstrategie ist der ständige Abgleich von deduktiver Standortbestimmung und erfahrungswissenschaftlicher Datensammlung in der Praxis, die uns lehren, zu erkennen, welcher Art und warum Dinge so sind, wie sie uns täglich begegnen. Für die kritische Bestandsaufnahme einer verbreiteten diagnostischen Untersuchungsmethode wie der Sonographie bedeutet dies, sich Gedanken zu machen über scheinbar einfache Phänomene, wie z. B. die Struktur eines Bildes (z. B. Reflexmuster), die biologische Formenlehre (z. B. Kriterien der Malignität) zu untersuchen, den Begriff der „sonographischen Diagnose" (z. B. Mustererkennung) zu benennen, den Gehalt eines Befundes zu überprüfen etc.. Diese Art von theoretischer Untersuchung verlangt ein Prinzip, das ständig vom „Einfachen" zum „Komplizierten" und umgekehrt wechselt, in Einzelphänomenen allgemeine Strukturen entdeckt und von allgemeinen Gesetzmäßigkeiten zum speziellen Problem folgert: einen wissenschaftlichen Diskurs, der durch logische Kategorien geleitet wird. „Alles in allem", so würde sich der Autor wünschen, möge diese Synthese hoffentlich gelungen sein, so dass deren Leitmotive – Hilfe bei der „Problemlösung" und allgemeinverständliche Lesbarkeit des Textes (kontinuierlich im Sinne des Lehrbuches und punktuell als Nachschlagewerk) – die Neugierde des Lesers auf diese Neukonzeption wecken.

Auf diesem Weg haben mich viele unterstützt: durch Toleranz und liebevolles Verständnis (meine Frau Bettina und meine Tochter Christina); durch Hilfe bei der Literaturrecherche (Herr Dr. Lachner, medizinische Lesehalle der LMU München); Manuskriptdurchsicht (Kap. 3.1, Herr Dr. Lindner, Chefarzt der 2. inneren Abteilung, Krankenhaus Dritter Orden München-Nymphenburg und Beschaffung von Bildmaterial (Herr Dr. Henkel, Chefarzt der radiologischen Abteilung, Krankenhaus Dritter Orden München-Nymphenburg; Frau Dr. Sepp-Lukas und Herr Dr. Egge, Fachärzte für Radiologie, radiologische Gemeinschaftspraxis, München); Herr Dr. Breuel, Facharzt für Urologie, urologische Praxis, München; Herr Dr. Strauss, Facharzt für Gynäkologie und Geburtshilfe, Klinik und Poliklinik für Geburtshilfe, Grosshadern, Klinik der Universität München; Herr Dr. Drobik, Facharzt für Hals-Nasen-Ohren-Heilkunde, HNO-ärztliche Gemeinschaftspraxis, München und Herr Dr. Franz-Ulrich Keuler (Oberarzt an der urologischen Abteilung des Krankenhauses der Barmherzigen Brüder, München), der meine Arbeit kritisch begleitete, das Manuskript mit brillanten Diskussionsbeiträgen bereicherte und von dem ich vieles gelernt habe.

Danken möchte ich auch den Mitarbeitern des Springer-Verlages, Herrn Dr. Udo Lindner, der es mir ermöglichte, meine Buchidee zu verwirklichen, Herrn Treiber und Herrn Küster, die für meine Fragen immer ein „offenes" Ohr hatten. Mein besonderer Dank gilt Herrn Helmut Egerer (Designer und Illustrator, München), der alle Schemazeichnungen mit künstlerischer Präzision gestaltete.

München, im Herbst 2000                                    STEFAN SCHNUR

# Inhaltsverzeichnis

# Einleitung 1

Die konventionelle Sonographie[1] ist in den vergangenen 10 Jahren ihrer Anwendung zu einer diagnostischen Methode herangereift, die es ermöglicht hat, zahlreiche, fächerübergreifende Aspekte in der Medizin bildhaft darzustellen und unterschiedliche Fragestellungen (präventiv, kurativ) nichtinvasiv zu bearbeiten. Das Medium „Ultraschall" wurde seither immer wieder mit einem der einfachsten und klassischen Untersuchungsinstrumente des Arztes verglichen und von vielen als das „Stethoskop der Zukunft" bezeichnet (Filly 1988). Für diese und alle anderen bildgebenden Verfahren gelten gemeinsame, elementare Bedingungen: „richtige" Technik, regelmäßige Übung und rationelle Interpretation des Ergebnisses im klinischen Gesamtzusammenhang definieren den klinischen Stellenwert.

Eine erste Annäherung an diese Methode ist häufig bereits an die medizinische Ausbildung (z. B. Famulatur, Praktisches Jahr, Arzt im Praktikum) gebunden und setzt sich mit dem theoretischen Studium des Ultraschalls und der sonographischen Praxis weiter fort. Ihre spezifischen Richtlinien sind in der ärztlichen Weiterbildungsordnung und der Ultraschallvereinbarung für alle Fachgebiete festgelegt (sog. fachbezogene Sonographie). Heute wenden mindestens 45% der Hausärzte diagnostische Sonographie in der Praxis an (Abb. 1.1). In der nouvellierten Fassung der Weiterbildungsordnung ist sie inzwischen verpflichtender Bestandteil der Ausbildung zum Facharzt für Allgemeinmedizin geworden.

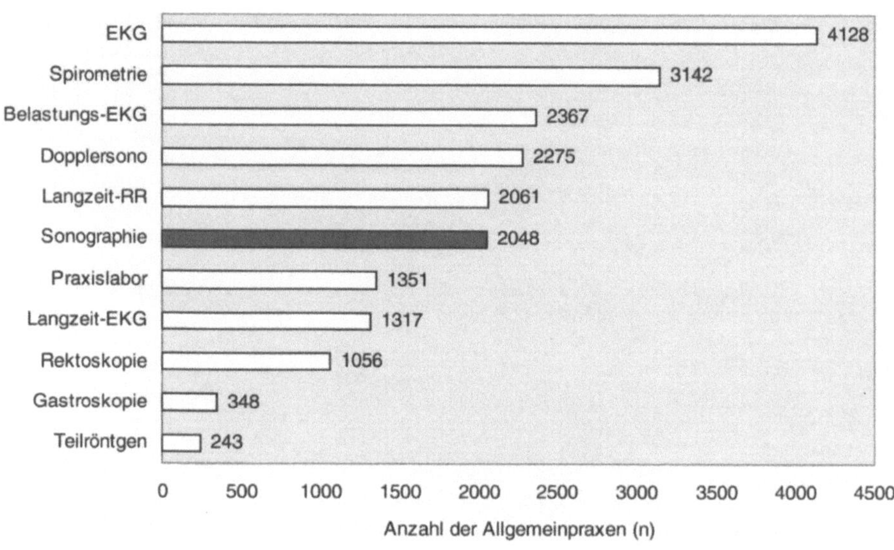


**Abb. 1.1.** Technisch-apparatives Leistungsspektrum von 4478 Allgemeinpraxen in der BRD. (Mod. nach Ascher 1998)

---

[1] Unter konventioneller Sonographie sollen alle Verfahren verstanden werden, die als häufige, zulässige (s. KO-Liste für Hausärzte) und gebräuchliche Methoden in der allgemeinärztlichen Praxis gelten und zur Eingangsuntersuchung alltäglicher Problemstellungen des praktischen Arztes angewendet werden. Nach dieser Definition ist z. B. die Abdomensonographie eine übliche, die endosonographische Diagnostik (z. B. transvaginale Sonographie) eine für die Allgemeinmedizin unkonventionelle Technik.

In der primärärztlichen Praxis liegt der Schwerpunkt des Krankheitsspektrums auf der „problemorientierten" Diagnostik (s. 3.1–3.6) vieldeutiger und unspezifischer Beschwerde-, Symptom- und Syndrombilder, die ca. 90% der Fälleverteilung repräsentieren. Nosologisch klassifizierbare Erkrankungen kommen in ca. 10% vor. Diese spezifische Krankheitsepidemiologie bildet den Hintergrund für alle technischen Untersuchungsmethoden, die zum Ausschluss oder zur Bestätigung einer Erkrankung („Diagnose") herangezogen werden. Die „organbezogene" sonographische Diagnostik (s. 4.1–4.7) betrifft in 75% die Bauchregion, in 10% die Schilddrüse und in 15% andere Lokalisationen (z. B. Bewegungsapparat) (Lin 1999; Tabelle 1.1). Zwischen beiden Verfahrensebenen kommt es häufig zu Überschneidungen, die sich z. B. aus dem Verlauf heraus entwickeln können und dann richtungsgebend sind, wenn Alarmsymptome („Ikterus", „Makrohämaturie") den Verdacht auf Erkrankungen bestimmter Organe und Organsysteme lenken (Tabelle 1.2, s. Beispiel 1: Kasuistik).

**Tabelle 1.1.** Spektrum allgemeinärztlicher Ultraschalluntersuchungen. (Mod. nach Decrey 1998)

| Art der Ultraschalluntersuchung (Mehrfachnennungen) | n | % |
|---|---|---|
| Bauch | 44 | 75 |
| Ober- und Unterbauch | 16 | 27 |
| Oberbauch | 12 | 21 |
| Unterbauch | 16 | 27 |
| Extraabdominal | 15 | 25 |
| Schilddrüse | 6 | 10 |
| Andere[a] | 9 | 15 |
| Σ | 59 | 100 |

[a] Andere Ultraschalluntersuchungen: Poplitealzysten (3), zervikale Weichteilschwellungen und Gelenke (2), muskuläre Weichteilschwellungen (1), Speicheldrüse (1) und Brust (1)

**Tabelle 1.2.** Problemorientierte und organbezogene Diagnostik in der Allgemeinarztpraxis. (*A/B* Ausschlussdiagnostik/Bestätigungsdiagnostik, *H* Halsweichteile, *OB* Oberbauch, *UB* Unterbauch, *R* Retroperitonealraum, *W* Weichteile, *G* Gelenke)

| Kapitel | Seite | Problemorientierte Diagnostik | Organbezogene Diagnostik | Klinisches Beispiel (A/B) |
|---|---|---|---|---|
| 3.1/4.1 | 63–85/228–230 | Globusgefühl | H | Endemische Struma |
| 3.2/4.2–4.6 | 89–111/231–246 | Verdauungsbeschwerden | OB, UB, R | Unspezifischer Bauchschmerz |
| 3.3/4.3 | 114–136/233–238 | Kolik | OB | Cholelithiasis |
| 3.4/4.4–4.6 | 140–164/239–246 | Rückenschmerz | OB, UB, R | Urolithiasis |
| 3.5/4.6 | 167–191/244–246 | Unterbauchschmerz | UB, R | Ovarialtumor, Prostataadenom |
| 3.6/4.2–4.6 | 195–223/231–246 | Akuter Bauchschmerz | OB, UB, R | Akute Appendizitis |
| 4.7 | 248 | Schulterschmerz | W, G | Rotatorenmanschettenruptur |

**Beispiel 1:** Ein 60-jähriger Patient, der früher einmal wegen eines Gichtanfalls behandelt worden war, meldete sich wegen belastungsabhängiger Atembeschwerden zur Sprechstunde an. Er wollte sich nun doch untersuchen lassen, weil die Symptome anhielten und ihn beunruhigten. Der übergewichtige und indolent wirkende Mann war blass und atmete schwer. Beidseits prätibial fanden sich Beinödeme. Seit ca. 1/4 Jahr sei immer wieder einmal sichtbares Blut im Urin aufgetreten. Er hätte dieses Symptom ignoriert und auf einen Harnwegsinfekt zurückgeführt. Im EKG zeigten sich ischämietypische Veränderungen, die Lungenfunktionsprüfung war normal. Bei der Übersichtssonographie wurde an Leber, Gallenblase, Pankreas, Nieren, Aorta, Milz, innerhalb der Bauchhöhle und am Magen-Darm-Trakt kein auffälliger Befund festgestellt. Im Unterbauch fiel eine massiv vergrößerte Harnblase mit einem exophytisch wachsenden Tumor auf (Abb. 1.2). Der Patient wurde mit der Verdachtsdiagnose eines Blasenkarzinoms in eine urologische Klinik eingewiesen.

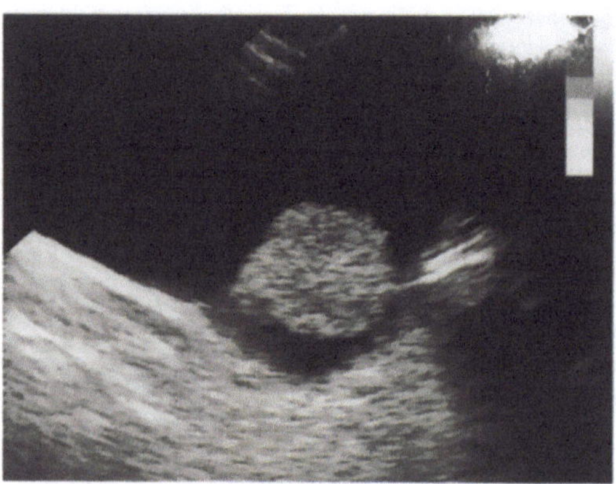

**Abb. 1.2.** Diagnose: Harnblasentumor (Urothelkarzinom), NB: Harnblasendivertikel

Diese Kasuistik zeigt, wie ein unspezifisches Allgemeinsymptom („Dyspnoe") und der klinische Befund („Anämie", „Beinödeme", „Tachykardie") die praktische Vorgehensweise von einer problemorientierten Diagnostikebene zu einer organbezogenen Ebene verschieben kann, weil ein Lokalsymptom („Makrohämaturie") durch ein weiteres Untersuchungsverfahren – in diesem Fall die systematische Übersichtssonographie – eingegrenzt wird. Durch die Blutungsanämie (Hb = 4,9 g/dl, Erythrozyten = $2,08 \times 10^6$/ml, Eisen = 8 mg/dl) mit Blutungsquelle in der Harnblase wurde eine latente Herzinsuffizienz infolge einer KHK hämodynamisch wirksam und führte zum Symptom der Atemnot.

## Literatur

Ascher W (1998) Budgets und Pauschalen sind der Tod einer qualifizierten Allgemeinmedizin! Der Hausarzt 10: 8–11
Decrey H, Verdon F, Burnand B, Pecoud A, Burnier M (1998) Evaluation of the use of ultrasonography in primary care. Eur J Pbl Hlth 8: 140–142
Filly RA (1988) Ultrasound: the stethoscope of the future, Alas. Radiology 167: 400
Lin EC, William D, Teefey A (1999) Extended field of view sonography in musculoskeletal imaging. J Ultrasound Med 18: 147–152

# KAPITEL 2

# Grundlagen der Ultraschalldiagnostik 2

## 2.1
## Allgemeine Grundlagen

### 2.1.1
### Spektrum der Sonographie in der medizinischen Diagnostik

Die sog. Realtime-Sonographie[2] wurde vor über 30 Jahren in die medizinische Diagnostik eingeführt. Erste experimentelle und klinische Erfahrungen mit dieser Methode wurden in Zusammenhang mit der Untersuchung solider Bauchorgane (z. B. Leber) und nodulärer Schilddrüsenveränderungen gesammelt[3] (Fujimoto 1967).

Heute können nahezu alle Organe sonographisch sichtbar gemacht werden (Tabelle 2.1). Anwendungsbereiche des Ultraschalls sind:

- Organdiagnostik (z. B. Lokalisation, Identifizierung pathologischer Befunde),
- Strukturdiagnostik (z. B. Organaufbau),
- Artdiagnostik (z. B. Ätiopathogenese),[4]
- qualitative und quantitative Funktionsdiagnostik (z. B. Mobilität, Kontraktion, Flussgeschwindigkeit, -richtung, -volumen).

Die verschiedenen Verfahren erzeugen ein statisches Bild und/oder geben Bewegungsabläufe wieder (A-, B-, M-Mode-Verfahren, Duplexverfahren; Tabelle 2.2). Ihr Stellenwert wird für die jeweiligen Organe und Organregionen unterschiedlich definiert (s. Beispiel 1). Die dynamischen Verfahren beruhen auf dem Dopplerprinzip und seinen Kombinationen (z. B. B-Mode). Sie werden hauptsächlich in der Gefäßdiagnostik angewendet (z. B. Blutflussgeschwindigkeit, Strömungsrichtung, pathologische Neovaskularisation).

---

**Beispiel 1:** Zur Basisdiagnostik der arteriellen Hypertonie gehört immer eine konventionelle, sonographische Untersuchung der Nieren, Nebennieren und Bauchaorta. Spezifische Fragestellungen zum Ausschluss einer renoparenchymatösen und/oder renovaskulären (z. B. farbkodierte Duplexsonographie) Ursache des Hochdrucks und möglicher Folge- bzw. Begleiterkrankungen können betreffen:

- Organdiagnostik: Nierenlage?, Atem- und Lageverschieblichkeit? (z. B. Hufeisenniere, Perinephritis)
- Strukturdiagnostik: Nierengröße?, Nierenform? (z. B. Schrumpfniere, polyzystische Nierendegeneration)
- Artdiagnostik: Raumforderung?, Verkalkungen? (z. B. diabetische Nephropathie, Analgetikanephropathie, Nebennierentumor)
- Funktionsdiagnostik der Gefäße: Nierenarterienstenose?, Bauchaortenaneurysma? (z. B. fibromuskuläre Dysplasie, Arteriosklerose)

---

[2] Syn. B-Mode-Verfahren („Brightness") mit schnellem Bildaufbau, „Echtzeitverfahren".
[3] Die damaligen statischen B-Mode-Scanner erfassten Knoten mit einem Durchmesser >1 cm. Mit der heutigen Technik hochauflösender Geräte (7,5–13 MHz) ist es möglich, sehr kleine Schilddrüsenläsionen in einer Größenordnung von 2–3 mm und fokale Leberherde bis zu 0,5 cm zu erkennen.
[4] Indirekt aufgrund der Sonomorphologie und den damit verbundenen Einschränkungen („Befund vereinbar mit …"), direkt durch das Ergebnis einer ultraschallgeführten Feinnadelbiopsie.

**Tabelle 2.1.** Ultraschallverfahren in der medizinischen Diagnostik

| Region/Struktur | Organ | Bezeichnung | Anwendungsbeispiel |
|---|---|---|---|
| Kopf | Gehirn | Schädelsonographie[a] | Geburtsreife |
| | Gehirnventrikel | Schädelsonographie | Hydrocephalus internus |
| Augen, Augenhöhle | Bulbus | Bulbussonographie | Glaskörperblutung |
| | Hornhaut | Pachymetrie | Messung der Hornhautdicke |
| | Retroorbitalgewebe | Orbitasonographie | Endokrine Ophthalmopathie |
| Intrakranielle Gefäße | Gehirn | Transkranielle Dopplersonographie[b] | Zerebrales Angiom, zerebrales Aneurysma |
| Extrakranielle Gefäße | Gehirn | Karotisdopplersonographie[c] | Karotisstenose |
| | | Vertebralisdopplersonographie | Subklavian-Steal-Syndrom |
| Gesicht | Nasennebenhöhlen | Sinussonographie | Polyp, Sekretspiegel |
| Hals | Schilddrüse | Schilddrüsensonographie | Struma |
| | Weichteile | Weichteilsonographie | Weichteiltumor |
| | Lymphknoten | Lymphknotensonographie | Lymphom |
| | Speicheldrüsen | Parotissonographie | Parotistumor |
| Brust | Herzwand, -kammern | Echokardiographie[d] | Herzmuskelerkrankung, Herzklappenfehler |
| | Pleuraraum | Thoraxsonographie | Pleuraerguß |
| Brustdrüse | Brustdrüse | Mammasonographie | Mammatumor |
| | | Mammasonographie | Gynäkomastie |
| Bauch | Bauchorgane | Abdomensonographie[e] | Cholelithiasis |
| Retroperitoneum | Retroperitonealorgane | Abdomensonographie | Bauchaortenaneurysma |
| | Urogenitalorgane | Urosonographie | Harnstauungsniere |
| Weibliches Becken | Uterus | Fetomaternale Sonographie[f] | Schwangerschaft |
| | | Unterbauchsonographie[g] | Myom |
| | | | Lage (Intrauterinpessar) |
| | Adnexe | Unterbauchsonographie | Adnextumor |
| | | | Extrauteringravidität |
| Männliches Becken | Prostata | Unterbauchsonographie[h] | Prostatakarzinom |
| | | | Prostataadenom |
| | Harnblase | | Blasenkarzinom |
| | Hoden | Hodensonographie[i] | Hodentumor |
| | | Hodensonographie | Hodentorsion |
| | Nebenhoden | Hodensonographie | Epididymitis |
| Periphere Gefäße | Arterien | Arterien-Dopplersonographie[j] | Arterielle Verschlusskrankheit |
| | Venen | Venen-Dopplersonographie | Tiefe Beinvenenthrombose |
| | | | Chronisch venöse Insuffizienz |

**Tabelle 2.1.** Ultraschallverfahren in der medizinischen Diagnostik *(Fortsetzung)*

| Region/Struktur | Organ | Bezeichnung | Anwendungsbeispiel |
|---|---|---|---|
| Weichteile | Haut | Kutissonographie | Malignes Melanom |
| | Subkutis | | |
| | Fettgewebe | Weichteilsonographie | Lipom |
| | Lymphknoten | Lymphknotensonographie | Lymphadenopathie |
| | Muskulatur | Muskelsonographie | Muskelruptur |
| | Kapsel-Band-Apparat | Weichteilsonographie | Sehnenruptur |
| Gelenke | Bewegungsapparat | Arthrosonographie | Säuglingshüfte, Gelenkerguss, Baker-Zyste, Gelenktumor, Meniskusschaden |

[a]Durch die offene Fontanelle oder Kalotte. [b]TCD. [c]Sonderformen: Farbkodierte Karotis-Duplexsonographie. [d]Sonderformen: TEE = transösophageale Echokardiographie (z. B. intrakardiale Thromben), Stressechokardiographie (z. B. ischämisch bedingte Kontraktionsstörung unter medikamentös-körperlichen Belastungsbedingungen [„Belastungsechokardiographie"]), farbkodierte Echokardiographie (z. B. Shuntnachweis und -flussrichtung bei Vorhofseptumdefekt). [e]Sonderformen: Endodiagnostik des Gastrointestinaltraktes (z. B. transösophageal, transrektal). [f]Sonderformen: Maternal (z. B. Plazentadiagnostik [„retroplazentares Hämatom", „Plazentainsuffizienz"]), fetal (z. B. Reife-, Größen-, Fehlbildungsdiagnostik [„biparietaler Schädeldurchmesser", „Nuchales Ödem", „Ventrikelseptumdefekt"]). [g]Sonderformen: Transvaginale Sonographie (z. B. Extrauteringravidität). [h]Sonderformen: Transrektale Prostatasonographie (TRUS), Dopplersonographie der Penisarterien (z. B. erektile Dysfunktion). [i]Sonderformen: Farbkodierte Duplexsonographie (z. B. DD: Hodentorsion, Epididymitis). [j]Dopplersonographie (direktional, bidirektional), Dopplerdruckmessung (in Ruhe, nach Belastung), farbkodierte Duplexsonographie.

## 2.1.2
## Geräteausstattung

Jeder selbstständig tätige Arzt, der den Kauf eines Ultraschallgerätes plant, muss als erstes überlegen, welche internen und externen Benutzereigenschaften (z. B. Praxisschwerpunkte, Untersuchungsfrequenz, Zukunftsperspektiven, Kosten-Nutzen-Analyse) seine persönliche Situation am besten kennzeichnen und welche Geräteausstattung er dafür benötigt. Ist diese Entscheidung gefällt und das Kaufziel aufgrund einer Marktanalyse (z. B. unabhängige Verbraucherinformation[5]) ungefähr definiert, empfiehlt es sich, eine begrenzte Auswahl von Geräten (z. B. Handlichkeit, Auflösungsvermögen der unterschiedlichen Schallkopftypen) selbst zu testen. Die „richtige" Wahl ist deshalb so schwierig, weil das Marktangebot umfangreich ist und der Kunde durch „verwirrende" und irrelevante Werbestrategien fehlgeleitet werden kann. Tabelle 2.3 enthält eine Zusammenfassung einiger, objektiver Basisdaten für den Verbraucher, die ihm den Einstieg in diesen Themenbereich erleichtern sollen (s. Beispiel 2).

**Beispiel 2:** Bei Durchsicht einschlägiger Werbeanzeigen für Ultraschallgeräte fällt auf, dass die Beschreibung und Illustration der Produktinformationen einseitig

---

[5] Eine Marktübersicht von Ultraschallgeräten und Schallköpfen ist erhältlich über: Dr. M. Eckert-Fachverlag Medizin/Medizintechnik, Siegfriedstr. 19, D-80803 München und im Internet über: http://www. medizin. li/.

**Tabelle 2.2.** Technische Verfahren zur sonographischen Bildgebung in der Medizin. *TK-Doppler* transkranielle Dopplersonographie (TCD)

| Verfahren | Prinzip | Bilddarstellung | Nennfrequenz[b] (Bandbreite) | Verfahren (Beispiel) |
|---|---|---|---|---|
| A-Mode | „Amplitudenmodulation", „Echolotprinzip" | Eindimensional, Amplituden-Zeit-Verfahren, Echointensität ~ Amplitudenhöhe | 3–6 MHz | Bulbussonographie, Sinussonographie |
| B-Mode | „Brightnessmodulation", Graustufenmodulation | Zweidimensional, Echointensität ~ Helligkeitswerte, Schneller Bildaufbau (Real-time-Verfahren), Langsamer Bildaufbau (Compound-Verfahren) | 2–10 MHz | Abdomensonographie, Schilddrüsensonographie, Arthrosonographie, Mammasonographie |
| M-Mode | „Motion-Mode", A-Modulation + B-Modulation | Eindimensional, Darstellung bewegter Organstrukturen, Ort-Zeit-Diagramm | 2–3,5 MHz (Erwachsener), 3–5 MHz (Kind), 5–7,5 MHz (Säugling) | Echokardiographie |
| CW-Doppler | „Continous-wave-Verfahren"[a], 2 piezoelektrische Elemente | Strömungsrichtung, Flussgeschwindigkeit, Unidirektional (ohne Richtungsangabe), bidirektional (mit Richtungsangabe) | 2–10 MHz | Karotisdopplersonographie, fetomaternale Sonographie |
| PW-Doppler | „Pulse wave"-Verfahren[a] 1 piezoelektrisches Element | Strömungsrichtung, Flussgeschwindigkeit, definierter Gewebeabschnitt, Messvolumen | 2–5 MHz | Arteriendopplersonographie, Venendopplersonographie |
| Duplex | CW- + PW-Doppler + B-Mode, konventionell, farbkodiert | Dopplersignal, definierter Gewebeabschnitt, Messvolumen, Strömungsrichtung, Flussgeschwindigkeit, rot (zum Schallkopf hin), blau (vom Schallkopf weg) | 5–10 MHz | Karotisduplexsonographie, Duplexsonographie (Nierenarterien) |
| TK-Doppler | Mischfrequenz, Spektralanalyse | Strömungsrichtung, Flussgeschwindigkeit | 2 MHz | TCD (A. cerebri media) |

[a]Kontinuierliche bzw. zeitlich kurze Schallwellenaussendung und -empfang. [b]Schallkopffrequenz, die vom Hersteller angegeben wird. In der medizinischen Diagnostik liegt der Frequenzbereich allgemein zwischen ca. 1–25 MHz. Aufgeführt sind nur die Frequenzbereiche (gemäß Ultraschallvereinbarung) für die Sonographie adulter Organe (Ausnahme: Kopfregion, Schwangerschaft). Für die Duplexsonographie gelten eigene Frequenzbereiche (Nennfrequenz z. B. 5–10 MHz).

auf die Betonung „hochgezüchteter" Softwarepackete abheben, die in den meisten Geräten ohnehin enthalten sind, deren Anwendung aber im täglichen Gebrauch kaum jemals gefragt ist. Wichtiger als entsprechende, oft schwer verständliche („Besitzt das Gerät einen digitalen Beamformer"?, „Arbeitet es mit „Pixel-Based Focusing"?) Aussagen für Insider sind konkrete Fragen z. B. nach „Verschleißteilen" und ihrer partiellen Austauschbarkeit im Falle eines Defekts. So kann es durchaus vorkommen, dass z. B. bei einem Kabelbruch des Sondenkabels vom Hersteller mitgeteilt wird, dass nur die komplette Einheit aus Sonde und Kabel ersetzt werden kann (Kaufpreis!).

**Tabelle 2.3.** „Checkliste" Ultraschall

| Allgemeine Rahmenbedingungen | Spezifische Voraussetzungen | |
|---|---|---|
| Sonographisches Untersuchungsspektrum | Praxisschwerpunkte (z. B. Morbiditätsspektrum) | ✔ |
| | Persönliche Präferenzen (z. B. Fortbildung) | ✔ |
| | Untersuchungsarten (z. B. Gefäßsystem) | ✔ |
| | Untersuchungshäufigkeit (z. B. Überweisungsaufträge) | ✔ |
| Geräteausstattung | Ultraschallvereinbarung (z. B. Richtlinien) | ✔ |
| | Schallkopftyp und -anzahl (z. B. Linearschallkopf) | ✔ |
| | Frequenzbereich (z. B. 3,5 MHz) | ✔ |
| | Frequenzselektion (z. B. Einfrequenz, Mehrfrequenz) | ✔ |
| | Hilfsmittel (z. B. Vorlaufstrecke) | ✔ |
| | Optionen (z. B. Doppler, PC-Anschlussmöglichkeit) | ✔ |
| | Lebensdauer (z. B. Ersatzteile) | ✔ |
| | Service (z. B. Hotline) | ✔ |
| Aus- und Weiterbildungsrichtlinien | Weiterbildungsordnung für Ärzte (z. B. Facharzt) | ✔ |
| | Ultraschallvereinbarung (z. B. Richtlinien) | ✔ |
| Kosten-Nutzen-Analyse | Vergütungssystem (z. B. KO-Liste für Hausärzte) | ✔ |
| | Investitionsvolumen (z. B. Amortisation) | ✔ |
| | Neu-, Gebrauchtgerät (z. B. Wiederverkaufswert) | ✔ |
| | Apparategemeinschaft (z. B. Ärztehaus) | ✔ |
| | Leasing-Möglichkeit (z. B. Laufzeit) | ✔ |

Eine moderne Ultraschalleinheit besteht aus einem Ultraschallgerät[6] mit Bildschirm und Bildspeicher (Standardmonitorgröße: 7–15″), einem oder mehreren Schallköpfen verschiedener Bauart und Frequenzbereiche, einem Bilddrucker (z. B. Video- oder Thermoprinter) und einer optionalen Schnittstelle zum PC. In der Praxis werden folgende Organe und Organregionen am häufigsten untersucht: Tiefliegende Organe (z. B. Abdomen, Retroperitoneum, 3,5 MHz) und oberflächennahe Organe (z. B. Schilddrüse, Mamma, Lymphknoten, Weichteile, Gelenke, Gefäße, männliche Genitalorgane, 5–7,5 MHz). Nach diesen topographischen Kriterien richtet sich die Wahl des(r) Schallköpfe(s). In der Regel reichen für diese Anwendungsbereiche 2 Sonden[7] (Abb. 2.1) mit einer Sendefrequenz von 3,5 MHz bzw. 5–7,5 MHz aus. Immer sollte jedoch auch die technische Voraussetzung für den Anschluss weiterer Sonden

---

[6] Für die Gerätesicherheit, technische Leistungsfähigkeit und Gerätemerkmale (Nennfrequenz, Messfehler, etc.) gelten die gesetzlichen Vorschriften der Medizingeräteverordnung und die Bestimmungen der einschlägigen Ultraschallvereinbarungen. In der vertragsärztlichen Praxis dürfen nur Geräte verwendet werden, welche die IEC-Norm 1157 (International Electrotechnical Commission, Genf 1992 ) erfüllen. Durch ein CE-Etikett wird ausgewiesen, dass das Gerät im Bereich der europäischen Gemeinschaft eingesetzt werden kann.

[7] Ein Schallkopf („Scanner") enthält eines oder multiple piezoelektrische Elemente („Transducer") zur Ultraschallerzeugung. Aus der räumlichen Anordnung („Array") dieser Einzelelemente (z. B. parallel, halbkreisförmig), ihrer Beweglichkeit (z. B. rotierend, fixiert) und dem unterschiedlichen Ansteuerungsmodus (z. B. mechanisch, elektronisch, schnell, langsam) resultiert eine Form der Ultraschallemission, die ein rechteckiges oder sektorförmiges Bildfeld ergibt („Linear-array", „Curved-array", „Sector-phased-array") Linear-, Sektor- und Konvexschallköpfe werden zur transkutanen Sonographie und Mikrokonvexschallköpfe zur intrakavitären Sonographie verwendet (z. B. transösophageal, transrektal, transvaginal). Sog. Punktionsschallköpfe werden für sonographisch gesteuerte Biopsieverfahren angeboten.

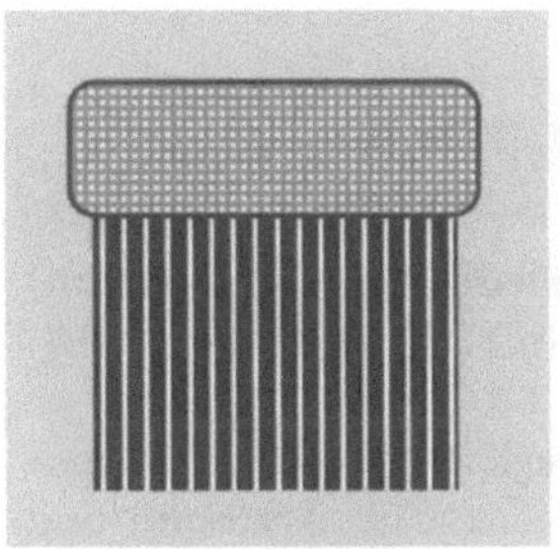

Linear

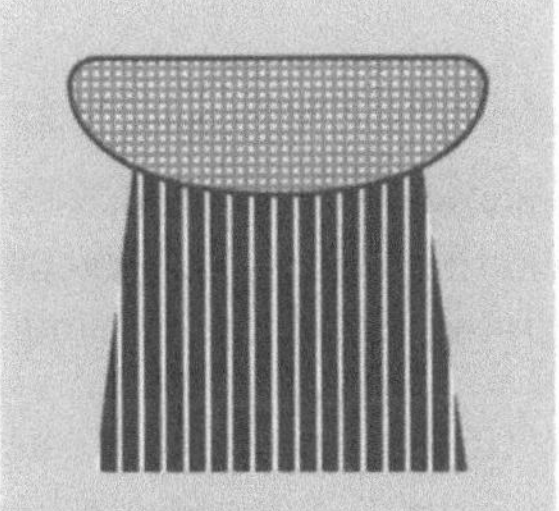

Konvex

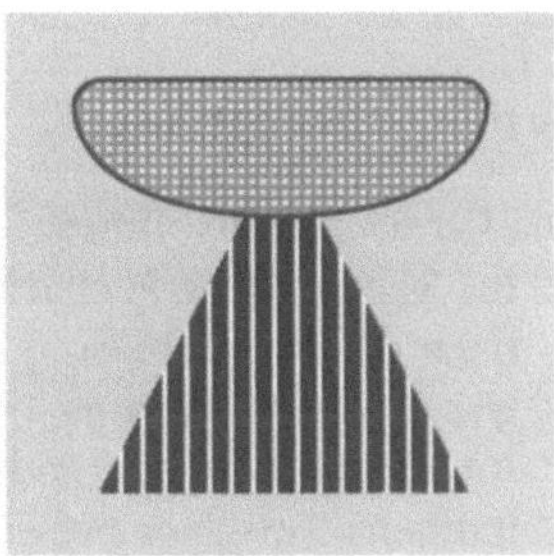

Sektor

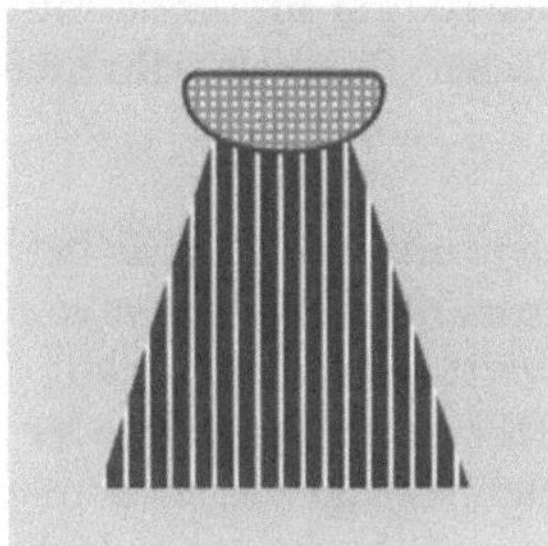

**Abb. 2.1.** Unterschiedliche Schallkopftypen mit charakteristischem Bildfeld

**Mikrokonvex**

bestehen. Alle modernen Systeme müssen über eine elektronisch wählbare Frequenzselektion für den Schallkopf verfügen, um ein umständliches Umstecken der Sondenkabel zu vermeiden (elektronischer „Mehrfrequenzschallkopf"). Für den praktisch tätigen Arzt kommt von allen Betriebsarten vorzugsweise das B-Mode-Verfahren in Frage. Eine Doppleroption (Cave: KO-Liste) sollte im Angebot enthalten sein. Die meisten Geräte sind i. d. R. technisch gut ausgestattet und enthalten eine große Palette technischer Möglichkeiten, die jedoch in der hausärztlichen Praxis nur gelegentlich gebraucht werden (z. B. Kalkulationsprogramme). Für Ärzte in ländlichen Gegenden mit hoher Hausbesuchstätigkeit ist ein mobiles Gerät mit handlichen Abmessungen und geringem Gewicht empfehlenswert. Die Investitionskosten für eine Basisausrüstung (einschl. Drucker, 2 Sonden, Gerätewagen) belaufen sich auf ca. 30.000–35.000 DM. Teurere Geräte müssen jedoch nicht unbedingt auch bessere Geräte sein.

## 2.1.3
## Ausbildungsrichtlinien

Die Ultraschallausbildung[8] kann absolviert werden:

- Im Rahmen der Facharztweiterbildung (z. B. Allgemeinmedizin, Innere Medizin) nach der Weiterbildungsordnung für Ärzte (Fassung vom 11.10.1998 und § 4 Ultraschallvereinbarung 1996).
- Im Rahmen einer ständigen (d. h. 4-monatigen) oder begleitenden (d. h. 24-monatigen) Tätigkeit bei einem weiterbildungsermächtigten Arzt für Ärzte mit und ohne Facharztanerkennung (§ 5 Ultraschallvereinbarung).
- Im Rahmen eines Kurssystems (Grund-, Aufbau-, Abschlusskurs) für Ärzte mit Facharztanerkennung, aber ohne Möglichkeit sonographischer Tätigkeit während der Weiterbildung (§ 6 Ultraschallvereinbarung).

Die im Rahmen der Facharztweiterbildung durchgeführten und im Zeugnis bescheinigten Untersuchungen (§ 11 Abs. 1 Ultraschallvereinbarung) berechtigen zur selbständigen, fachbezogenen Sonographie im Rahmen der vertragsärztlichen Tätigkeit. Ein Kolloquium vor der Kassenärztlichen Vereinigung (KV) entfällt i. d. R. oder ist nur notwendig bei begründetem Zweifel an den im Zeugnis ausgewiesenen Inhalten. Die eingehenden Kenntnisse der fachbezogenen Sonographie müssen jedoch bei der Facharztprüfung vor der Ärztekammer nachgewiesen werden. Für die Allgemeinmedizin gelten folgende Richtlinien gemäß der Weiterbildungsordnung vom 1.10.1993: Selbständige Durchführung, Befundung und Dokumentation von:

- 400 B-Mode-Sonographien des Abdomens und Retroperitoneums,
- 200 B-Mode-Sonographien der Urogenitalorgane (ohne weibliche Genitalorgane).

Fakultativ können durch Nachweis der vorgeschriebenen Untersuchungszahlen und fachlichen Befähigung vom Allgemeinarzt Qualifikationen zur Untersuchung nachfolgender Organe erworben werden, die in einem Kolloquium vor einer Sachverständigenkommission der KV geprüft werden:

- 200 B-Mode-Sonographien der Schilddrüse,
- 200 B-Mode-Sonographien der Thoraxorgane (ohne Herz),
- 400 B-Mode-Sonographien der Bewegungsorgane (ohne Säuglingshüften),
- 200 CW-Doppler-Sonographien der extrakraniellen, hirnversorgenden Gefäße,
- 200 CW-Doppler-Sonographien der extremitätenversorgenden Gefäße (je 100 Arterien bzw. Venen),
- 400 Duplexsonographien der extremitätenversorgenden Gefäße (je 200 Arterien bzw. Venen),
- 200 B-Mode-Sonographien der Extremitätenvenen.

---

[8] Im Folgenden werden Qualifikationsvoraussetzungen zur Durchführung von Untersuchungen in der Ultraschalldiagnostik (gemäß § 135 Abs. 2 SGB V) beschrieben, welche in der Ultraschallvereinbarung (§ 4–6, Stand: 1.1.1996) der Kassenärztlichen Vereinigung Bayerns (KVB) zusammengefasst sind. Sie haben in dieser Fassung Gültigkeit für alle Bundesländer. Die Richtlinien über den Inhalt der Weiterbildung in der Allgemeinmedizin entsprechen dem Stand vom 11.10.1998. Eine Nachweispflicht fachlicher und apparativer Voraussetzungen zur Abrechnung von Ultraschallleistungen besteht bei der GOÄ im Unterschied zum EBM nicht!

Die angegebenen Untersuchungszahlen reduzieren sich, wenn der volle Umfang des Katalogs bereits im Rahmen der Weiterbildung erfüllt wurde. So müssen z. B. nur 100 Schilddrüsensonographien vorgelegt werden, wenn 400 B-Mode-Sonographien des Abdomens nachgewiesen wurden. Weitere Einzelheiten zu diesem Reduzierungspassus sind für die einzelnen Organe in der Ultraschallvereinbarung geregelt. Ultraschallleistungen aus der Ausschlussliste (KO-Liste gemäß § 6 Abs. 2 Hausarztvertrag) können von hausärztlich tätigen Ärzten nicht abgerechnet werden (z. B. Echokardiographie, Stressechokardiographie, Duplexsonographie der Halsgefäße). Die Qualifikation über ein Kurssystem erfordert die Teilnahme an 3 Kursen (Grund-, Aufbau-, Abschlusskurs), deren Kursleiter von der DEGUM[9] ausbildungsermächtigt sind oder über einen von der KV ausgestellten Anleiterausweis verfügen. Am Ende der Kursausbildung müssen 400 selbständig unter Anleitung (z. B. Hospitation) durchgeführte, bilddokumentierte und befundete Untersuchungen (Abdomen, Retroperitoneum) vorgelegt werden, die vom Kursleiter testiert und zertifiziert werden (Abschlusskolloquium). Vor der KV muss zusätzlich ein Kolloquium absolviert werden. Die Ultraschalltätigkeit muss durch insgesamt 40 Befunddokumentationen pro Anwendungsbereich einschließlich 20 pathologischer Befunde ausgewiesen werden.

Liegt eine abweichende Weiterbildung (z. B. praktischer Arzt) vor, muss zusätzlich zu den Kursen (Abschlusskolloquium) eine mindestens 18-monatige ständige, klinische Tätigkeit (Innere Medizin oder Chirurgie) oder eine vergleichbare, ständige praktische Tätigkeit (z. B. Praxis) nachgewiesen werden. Ein Kolloquium vor der KV ist ebenfalls obligate Voraussetzung zur Erteilung der Ultraschallgenehmigung (Vertragsarztrecht).

## 2.1.4
### Vergütungssystem

Die Vergütung von Ultraschallleistungen ist im einheitlichen Bewertungsmaßstab (EBM) der gesetzlichen Krankenversicherung (GKV, Tabelle 2.4) und in der Gebührenordnung für Ärzte (GOÄ) für die private Krankenversicherung (PKV, Tabelle 2.5) vom 1.1.1996 geregelt (Mundenbruch 2000).

> **Beispiel 3:** Eine Schilddrüsensonographie wird im EBM mit der GOP 376 (= 220 Punkte) bewertet. Wird z. B. eine behandlungsbedürftige Schilddrüsenzyste festgestellt, so ist eine Feinnadelpunktion nach der GOP 398 (= 130 Punkte) abrechnungsfähig. Beide Leistungen können jedoch nicht am gleichen Tag angesetzt werden. Die Abdomensonographie enthält in der GOÄ eine Abstaffelung nach der Anzahl der untersuchten Organe, die angegeben werden müssen. Das erste Organ wird nach GOP 410 (= 200 Punkte), jedes weitere (maximal 3) nach der GOP 420 (= 80 Punkte) abgerechnet. Ein Oberbauchstatus entspricht der Ziffernkombination GOP 410 („Leber") + GOP 420mal 3 („Gallenblase", „Bauchspeicheldrüse", „Milz") mit einem Punktwert von 440 Punkten. Jedes Organ muss in der Liquidation angegeben werden.

---

[9] Deutsche Gesellschaft für Ultraschall in der Medizin e. V. Ellerstr. 9, 53119 Bonn, Telefon: 0228/ 9766131, Telefax: 0228/9766132.

**Tabelle 2.4.** Vergütung von Ultraschallleistungen in der GKV (ohne Ultraschall in der Augen-, HNO-Heilkunde und Spezialverfahren der Urologie, s. Beispiel 3). *GOP* Gebührenordnungsposition, *GOP*[+] Zuschlag zu Gebührenordnungsposition. *GS* Gefäßsystem. *IUP* Intrauterinpessar

| Verfahren | Organ/ Anwendungsbereich | GOP | Punkte | Bemerkungen |
| --- | --- | --- | --- | --- |
| B-Mode | Schilddrüse | 376 | 220 | Nebenschilddrüsen |
| B-Mode | Brustdrüse | 377 | 300 | Regionäre Lymphknoten |
| B-Mode | Abdomen, Retroperitoneum | 378 | 520 (<255)[a] | Thoraxorgane |
| B-Mode | Transkavitär | 379 | 150 | GOP[+] 378, 381, 384 |
| B-Mode | Urogenitalorgane | 381 | 400 | Niere, harnableitendes System |
| B-Mode | Haut | 389 | 200 | Subkutis, subkutane Lymphknoten |
| Dopplerdruck | Venen, Arterien | 666 | 50 | In Ruhe |
| Dopplerdruck | Venen, Arterien | 667 | 130 | In Ruhe und nach Belastung |
| Duplex | Venen, Arterien | 668 | 600 | Extremitäten |
| Doppler | Venen, Arterien | 671 | 200 | Direktional |
| B-Mode | Venen | 672 | 200 | Extremitäten |
| Doppler | Arterien | 680 | 600 | Gehirn, extrakraniell |
| Doppler | Arterien | 681 | 680 | Gehirn, transkraniell |
| Doppler | Arterien | 682 | 250 | Frequenzspektrumanalyse, GOP[+] 671, 680, 681 |
| Duplex | Arterien | 686 | 800 | Extra-, intrakraniell[b] |
| Duplex | Venen, Arterien | 687 | 600 | Körperstamm[b] |
| Duplex | Venen, Arterien | 689 | 300 | Farbkodiert, GOP[+] 668, 686, 687[b] |
| B-Mode | Herz | 614 | 2800 | Stressechokardiographie[b] |
| B-Mode, M-Mode | Herz | 616 | 600 | Zweidimensional[b] |
| Doppler | Herz | 617 | 850 | Eindimensional, CW-Doppler[b] |
| Doppler | Herz | 618 | 1100 | Zweidimensional, farbkodiert[b] |
| B-Mode, Doppler | Herz | 619 | 300 | Transkavitär, GOP[+] 616–618[b] |
| B-Mode | Schwangerschaft[c] | 100 | 1850 | Mutterschaftsrichtlinien |
| B-Mode | Geburtsleitung[d] | 109 | 350 | Klinik |
| B-Mode | Hüfte | 152 | 450 | Screening der Säuglingshüfte (U3) |
| B-Mode | Uterus | 178 | 220 | IUP-Applikation, Lagekontrolle |
| B-Mode | Uterus | 191 | 270 | Schwangerschaftsalter vor Abruptio |
| B-Mode | Feinnadelbiopsie | 398 | 130 | Optische Führungshilfe, Lagekontrolle |
| B-Mode | Bewegungsapparat | 384 | 200 | Weichteile, Gelenke |

[a]Abstaffelungsgrenze: bei Überschreitung der Abstaffelungsgrenze von >255 kurativ-ambulanten Leistungen/Quartal = 150 Punkte. Abrechnung unabhängig von der Anzahl der Organe. Ärzte, die neben der geburtshilflichen Basisdiagnostik ein Organ außerhalb des Urogenitaltraktes abrechnen, müssen dieses Organ angeben. [b]KO-Leistung = Leistung aus Auschlussliste gemäß § 6 Abs. 2 Hausarztvertrag. [c]Zusatzuntersuchungen (Verfahren, Indikation, GOP = Punkte): B-Mode, Differentialdiagnose, 101=600. B-Mode, Differentialdiagnose, 102=350. B-Mode, Differentialdiagnose, 103=1400. B-Mode, Fetopathie, 104=800. M-Mode, farbkodierter Doppler, CW-Doppler, Fetopathie, 105=2000. Doppler, fetomaternales Gefäßsystem, 106, GOP[+] 105=350. Duplex, fetomaternales Gefäßsystem, Differentialdiagnose, 107=1350. Doppler, fetomaternales Gefäßsystem, 108=750. [d]Zusatzuntersuchungen (Verfahren, Indikation, GOP = Punkte): B-Mode, transabdominale Blutentnahme aus der Nabelschnur, 110=1200. B-Mode, transabdominale Blutentnahme aus der Nabelschnur (ambulant), 111, GOP[+] 110=800. B-Mode, transabdominale Fruchtwasserentnahme (Amniozentese), 112=600.

**Tabelle 2.5.** Vergütung von Ultraschallleistungen in der PKV (ohne Ultraschall in der Augen-, HNO-Heilkunde und Spezialverfahren der Urologie, s. Beispiel 3). *GOP* Gebührenordnungsposition, *GOP*[+] Zuschlag zu Gebührenordnungsposition

| Verfahren | Organ[a]/ Anwendungsbereich | GOP | Punkte | Bemerkungen |
| --- | --- | --- | --- | --- |
| B-Mode | Abdomen, Retroperitoneum | 410 | 200 | Ein Organ mit Bezeichnung |
| B-Mode | Abdomen, Retroperitoneum | 420 | 80 | Bis zu 3 weitere Organe |
| B-Mode | Schilddrüse | 417 | 210 | Ohne Lymphknoten |
| B-Mode | Brustdrüse | 418 | 210 | Mit Lymphknoten |
| M-Mode | Herz | 422 | 200 | Eindimensional |
| B-Mode | Herz | 423 | 500 | Zweidimensional |
| Duplex | Herz | 424 | 700 | Zweidimensional |
| B-Mode | Hüftgelenk | 413 | 280 | Screening der Säuglingshüfte (U3) |
| B-Mode | Schwangerschaft | 415 | 300 | Schwangerschaftsrichtlinien |
| Doppler | Venen, Arterien | 644 | 180 | Extremitäten |
| Doppler | Arterien | 645 | 650 | Extrakraniell |
| Doppler | Arterien | 649 | 650 | Transkraniell |

[a]Als Organe (GOP 410 und 420) gelten: alle anatomisch definierten Organe, Darm, Gelenke, Weichteile, Muskulatur, Lymphknoten und Gefäße einer Körperregion. Zuschläge (Verfahren, GOP, GOP[+] = Punkte): Duplex, 401, 410–418=400. Transösophageal, 402=250. Transkavitär (z. B. transvaginal), 403=150. Frequenzspektrumanalyse, 404=250. CW-Doppler, 405, 415–424=200. Farbdoppler, 406, 424=200. Transluminal (z. B. Blutgefäß), 408=200.

## 2.2
## Spezielle Grundlagen

### 2.2.1
### Sonographische Terminologie

Ein Ultraschallschnittbild setzt sich im B-Mode-Verfahren[10] („Brightness") aus flächenhaft registrierten Lichtpunkten unterschiedlicher Helligkeit, Verteilung und Körnung zusammen, die auf dem Monitor ein komplexes Muster (= Textur) ergeben. Die sonographische Darstellung qualitativer (z. B. Form, Kontur) und quantitativer (z. B. Größe, Anzahl) Objekteigenschaften beruht auf der physikalischen Wechselwirkung von Ultraschallwellen mit Grenzflächen in Geweben und Organen (z. B. Parenchym, interstitielles Bindegewebe, Blutgefäße). Ultraschallwellen werden durch Reflexion, Absorption, Brechung und Streuung abgeschwächt, wenn sie auf Schichten unterschiedlicher räumlicher Anordnung und Dichte treffen. So wird eine Ultraschallwelle z. B. an Gasen total reflektiert, während sie eine Flüssigkeit ohne wesentlichen Energieverlust passiert. Die Schallintensität verändert sich also in Abhängigkeit von der akustischen Schallleitfähigkeit (= Impedanz, Schallwellenwiderstand) des durchlaufenen Mediums. Multiple Grenzflächen mit stark unterschiedlichem Schallwellenwiderstand (z. B. Luft/Flüssigkeit) erzeugen ein echo-

---

[10] Weitere Registriermöglichkeiten von Echosignalen sind das A-Bild- (= Amplitude-Mode), M-Bild-Verfahren (= Motion-Mode) und das Dopplerverfahren. Sonographiebilder können auch dreidimensional dargestellt werden (3-D-Sonographie).

reiches Reflexmuster (viele Echos, helle Reflexe), Grenzflächen gering unterschiedlicher Medien (z. B. Parenchym) eine echoarme Textur (z. B. Grauwertabstufungen) und homogene Medien ohne Grenzflächen (z. B. Flüssigkeit) erscheinen echofrei (= schwarz). Jedes Organ erhält dadurch ein charakteristisches Aussehen im Ultraschallbild (= Echogenität), dessen optischer Eindruck im Vergleich mit Referenzgeweben (z. B. Leber/Niere, Schilddrüse/Muskulatur) als echonormal beurteilt wird und auf einen krankhaften Befund schließen lässt, wenn das Reflexverhalten in seiner Intensität, Verteilung etc. verändert ist (z. B. echoreich, echoarm, homogen, inhomogen). Die Grundlage eines sonomorphologischen Befundes ist die objektive Beschreibung äußerlicher und innerer Gestaltmerkmale (Form, Kontur etc.) eines Organs und auffälliger Fremdstrukturen innerhalb des Organs (z. B. Rundherde). Ihre differenzierte Bewertung als sonographische Diagnose oder Kompatibilitätskriterium hängt mit dem Phänomen des Mustervergleichs zusammen (s. 2.3.2.2).

## 2.2.1.1
## Allgemeine Reflexphänomene

### Reflexmuster

■ **Reflexintensität.** Die Reflexintensität (Abb. 2.2a–e) eines gesunden Organs variiert von echofrei (z. B. Gallenblase) bis echoreich (z. B. zentraler Pyelonkomplex der Niere) und kann dazwischen beliebige Helligkeitswerte annehmen. Eine krankhafte Texturstörung liegt häufig vor, wenn die Echogenität im visuellen Vergleich mit einem „Referenzorgan" verändert ist (z. B. Leberparenchym/Nierenparenchym, Schilddrüsenparenchym/Halsmuskulatur) und deutliche Kontrastunterschiede bei der individuellen Verlaufsbeobachtung eines Organs aufweist. Echogleiche Struktur-

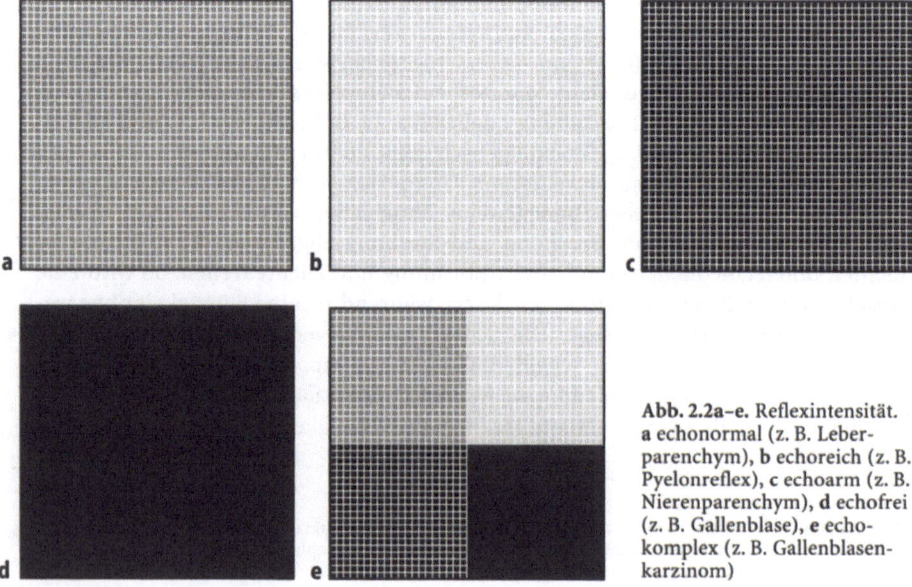



**Abb. 2.2a–e.** Reflexintensität. **a** echonormal (z. B. Leberparenchym), **b** echoreich (z. B. Pyelonreflex), **c** echoarm (z. B. Nierenparenchym), **d** echofrei (z. B. Gallenblase), **e** echokomplex (z. B. Gallenblasenkarzinom)

läsionen (z. B. Metastase) sind manchmal erst aufgrund indirekter Zeichen erkennbar (z. B. Gefäßverdrängung, Konturvorwölbung).

■ **Reflexverteilung.** Reflexe können gleichmäßig (= homogen) und ungleichmäßig (= inhomogen) über eine Fläche verteilt sein (Abb. 2.3a,b). Ein inhomogenes Muster entsteht, wenn multiple Bildpunkte unterschiedlicher Helligkeit und Größe verstreut oder herdförmig gruppiert vorliegen (= Herd, Bezirk, Knoten).

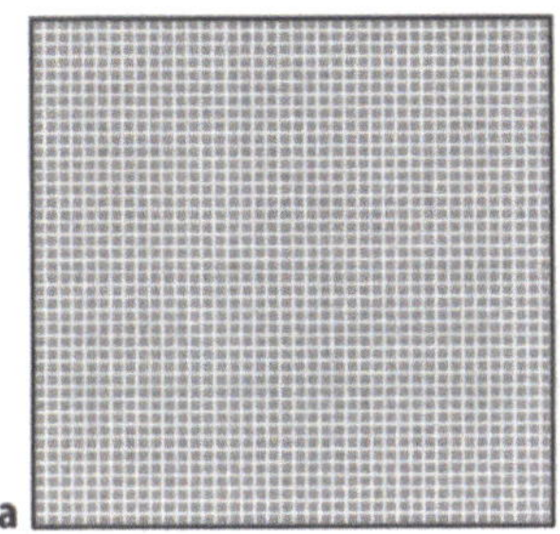
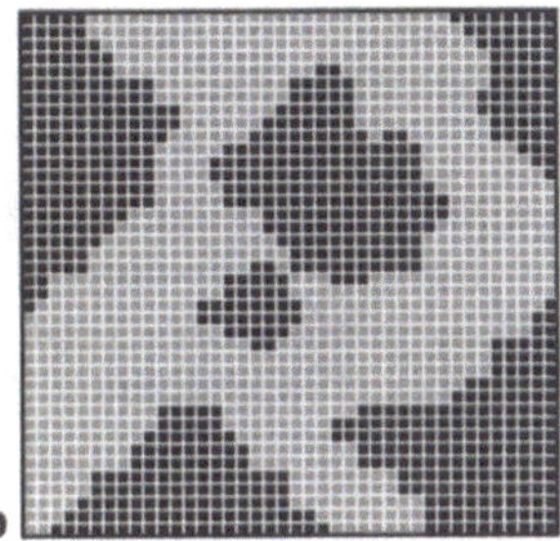

**Abb. 2.3a,b.** Reflexverteilung. **a** homogen (z. B. Fettleber), **b** inhomogen (z. B. Metastasenleber)

■ **Reflexkörnung.** Einzelreflexe sind fein und grob strukturiert. Die Körnung hängt vom geweblichen Aufbau der anatomischen Struktur und krankhaften Veränderungen ab (z. B. Verkalkungen) (Abb. 2.4a,b).

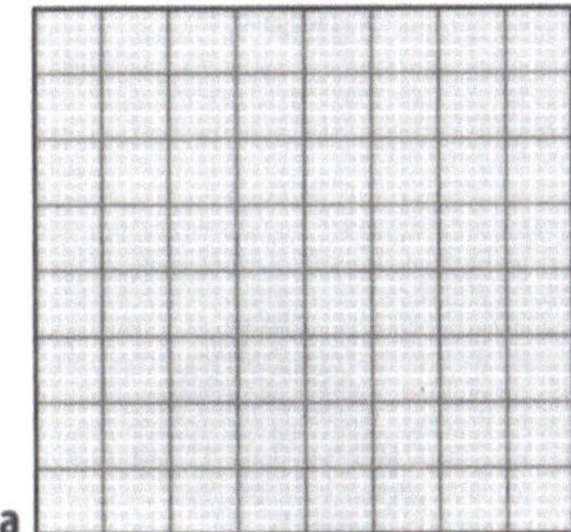
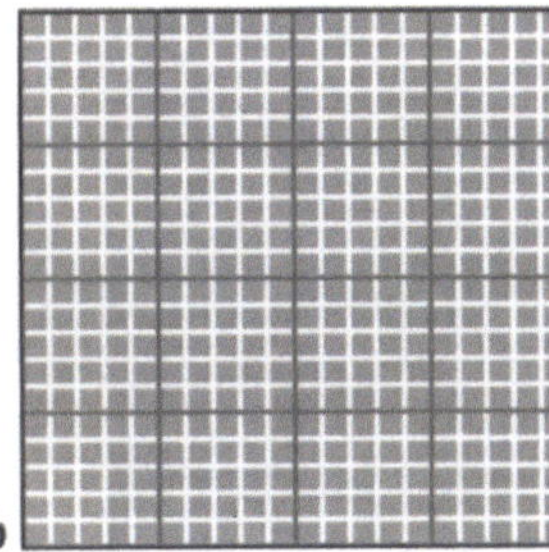

**Abb. 2.4a,b.** Reflexkörnung. **a** feinschollig (z. B. Fettleber), **b** grobschollig (z. B. chronische Pankreatitis)

## Kontur (Abb. 2.5a,b)

Organkonturen können physiologische und pathologische Impressionen (z. B. Impression der Harnblase durch die Prostata, Anhebung des Blasenbodens durch eine benigne Prostatahyperplasie), Einziehungen (z. B. Parenchymnarbe der Niere) und Vorwölbungen (z. B. echogleicher Nierentumor) aufweisen. Eine regelmäßige, scharfe Begrenzung ist eher ein Zeichen für Benignität, eine irreguläre, unscharfe Kontur mit einem echoarmen Randsaum kommt bei Entzündungen und bösartigen Tumoren vor. Wandverdickungen treten physiologisch (z. B. Balkenblase infolge subvesikaler Abflussstörung) und als Folge von Entzündungen (z. B. chronische Cholezystitis) auf.

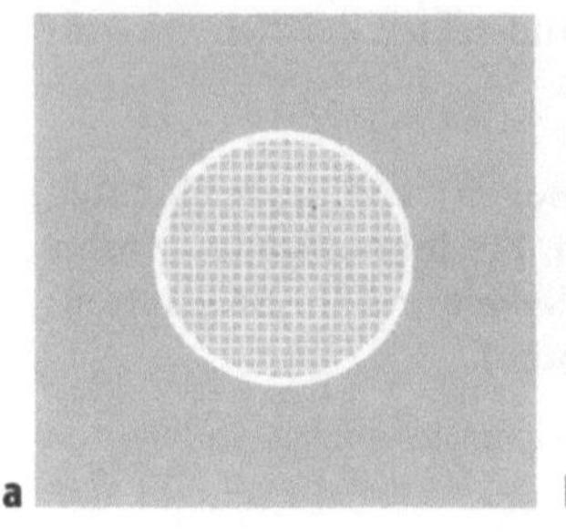
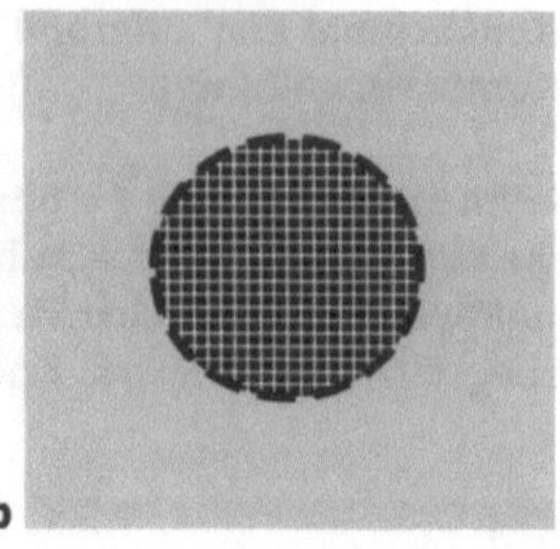

**Abb. 2.5a,b.**
Kontur. **a** glatt (z. B. Leber-
hämangiom), **b** unscharf
(z. B. chronische Cholezystitis)

## Form und Aufbau (Abb. 2.6a–h)

Konstitutionelle Formvarianten kommen an allen Organen vor (z. B. Gallenblase: phrygische Mütze, Niere: Renkulierung = persistierende, fetale Lappung, Leber: Riedel-Lappen, Niere: Milzbuckel, Schilddrüse: Lobus pyramidalis). Sie können manchmal einen Tumor vortäuschen (Pseudotumor). Sog. typische Kokarden sind

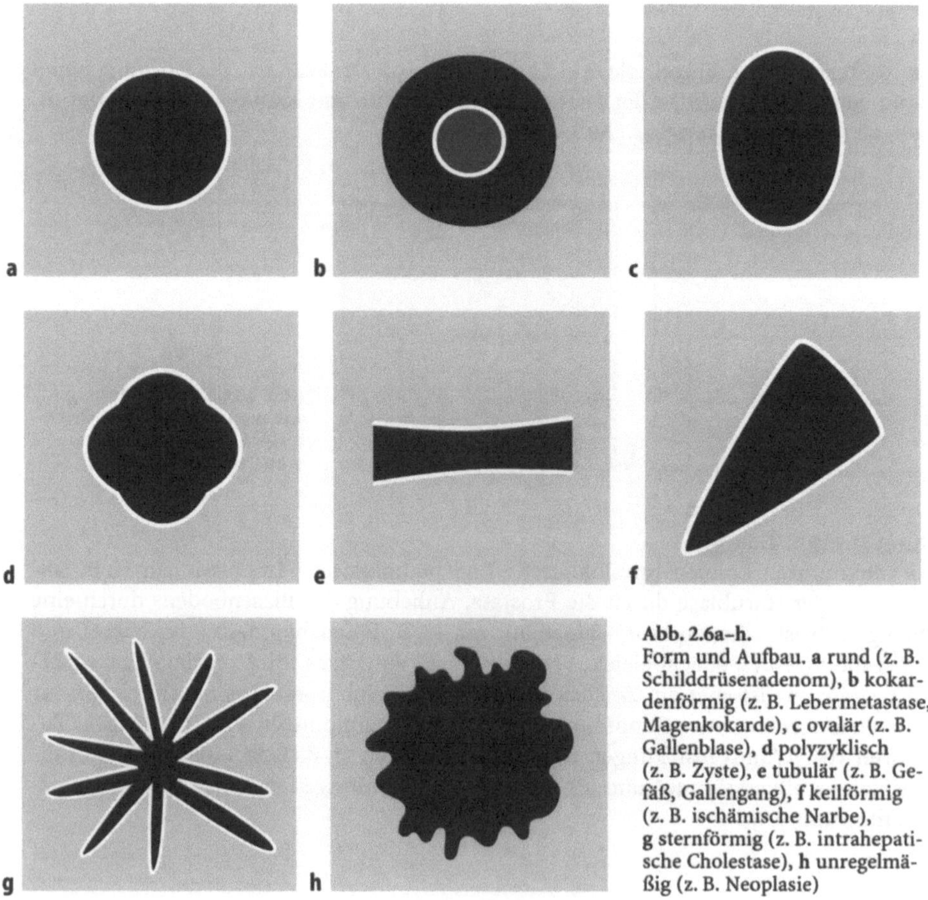

**Abb. 2.6a–h.**
Form und Aufbau. **a** rund (z. B. Schilddrüsenadenom), **b** kokardenförmig (z. B. Lebermetastase, Magenkokarde), **c** ovalär (z. B. Gallenblase), **d** polyzyklisch (z. B. Zyste), **e** tubulär (z. B. Gefäß, Gallengang), **f** keilförmig (z. B. ischämische Narbe), **g** sternförmig (z. B. intrahepatische Cholestase), **h** unregelmäßig (z. B. Neoplasie)

charakteristische, physiologische Erscheinungsformen im gesamten Magen-Darm-Trakt (z. B. Magenkokarde). Atypische („pathologische") Kokarden (asymmetrisch, vergrößert, nicht verformbar, wandstarr) können auf eine Entzündung (z. B. Appendizitis, Ileitis regionalis, Divertikulitis) und einen Tumor (z. B. Kolonkarzinom) hinweisen. Echoreiche Herde mit echoarmem Randsaum (= Halo) sind in der Schilddrüse mit dem Befund eines adenomatösen Knotens vereinbar, in der Leber können sie einen malignen Rundherd (z. B. Metastase) signalisieren („Sonogramme mit Signalcharakter"). Nach ihrem Aufbau unterscheidet man solide (z. B. Adenom), zystische (z. B. Leberzyste) und semiliquide (z. B. Abszess) Befunde.

### Größe, Anzahl und Verteilung (Abb. 2.7a–d)

Die Organgröße unterliegt konstitutionellen Schwankungen (z. B. Leber, Milz) und exogenen Einflüssen (z. B. Schilddrüse). Vergrößerungen sind die Hypertrophie solider Organe (z. B. Niere) und die Dilatation von Leitungsorganen (z. B. Gallenwege, Blutgefäße). Eine Größenabnahme wird bei einer Atrophie bzw. Schrumpfung parenchymatöser Organe und der Kaliberreduktion („Rarefizierung") von Leitungsstrukturen (z. B. Lebervenen) beobachtet. Maßzahlen gibt man nur als Approximativwerte (z. B. ca. 4,1 cm, ca. 20 ml) an. Als Mengenbezeichnung (z. B. Gallensteindiagnostik) sind Begriffe wie solitär und multipel (> 5) gebräuchlich. Die Verteilung wird mit den Begriffen unifokal und multifokal („disseminiert") bezeichnet.

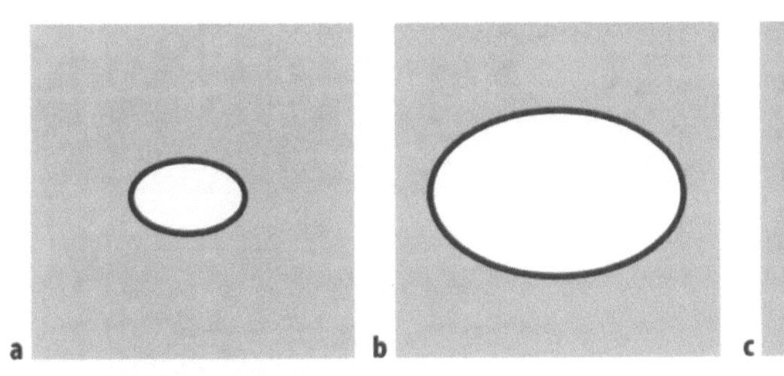

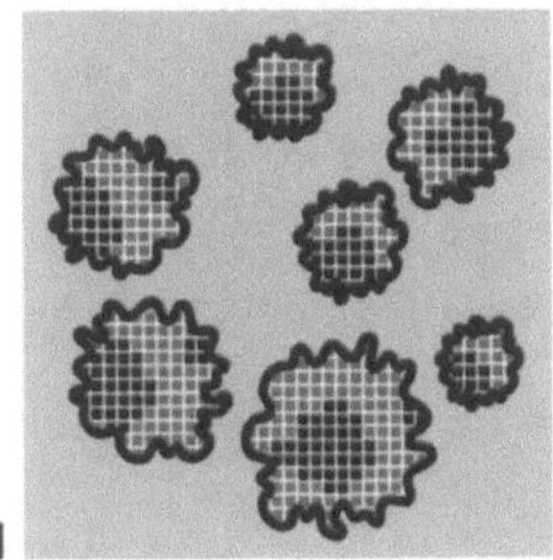

**Abb. 2.7a–d.**
Größe, Anzahl und Verteilung. **a** Schrumpfung (z. B. Schrumpfniere), **b** Hypertrophie (z. B. Nierenhypertrophie), **c** solitär (z. B. solitärer Gallenstein), **d** multipel (z. B. multiple Lebermetastasen)

**Lokalisation und Beweglichkeit (Abb. 2.8a–d)**

Häufigste sonographisch erkennbare Organfehllagen[11] sind die Nierendystopie (z. B. Beckenniere mit vorwiegend linksseitig „leerer" Nierenloge), die sog. Wandermilz (z. B. ektope Lage im kleinen Becken) und die nur eingeschränkt beurteilbare Ausdehnung einer retrosternalen Struma. Störungen der Organentwicklung können als ortho- und ektope Doppelanlage auftreten (z. B. Nebenmilz, Doppelbildung des Nierenbeckens). Sie werden manchmal als abdominelle Raumforderung und Tumor fehlgedeutet. Die Beweglichkeitsstörung eines Organs und seines Inhalts (z. B. Stein, Flüssigkeit, Luft) kann ein indirekter Hinweis für eine Entzündung (z. B. eingeschränkte Atembeweglichkeit der Niere im Recessus hepatorenalis bei Pyonephrose und chronischer Perinephritis) oder maligne Infiltration (z. B. aufgehobene Schluckverschieblichkeit der Schilddrüse) sein. Solide, liquide (echofreie) und gasförmige Inhaltsstoffe (z. B. Gallenstein, Sludge, Luft, freie Flüssigkeit) verändern ihre Lage bei Positionswechsel im Gegensatz zu ortsständigen Strukturen (z. B. Polyp). Eine Änderung der Organmotilität (z. B. „Pendelperistaltik") kann auf Folgen von Organschäden (z. B. Ileus) hinweisen.

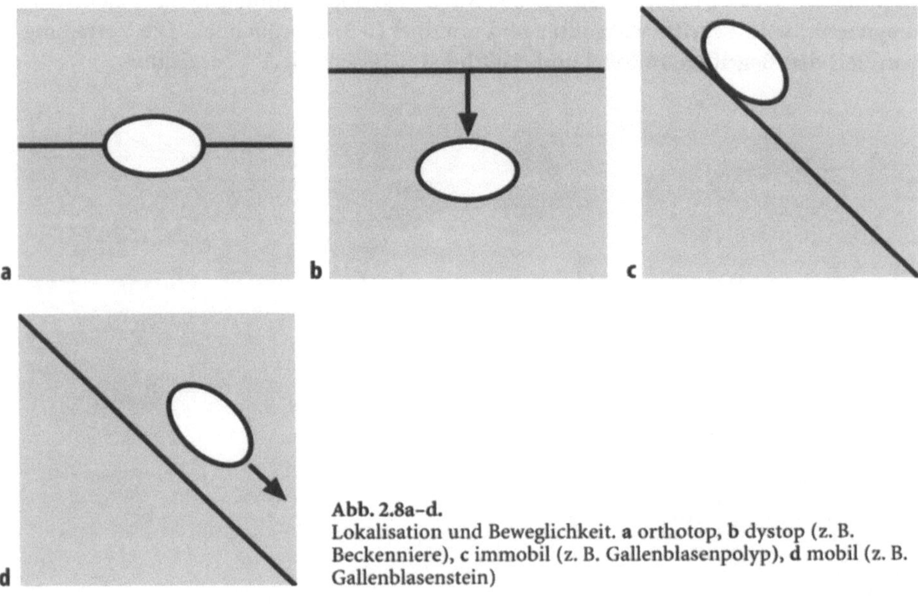

**Abb. 2.8a–d.**
Lokalisation und Beweglichkeit. **a** orthotop, **b** dystop (z. B. Beckenniere), **c** immobil (z. B. Gallenblasenpolyp), **d** mobil (z. B. Gallenblasenstein)

**2.2.1.2**
**Besondere Reflexphänomene**

Neben allgemeinen Reflexphänomenen gibt es einige besondere sonographische Erscheinungen, die kein eigenes anatomisches Korrelat besitzen, sondern auf spezifischen, akustischen Eigenschaften des Ultraschalls (z. B. Reflexion, Absorption) be-

---

[11] Eine orthotope Organlokalisation wird nicht erwähnt.

ruhen. So treten bei allen Wechselwirkungen von Ultraschallwellen mit Medien unterschiedlicher Dichte (Flüssigkeit, Festkörper, Gas) (Abb. 2.9a–d) typische „Abbildungsfehler" auf, die aufgrund ihrer Lokalisation und ihres Echoverhaltens (echoreich, echoarm, echogleich) charakterisiert werden. Diese Artefakte stellen ein unspezifisches diagnostisches Merkmal für krankhafte Befunde (z. B. Gallenstein) dar und können gleichzeitig Strukturen vortäuschen, die nicht real vorhanden sind (z. B. laterale Schallbeugung/Gallenstein). Ein sog. dorsaler Schallschatten (Abb. 2.10) entsteht z. B. hinter Festkörperstrukturen innerhalb eines Gewebebezirks oder Organs (z. B. Kalk, Metall). Eine Schallverstärkung (Abb. 2.11) weist auf eine Flüssigkeitsansammlung in einem Hohlraum (z. B. Zyste) und ein „Zebraschallschatten" (Abb. 2.12) auf Luftbildung im Körper hin (z. B. Darmgas).

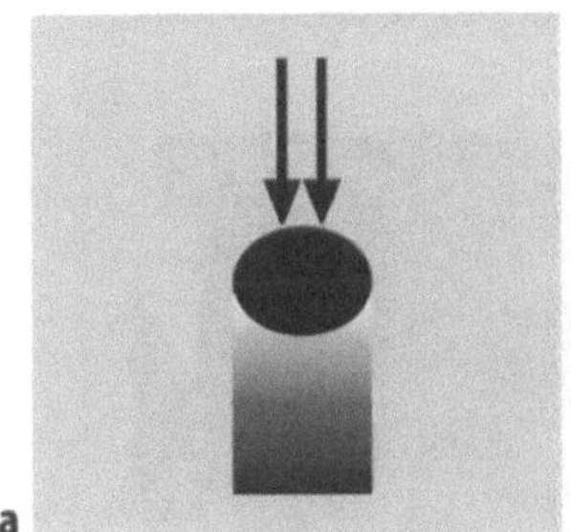
a

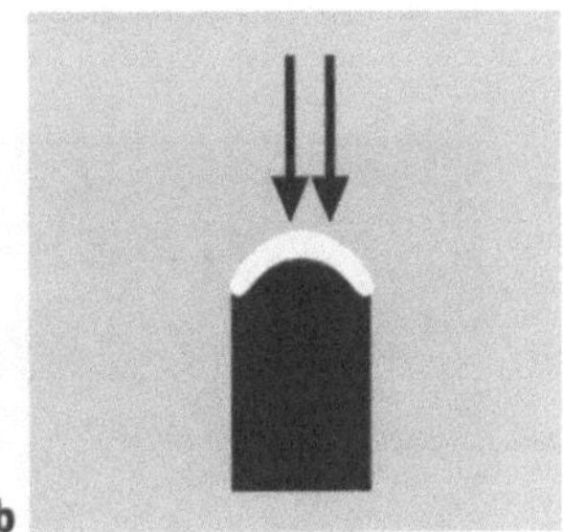
b

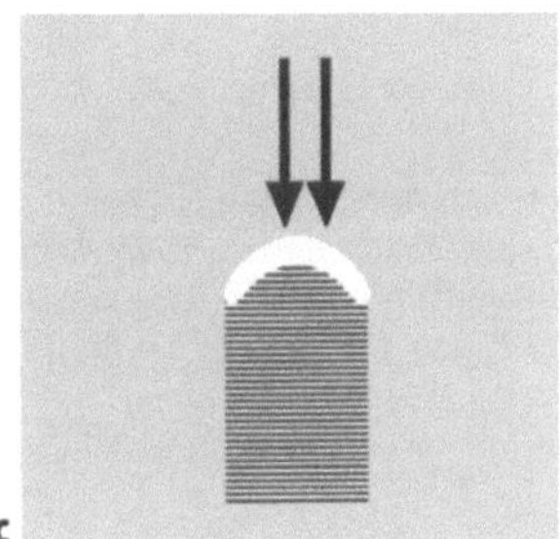
c

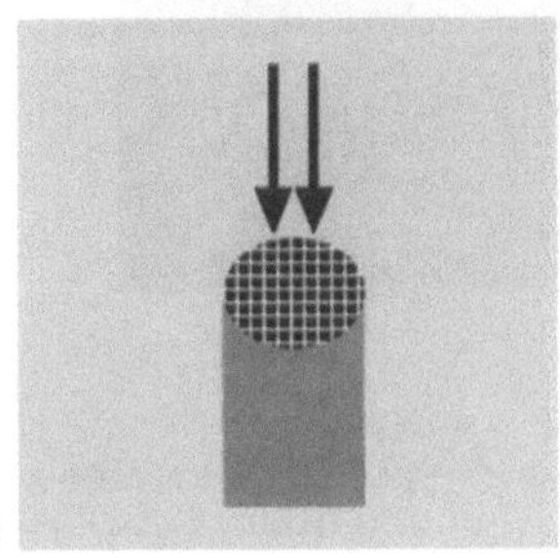
d

**Abb. 2.9a–d.**
Reflexphänomene unterschiedlicher Medien.
a Flüssigkeit (z. B. Zysteninhalt), b Festkörper (z. B. Kalk, Metall),
c Gas (z. B. intraintestinale und freie Luft), d Mischform
(z. B. Gallenblasenempyem)

**Abb. 2.10.**
Echofrei mit Schallverstärkung
und lateraler Schallbeugung. Diagnose:
Zyste

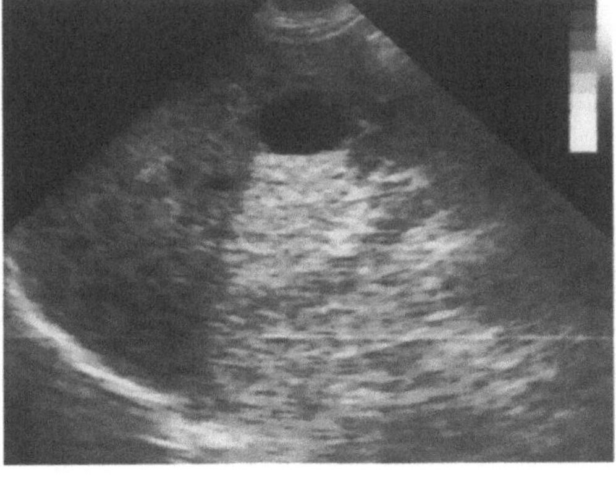

**Abb. 2.11.**
Kräftiger, bogenförmiger Reflex
mit Schallschatten. Diagnose:
Stein

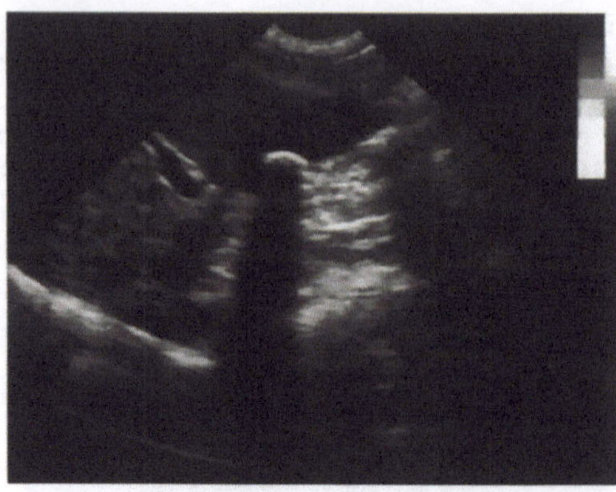

**Abb. 2.12.**
„Wiederholungsechos", sog.
Zebraschallschatten. Diagnose:
intraintestinale Luft

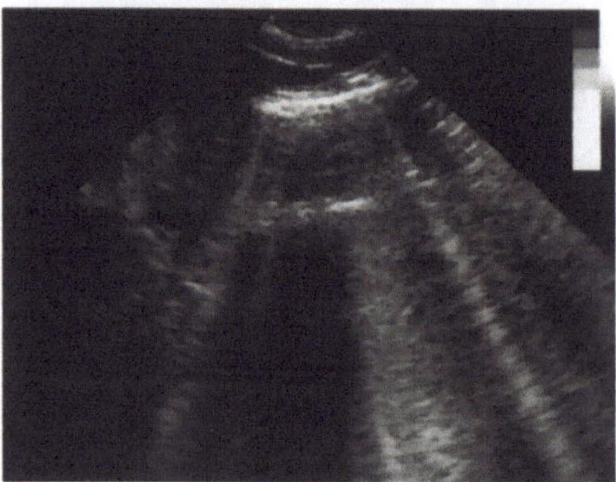

**Merke:** Um ein Ultraschallartefakt von einer anatomischen Struktur zu unterscheiden, muss die Untersuchung in mehreren Schnittebenen, mit Stoßpalpation und nach Beseitigung von Störfaktoren (z. B. entblähende Medikamente) durchgeführt werden. Wichtige Artefakte sind die Schallverstärkung, das Zystenrandphänomen, der dorsale Schallschatten, das Schichtdickenartefakt, Wiederholungsechos und das Rauschen.

## 2.3
## Methodologie der sonographischen Diagnostik

### 2.3.1
### Verfahrensspezifische Kriterien

In der Medizin wird die Summe aller Erkenntnisse als Diagnose bezeichnet, die Aufschluss gibt über das Vorliegen, den Schweregrad und das Stadium einer Krankheit. Die angewandte Methodologie (z. B. verfahrensspezifisch, anwendungsspezifisch, s. 2.3.2) nennt man ganz allgemein Diagnostik. Das eigentliche Ziel der Diagnostik ist die nosologische Klassifikation von Krankheitsbildern. Jede Form der Diagnostik benutzt ein spezielles Diagnoseverfahren (Test, Methode), das sich für eine bestimmte Fragestellung empirisch bewährt hat und ein möglichst gültiges (valides), zuverlässiges (reliables), treffsicheres (effizientes) und unabhängiges (objektives) Ergebnis zur Entdeckung (Screening), Bestätigung und Ausschluss einer Krankheit abgibt. Dieses Ergebnis kann quantitativ, semiquantitativ und qualitativ[12] ausgedrückt werden. Es soll eine praktische Entscheidungshilfe für die Lösung eines konkreten medizinischen Problems bieten (Windeler 1995). Das Ergebnis der konventionellen, sonographischen Diagnostik, das durch eine „Abbildung" der Anatomie dargestellt wird, ist im Idealfall mit einer diagnostischen oder therapeutischen Konsequenz verbunden, die ohne diese Untersuchung unterblieben wäre (s. Beispiel 1, z. B. The UK Small Aneurysm Trial Participants 1998).

> **Beispiel 1:** Jede Wahrscheinlichkeitsaussage zum Status eines Patienten („Krank"?, „Gesund"?), die ein Arzt aufgrund einer Arbeitshypothese zur Bearbeitung eines konkreten medizinischen Problems aus seiner Erfahrung heraus (intuitiv) formuliert hat, geht von einfachen Informationen wie z. B. der Kenntnis der Krankheitshäufigkeiten in seinem Arbeitsbereich, dem Alter des Patienten, der Anamnese, dem allgemeinen Eindruck, dem klinischen Befund etc. aus. Diese sog. weichen Daten erhöhen die Vortestwahrscheinlichkeit (Donner-Banzhoff 1998), mit der das Ergebnis eines später eingesetzten Testverfahrens zur Bestätigung oder dem Ausschluss der Vermutungsdiagnose dann auch tatsächlich zutreffen wird. So hängt z. B. die Vortestwahrscheinlichkeit für den sonographischen Nachweis eines Cholestasesyndroms von solchen praktischen „Erfahrungswerten" ab. Zwei Fallbeispiele sollen dies verdeutlichen. Bei einem 70-jährigen Patienten in reduziertem Allgemein- und Ernährungszustand mit einem progredienten, schmerzlosen Ikterus, Pruritus und acholischem Stuhl wird eine Ultraschalluntersuchung wahrscheinlich ein „positives" Untersuchungsergebnis (z. B. extrahepatische Cholestase bei Pankreaskopftumor) erbringen. In diesem Fall wird die technische Untersuchung den klinisch vermuteten Befund eines malignen Verschlussikterus bestätigen. Die therapeutische Konsequenz aus pal-

---

[12] Am Beispiel einer Schilddrüsenkrankheit könnte eine Ergebnisdarstellung lauten: quantitativ (Volumenangabe der Schilddrüse z. B. ca. 35 ml = Struma), semiquantitativ (zytologisches Ergebnis einer Feinnadelpunktion der Schilddrüse, z. B. Gruppe V = eindeutige Tumorzellen), qualitativ (sonographisches Bild eines Schilddrüsenbefundes, z. B. echoreicher Knoten mit Halo-Zeichen = „adenomatöser Knoten").

liativer Indikation kann ein operatives (z. B. biliodigestive Anastomose) oder interventionelles (z. B. perkutane, transhepatische Cholangiodrainage, Stenteinlage etc.) Galleableitungsverfahren notwendig machen. Im Gegensatz hierzu trägt eine 30-jährige, schlanke Patientin, die erst seit kurzem über intermittierende, dyspeptische Oberbauchbeschwerden in Zusammenhang mit beruflichen Belastungssituationen klagt, wahrscheinlich ein geringes Risiko für eine gravierende biliäre Erkrankung. Ihre Symptome können funktionell (z. B. nichtulzeröse Dyspepsie), vielleicht auch organisch (z. B. Ulcus duodeni) bedingt sein. In diesem individuellen Fall wird eine Sonographie zum Ausschluss einer (unwahrscheinlichen) Gallensteinerkrankung beitragen. Beide Fallbeispiele können abstrakt beschrieben und mit geschätzten Wahrscheinlichkeiten belegt werden. Die hierfür verwendeten Begriffe sind stochastische Konstrukte, sog. Gütemaße (Sensitivität, Spezifität) und Wahrscheinlichkeitsaussagen (Vorhersagewerte).

Grundlage für die verfahrensspezifische Bewertung aller diagnostischen Tests ist der Vergleich mit einem objektiven Außenkriterium (sog. Goldstandard) und seine Beschreibung durch Gütekriterien wie Validität, Reliabilität, Effizienz und Objektivität.

Diagnose und diagnostisches Verfahren sind analog miteinander verknüpft („Schluss" und „Umkehrschluss"). Eine Krankheit wird mit einem geeigneten Diagnoseverfahren entweder ausgeschlossen bzw. bestätigt oder es liegt ein Testergebnis vor, das die betreffende Krankheit beweist oder nicht mit dieser Krankheit übereinstimmt. In beiden Fällen handelt es sich um bedingte Wahrscheinlichkeitsaussagen[13], die maximal für oder gegen das Eintreffen eines der beiden Ereignisse sprechen können. Solche probabilistischen Annahmen erreichen aber in der ärztlichen Praxis kaum jemals diese Extremwerte, sondern nähern sich ihnen nur approximativ an (z. B. 0,9 bzw. 90%). Sie werden durch relative Häufigkeiten angegeben und können vom Zustand der Diagnose ($K_{positiv}$, $K_{negativ}$) ausgehen oder umgekehrt vom Ausfall des Testergebnisses ($T_{positiv}$, $T_{negativ}$) aus betrachtet werden (Abb. 2.13). Die Anzahl der Kombinationsmöglichkeiten[14] unterschiedlicher Wahrscheinlichkeitszustände wird durch eine sog. Vierfeldertafel mit folgenden Varianten veranschaulicht (Tabelle 2.6): richtig-positiv (A), falsch-positiv (B), falsch-negativ (C), richtig-negativ (D). Dabei werden Zeilen und Spalten zu Summenhäufigkeiten (1 oder 100%) addiert und je nach Ausgangssituation durch die Begriffspaare Sensitivität/Spezifität (Sn/Sp) und positiven/negativen prädiktiven Wert ($PV_{+/-}$) definiert.

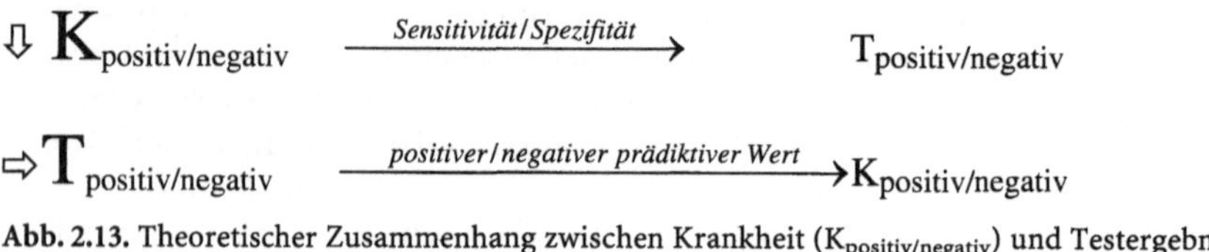


**Abb. 2.13.** Theoretischer Zusammenhang zwischen Krankheit ($K_{positiv/negativ}$) und Testergebnis ($T_{positiv/negativ}$)

---

[13] Die Abhängigkeit dieser beiden Zustände kann durch den Begriff der bedingten Wahrscheinlichkeit ausgedrückt werden. Dann ist die Wahrscheinlichkeit p 1 bzw. 100% und 0 bzw. 0%.

[14] In der Wahrscheinlichkeitsrechnung werden Gesamtwahrscheinlichkeiten bei unabhängigen Ereignissen durch die Summenbildung der Einzelwahrscheinlichkeiten ermittelt.

**Tabelle 2.6.** Ermittlung der Gütemaße aus der Vierfeldertafel. Die Pfeilsymbole ( ⇓ und ⇒ ) zeigen die Orientierung innerhalb der Vierfeldertafel an. Richtig-positiv (A), falsch-positiv (B), falsch-negativ (C), richtig-negativ (D)

| Diagnose, Testergebnis | $K_{positiv}$ | $K_{negativ}$ | $\Sigma$ |
|---|---|---|---|
| $T_{positiv}$ | A ⇒<br>⇓ | B | A + B |
| $T_{negativ}$ | C | D | C + D |
| $\Sigma$ | A + C | B + D | A + B + C + D |

Geht man vom Status „Krankheit" („Diagnose") aus, um die Wahrscheinlichkeit eines positiven bzw. negativen Testergebnisses zu formulieren, steht die Testaussage im Zähler und der Krankheitszustand im Nenner dieses Verhältnisses. Dieses Gütemaß nennt man Sensitivität. Es drückt die Empfindlichkeit aus, mit welcher der Anteil von Kranken durch ein positives Testergebnis identifiziert wird. Die Spezifität bezeichnet den Anteil Gesunder aufgrund eines negativen Tests. Mit dem Begriff der bedingten Wahrscheinlichkeit ausgedrückt beschreibt Sn die Wahrscheinlichkeit, mit der bei einem Kranken der Test positiv ausfällt und Sp die Wahrscheinlichkeit, mit der bei einer gesunden Person der Test negativ ist:

$$\text{Sensitivität (Sn)} = \frac{T_{positiv}}{K_{positiv}} = \frac{A}{A + C}$$

$$\text{Spezifität (Sp)} = \frac{T_{negativ}}{K_{negativ}} = \frac{D}{B + D}$$

Ein hochsensitiver Test ist brauchbar zum Ausschluss von Erkrankungen. Ein hochspezifischer Test kann für die Bestätigung von Erkrankungen benutzt werden. Beide Wahrscheinlichkeitsaussagen, die einen konkreten Krankheitsfall voraussetzen („a priori") und auf einen Zusammenhang zum (späteren) Ausfall des Testergebnisses schließen lassen, werden auch als A-priori-Wahrscheinlichkeiten bezeichnet („Schluss"). Sie sind prävalenzunabhängig.

Kehrt sich die Ausgangssituation um, d. h. soll die bedingte Wahrscheinlichkeit abgeschätzt werden, mit der von einem Testergebnis („positiv" bzw. „negativ") auf den Status „Krankheit" (Krankheit vorhanden bzw. Krankheit nicht vorhanden) geschlossen werden kann, so nennt man diesen gedanklichen „Umkehrschluss" den Aussagewert eines Testverfahrens (= prädiktiver Wert, Vorhersagewert, a-posteriori-Wahrscheinlichkeit). Dieser Aussagewert kann in der Vierfeldertafel als sog. positiver und negativer prädiktiver Wert ausgedrückt werden (Köbberling 1982). Jetzt steht der Krankheitszustand („krank", „gesund") im Zähler und das Testergebnis („positiv", „negativ") im Nenner:

$$\text{Positiver prädiktiver Wert (PV}_+\text{)} = \frac{K_{positiv}}{T_{positiv}} = \frac{A}{A + B}$$

$$\text{Negativer prädiktiver Wert (PV}_-\text{)} = \frac{K_{negativ}}{T_{negativ}} = \frac{D}{C + D}$$

Der positive prädiktive Wert gibt den Anteil der Patienten mit einer Krankheit unter denjenigen mit einem positiven Testergebnis an. Der negative prädiktive Wert drückt aus, welcher Anteil der als unauffällig diagnostizierten Patienten wirklich „gesund" ist. Mit der bedingten Wahrscheinlichkeit ausgedrückt, gibt $PV_+$ die Wahrscheinlichkeit an, einen Kranken anhand des positiven Testergebnisses zu erkennen, und $PV_-$ entspricht der Wahrscheinlichkeit, einen Gesunden anhand des negativen Befundes zu erkennen: Bestätigungstests müssen einen hohen positiven, Ausschlusstests einen hohen negativen Vorhersagewert besitzen. Der positive Vorhersagewert ist für die Beantwortung eines konkreten Gesundheitsproblems am wichtigsten. Er hängt von der Häufigkeit (Prävalenz[15]) der Krankheit ab und ist demzufolge für häufige Erkrankungen hoch bzw. seltene niedrig.

Die Gütemaße Sensitivität, Spezifität, prädiktiver Wert etc. charakterisieren die Aussagekraft (Validität) aller diagnostischen Tests. Jede wissenschaftliche Methode, die einen diagnostischen Standard repräsentiert, muss vor ihrer Anwendung hinsichtlich dieser und weiterer Kriterien wie Zuverlässigkeit (Reliabilität), Treffsicherheit (Effizienz) und Unabhängigkeit (Objektivität) bewertet werden (Evaluation).

## 2.3.1.1
## Validität

In der Medizin wird die Validität eines Verfahrens durch den Vergleich mit einer externen, möglichst „fehlerfreien" Referenzdiagnostik festgestellt (sog. Goldstandard). So kann gewährleistet werden, dass eine Methode auch tatsächlich das misst, was sie messen soll, d. h. die „wahren" Verhältnisse wiedergibt. Ein Außenkriterium mit einer relativ hohen Validität ist die histopathologische Untersuchung eines Organs. Sie wird häufig als „Goldstandard" herangezogen, wenn die Aussagekraft eines Verfahrens bewertet werden soll. Ist die bioptische Absicherung einer Diagnose nicht möglich, werden als „objektive" Außenkriterien auch andere bildgebende Verfahren (z. B. Computertomographie, Kontrastmitteluntersuchungen, Szintigraphie) benutzt, wobei ein hohes Maß an Übereinstimmung zwischen sonographischer Aussage, Referenzverfahren und tatsächlichem Status angenommen wird[16] (Tabellen 2.7 u. 2.8). Jede Befundinterpretation, die diesen Sachverhalt nicht berücksichtigt, führt zu einer verzerrten Aussage, weil sie dem sonographischen Ergebnis fälschlicherweise den Informationswert einer organpathologischen Diagnose zuschreibt. Der sonomorphologische Befund repräsentiert aber nur ein Bild, das einer von mehreren realen (z. B. sonographische Differentialdiagnose des Gallensteins, s. 3.3.3, Tabelle 3.17) und artifiziellen Strukturen (z. B. Luft) entsprechen kann.

---

[15] Dieser Prävalenzbegriff entspricht nicht dem epidemiologischen Terminus der Krankheitshäufigkeit in der Allgemeinbevölkerung, sondern kennzeichnet die zu erwartende Häufigkeit einer Erkrankung in dem Patientenkollektiv eines bestimmten Versorgungsbereichs (z. B. Klinik, fachärztliche Praxis, allgemeinärztliche Praxis).

[16] Die Richtigkeit dieser Annahme muss durch prospektive Untersuchungen überprüft werden.

**Tabelle 2.7.** Sensitivität (Sn), Spezifität (Sp) und prädiktive Werte (PV$_{+/-}$) der Sonographie bei ausgewählten Organerkrankungen (Angaben in %). *Angio-CT* Angiographie-CT, *CT* Computertomographie (sequentielles und Spiral-CT), *ERP* endoskopisch retrograde Pankreatikographie, *MRT* Magnetresonanztomographie

| Organ/Läsion | Sn | Sp | PV$_+$ | PV$_-$ | Goldstandard | Referenz |
| --- | --- | --- | --- | --- | --- | --- |
| Echoarmer Schild-drüsenknoten | 94 | 63 | 42 | 93 | Histologie | Leenhardt 1999 |
| Fokaler Leberherd | 80–93 | 80–93 | – | – | Sonographie[a] Angio-CT | Weiss 1989 |
| Lebermetastase[b] | 40–80 | 62,5–100 | – | – | Angio-CT, MRT | Schölmerich 1986 |
| Nierentumor | 97,5 | – | 83 | – | Angiographie, Angio-CT | Weiss 1989 |
| Akute Cholezystitis | >90 | – | 91 | 72 | Sonographie | Schölmerich 1989 |
| Cholezystolithiasis | 100 | 100 | – | – | Sonographie | Gölkel 1997 |
| Akute Appendizitis | 75,3 | 96,2 | – | – | Sonographie | Uebel 1996 |
| Maligner Adnextumor | 81,7 | 67,8 | 47,5 | 91,2 | MRT, CT | Schramm 1989 |
| Chronische Pankreatitis | 70–80 | 80–90 | – | – | ERP, Sono-graphie, CT | – |

[a] z. B. konventionelle Technik und zukünftig sog. Phaseninversionstechnik. [b] Primärtumor (Magen, Lunge, Mamma).

**Tabelle 2.8.** Vergleich der Sensitivität (%) verschiedener bildgebender Verfahren am Beispiel fokaler Leberherde. (Mod. nach Fröhlich 1997). *FNH* fokal noduläre Hyperplasie, *HZK* hepatozelluläres Karzinom

| Verfahren/Leberherd | Hämangiom | FNH | Adenom | HZK | Metastase |
| --- | --- | --- | --- | --- | --- |
| Typische Sono-morphologie | Echoreich, Schallverstärkung | Keine, Variabel | Keine, Variabel | Keine, Variabel | Keine, Variabel |
| Sonographie | 80 | 50 | – | 65 | 75 |
| CT | 85–95 | 60–85 | – | 60–85 | 85 |
| MRT | 95 | 55–85 | – | 75 | 90 |

## 2.3.1.2
## Reliabilität

Mit dem Begriff der Reliabilität bezeichnet man das Maß an Übereinstimmung eines Untersuchungsergebnisses, das bei wiederholter Testanwendung auf denselben Gegenstand oder dasselbe Individuum festgestellt wird. Die Untersuchungen können zum gleichen Zeitpunkt von verschiedenen Untersuchern (Interreliabilität) oder von einem Untersucher zu verschiedenen Zeiten (Intrareliabilität) durchgeführt werden. Die Reproduzierbarkeit des Untersuchungsresultats wird rechnerisch mithilfe der sog. Test-Retest-Korrelation ermittelt und durch den Variationskoeffizienten[17] aus-

---

[17] Der Variationskoeffizient gibt die Abweichung (%) mehrerer, sequentieller Messresultate vom Mttelwert an. Für die Schilddrüsenvolumetrie beträgt der Variationskoeffizient 10–30% (Scheler 1986). Bei kleinen Volumina wie z. B. der Größenbestimmung kindlicher Schilddrüsen kann es dabei zu signifikanten Messabweichungen kommen (Intraobserver-Variabilität = 8,4 ± 6,7%, Interobserver-Variabilität = 13,3 ± 8,2%) (Özgen 1999).

gedrückt. Sie gilt als Zuverlässigkeitskriterium für die Messgenauigkeit eines Verfahrens. Reliabilität und Validität hängen voneinander ab, ohne sich gegenseitig zu bedingen, d. h. ein valides Instrument kann auch zu unzuverlässigen Messungen führen. Umgekehrt muss eine reliable Messung nicht gleichzeitig valide sein.

Sonographische Messungen bilden die Grundlage für die Berechnung von Volumina (z. B. Schilddrüse, Gallenblase, Harnblase, Prostata), Flächen („Planimetrie") und Längen-, Breiten- bzw. Tiefenangaben. Volumina werden mithilfe von Formeln errechnet, bei denen die Organgröße (z. B. Länge mal Breite mal Tiefe) mit einem Rotationsellipsoid verglichen und an die tatsächlichen Verhältnisse durch Multiplikation mit einem Korrekturfaktor (z. B. Schilddrüse = 0,479 ~ 0,5) angenähert wird. Die Längen-, Breiten- und Tiefenausdehnung wird üblicherweise durch Markierung der maximalen Durchmesser bestimmt. Messergebnisse können durch systematische bzw. zufällige Messfehler (z. B. Instrumenten-Bias, Beobachter-Bias[18]), das Studiendesign und Strukturunterschiede in den Untersuchungskollektiven (z. B. unterschiedliche Altersblöcke) beeinflusst und verzerrt werden. So treten Fehlabweichungen (Ellis 1991; Scheler 1986) bei punktuellen und sequentiellen Messungen wie z. B. bei der Verlaufskontrolle eines Befundes auf (z. B. Über- und Unterschätzen der wahren Organgröße).

### 2.3.1.3
### Effizienz

Unter Effizienz versteht man die Treffsicherheit („Accuracy") eines Untersuchungsverfahrens. Die diagnostische Treffsicherheit hängt von verschiedenen Faktoren ab: Untersucher (s. Objektivität), Untersuchungsgerät, „Untersuchungsobjekt" (z. B. Patient [Adipositas, Meteorismus], Organtopographie, Organdarstellbarkeit, Darstellbarkeit eines pathologischen Organbefundes). Jede Ultraschalluntersuchung kann durch gerätebedingte (z. B. Auflösungsvermögen, Messfehler) und geräteunabhängige Störgrößen beeinflusst werden. Diese sog. Beobachter- und Instrumenten-Bias treten in Zusammenhang mit allen diagnostischen Verfahren auf, bei denen visuelle Wahrnehmung und manuelle Technik unmittelbar am Untersuchungsvorgang beteiligt sind. Die Bedingungen des „Untersuchungsobjekts" werden durch allgemeine und spezielle Eigenschaften charakterisiert. Beispielsweise wirken sich Luftüberlagerungen und ein adipöser Ernährungszustand störend auf die Untersuchungsverhältnisse aus, weil sie eine klare Organdarstellung behindern und durch Artefaktbildung nicht vorhandene Strukturen vortäuschen (z. B. Luft, DD: Gallenstein). Eine mangelhafte Organdarstellung und schlechte Abgrenzbarkeit einzelner benachbarter Organe schränken wiederum die Treffsicherheit der Sonographie ein. Oberflächlich liegende (z. B. Schilddrüse) und ortsstabile Organe (z. B. Leber) in einer übersichtlichen, topographischen Region (z. B. Oberbauch) können mit hoher Sensitivität erkannt werden. Im Unterbauch (s. 3.5) und Retroperitonealraum (s. 3.4) ist die Orientierung schwierig, weil eine klare Organzuordnung häufig nicht möglich ist und nur wenige anatomische Bezugspunkte („sonographische Landmarken") vorhanden sind. Die Entdeckung eines pathologischen Organbefundes ist abhängig

---

[18] Unter Bias versteht man alle Verzerrungsmöglichkeiten, der ein Test unterliegen kann.

von der sonomorphologischen Gestalt und Größe eines festgestellten Befundes. So können kleine und mobile Strukturen leicht übersehen werden. Ein Beispiel dafür ist das sonomorphologische Querschnittsbild einer akuten Appendizitis, in dem der Wurmfortsatz als „echoarme, nicht kompressible Scheibe mit äußerem Durchmesser über ca. 6 mm („kleine Kokarde") imponiert (Braun 1989).

## 2.3.1.4
## Objektivität

Als Objektivität bezeichnet man die Unabhängigkeit eines Untersuchungsergebnisses und seiner Interpretation vom Untersucher. Gerade ein diagnostischer Test, der visuelle Informationen aus „weichen" Daten wie z. B. sonographischen Bildern bezieht, verarbeitet und bewertet, kann nach dieser Definition praktisch niemals völlig objektiv sein. Bei allen bildgebenden Verfahren gibt es eine Reihe subjektiver Beurteilungsmaßstäbe („Interobserver-Variabilität", „Intraobserver-Variabilität"), die auf untersucherbedingten (z. B. Erfahrung, Untersuchungsroutine) und gerätespezifischen Faktoren beruhen (Wermke 1992). Sie kennzeichnen die Qualität der Untersuchung. Für die Bewertung der sonographischen Untersuchungstechnik sind die ausschlaggebenden Qualitätsmerkmale Struktur-, Prozess- und Ergebnisqualität (Fröhlich 1997).

Das Kriterium der Strukturqualität bezieht sich auf die Einhaltung gesetzlich vorgeschriebener Gerätestandards (z. B. IEC-Norm) und spezielle Anforderungen an Untersucher bzw. Ausbilder (z. B. Mindestanzahl von Untersuchungen). Die praktische Ausführung und das Dokumentationswesen werden unter dem Begriff der Prozessqualität zusammengefasst. Die Ergebnisqualität einer Ultraschalluntersuchung wird anhand der Gütemaße Sensitivität und Spezifität bewertet. So soll die Diagnostik keine falsch-positiven Diagnosen mit unnötigen Folgeuntersuchungen („Kaskadeneffekt", Schölmerich 1986) erzeugen. Umgekehrt muss das Ergebnis so aussagekräftig sein, dass krankhafte Befunde sicher erkannt werden (falsch-negative Ergebnisse).

## 2.3.2
## Anwendungsspezifische Kriterien

Abstrakte, verfahrensspezifische Bewertungskriterien für die Sonographie sind die Gütemaße Validität, Reliabilität, Effizienz und Objektivität. Ihre spezielle Problemorientierung ist mit den Begriffen „Fragestellung" (2.3.2.1), „Befund" (optimal: „Diagnose", 2.3.2.2) und „Ergebnis" (2.3.2.3) verbunden. Diese Begriffe beschreiben die konkreten, anwendungsspezifischen Grundlagen der Methode (z. B. Leistungsfähigkeit im jeweiligen klinischen Kontext).

## 2.3.2.1
## Fragestellung

Der Ausgangspunkt (z. B. Symptomatik) und die Zielsetzung (z. B. Krankheitsausschluss) einer sonographisch-diagnostischen Fragestellung können über inhaltliche und formale Kriterien definiert werden. Zwischen den einzelnen Ebenen gibt es häufig Überschneidungen (s. Beispiel 2). Die allgemeinen Eigenschaften einer sonographischen Fragestellung werden mit folgenden Attributen charakterisiert (vgl. spezifische Indikationen):

- Präventiv (Vor- und Nachsorge?, z. B. PSA-Erhöhung ⇒ Früherkennung, Screening, Staging?)
- Symptombezogen (a. klinisches Syndrom, z. B. unspezifische Bauchschmerzen ⇒ Spezielle Vorgehensweise?, s. problemorientierte Ultraschalldiagnostik, Kap. 3 ff., b. Akuität, z. B. akutes Abdomen ⇒ Sofortiges Handeln?, s. Ultraschall in der Diagnostik des akuten Abdomens, Kap. 3.6)
- Organbezogen (Lokalbefund, z. B. Cholestase-Syndrom ⇒ Diagnose?, s. organbezogene Ultraschalldiagnostik, Kap. 4 ff.)
- Auxiliär (unklarer Organbefund, z. B. hepatischer Rundherd ⇒ Differentialdiagnose?, s. kombinierte diagnostisch-therapeutische Ultraschallverfahren [„Biopsie"], Anhang)

Beispiele für die Häufigkeitsverteilung und Klassifizierung von Fragestellungen (s. o.) sind aus den Abb. 2.14 und 2.15 bzw. Tabelle 2.9 ersichtlich.

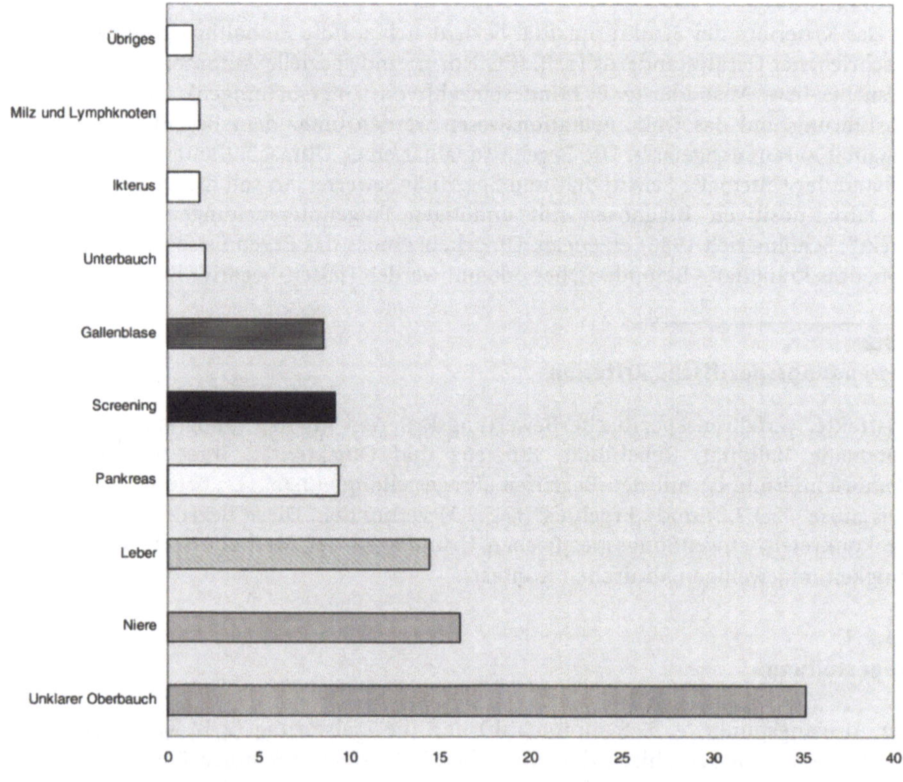


**Abb. 2.14.** Fragestellungen bei der ambulanten Abdomensonographie (n = 1336, mod. nach Reis 1982)

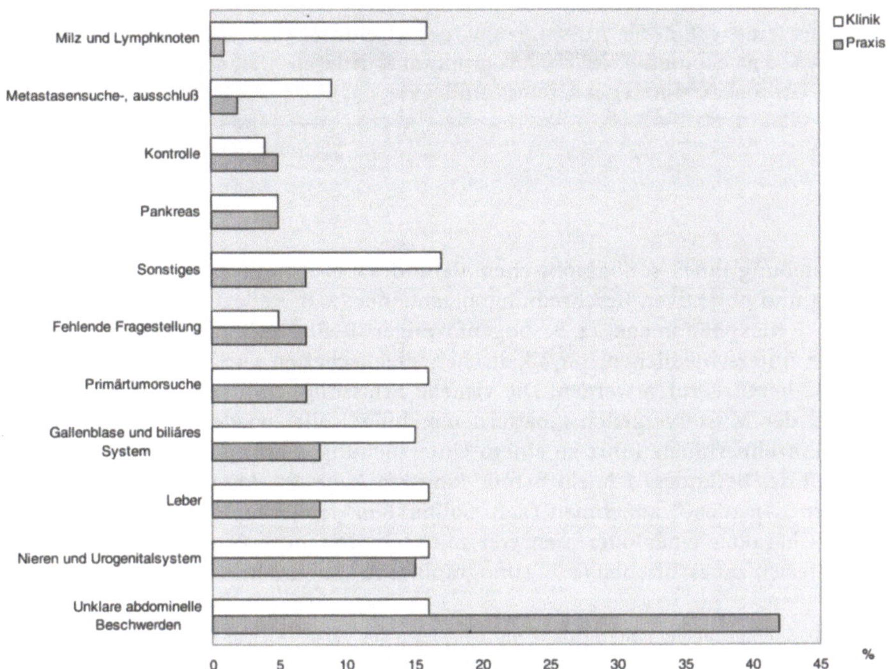



**Abb. 2.15.** Fragestellungen bei der Abdomensonographie in Praxis (n = 230) und Klinik (n = 142, mod. nach Becher 1989)

**Tabelle 2.9.** Fragestellungen bei der Schilddrüsensonographie. (Mod. nach Leenhardt 1999, n = 450)

| Fragestellung | Anzahl (n) | % | Karzinom (n) |
|---|---|---|---|
| Zufallsbefund[a] | 83 | 18 | – |
| Karotisdoppler, Hals-Computertomographie | 51 | – | 4 |
| Risikopatient nach Strahlentherapie | 13 | – | – |
| Tumorsuche wegen Fernmetastasen | 10 | – | 1 |
| Tumorsuche wegen zervikaler Lymphknotenschwellung | 9 | – | – |
| Tastbarer Schilddrüsenknoten | 62 | 14 | 3 |
| Diffuse- oder Knotenstruma | 126 | 28 | 5 |
| Hyper- oder Hypothyreose | 36 | 8 | 2 |
| Nachsorge nach Schilddrüsenoperation | 40 | 9 | 2 |
| Unspezifische Fragestellungen[b] | 76 | 17 | 3 |
| Kontrolluntersuchung eines fraglichen Palpationsbefundes | 27 | 6 | – |

[a]In Zusammenhang mit der Untersuchung einer anderen Erkrankung mit einem bildgebenden Verfahren. [b]z. B. Gewichtszunahme, Angst, HNO-Symptomatik, unbegründet.

**Beispiel 2:** Jede Ausgangsfragestellung kann unerwartete Befunde (sog. Zufallsbefunde) aufdecken, welche die weitere Vorgehensweise in eine andere Richtung lenken. Bei einer 60-jährigen Patientin mit unspezifischen Oberbauchbeschwerden wurde zum Ausschluss von Gallensteinen eine Übersichtssonographie durchgeführt. Leber, Gallenblase und Gallenwege waren unauffällig. An der rechten Niere fiel eine echofreie Aufspreizung des Pyelonreflexes auf. Durch weitere Klärung (Lasix-Sonographie, i.v.-Urographie) wurde als Ursache der Harnstauung ein Urothelkarzinom des Ureters entdeckt.

## 2.3.2.2
## Befund

Die Feststellung eines sonographischen Befundes beruht auf der subjektiven Betrachtung und objektiven Beschreibung allgemeiner (z. B. Reflexverteilung) und besonderer Reflexphänomene (z. B. bogenförmiger Reflex mit Schallschatten), die durch die unterschiedlichen, physikalischen Eigenschaften von Geweben, Flüssigkeiten etc. hervorgerufen werden. Die visuelle Erfassung, Ordnung (z. B. Kombination) und der Mustervergleich („pattern matching") aller wiedererkannten, strukturellen Einzelmerkmale führt zu einem Untersuchungsergebnis mit differenzierter Wertigkeit des Befundes, d. h. ein Befund kann im Auge des Betrachters den Stellenwert einer „Diagnose" annehmen (z. B. Solitärstein der Gallenblase), oder es wird ihm der Charakter eines oder mehrerer mit einer Diagnose (Tabelle 2.10) kompatibler Kriterien zugeschrieben (z. B. sonographische Malignitätskriterien).

**Tabelle 2.10.** Sonomorphologische Befunde mit Beispielen aus verschiedenen Körperregionen. ↑ verstärkt, ↓ abgeschwächt, *N* normal, + vorhanden, – nicht vorhanden/entfällt, *MCL* Medioklavikularlinie

| Region | Halsweichteile | Oberbauch | Retroperitoneum | Unterbauch |
| --- | --- | --- | --- | --- |
| Schnittebene | Schräger Längsschnitt | Subkostalschnitt rechts | Flankenschnitt links | Unterbauchquerschnitt |
| Organ | Schilddrüse (Abb. 2.16) | Leber (Abb. 2.17) | Niere (Abb. 2.18) | Ovar (Abb. 2.19) |
| Reflexintensität | ↓↓↓ | ↑↑↑ | N | ↑ |
| Reflexverteilung | Homogen | Homogen | Homogen | Inhomogen |
| Reflexkörnung | Fein bis mittel | Grob | Fein | Fein bis mittel |
| Kontur | Glatt | Unscharf | Glatt | Unregelmäßig |
| Größe | Ca. 43 ml | Ca. 13,5 cm in der MCL | Ca. 9 × 5 cm | Ca. 10 × 5 cm |
| Form | Rund | Abgerundeter Rand | N (Renkulierung) | Ovalär |
| Lokalisation | – | – | Orthotop | – |
| Druckpalpation | Schmerzlos | Schmerzhaft | Schmerzhaft | Schmerzhaft |
| Fremdstruktur | – | – | + | + |
| Reflexintensität | – | – | Echofrei | Echokomplex |
| Reflexverteilung | – | – | – | Inhomogen |
| Kontur | – | – | Polyzyklisch | Unregelmässig |
| Größe | – | – | Scharf | Unscharf |
| Form | – | – | Ca. 4 × 4 cm | Ca. 10 × 5 cm |
| Anzahl | – | – | Solitär | Solitär |
| Lokalisation | – | – | Pyelon | Ovar |
| Diagnose[a] | Morbus Basedow | Leberparenchymschaden | Harnstauungsniere | Ovarialkarzinom |

[a]Kompatibilität („vereinbar mit …").

**Abb. 2.16.**
Diagnose: Autoimmunthyreoiditis Typ Basedow (NB: Tiefendurchmesser!)

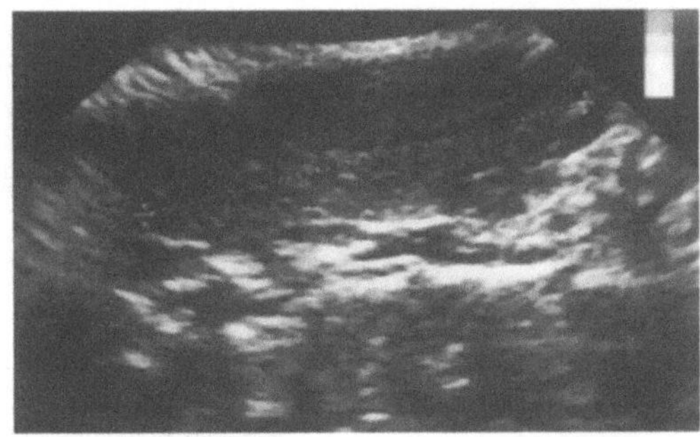

**Abb. 2.17.**
Diagnose: Leberparenchymschaden („Fettleber")

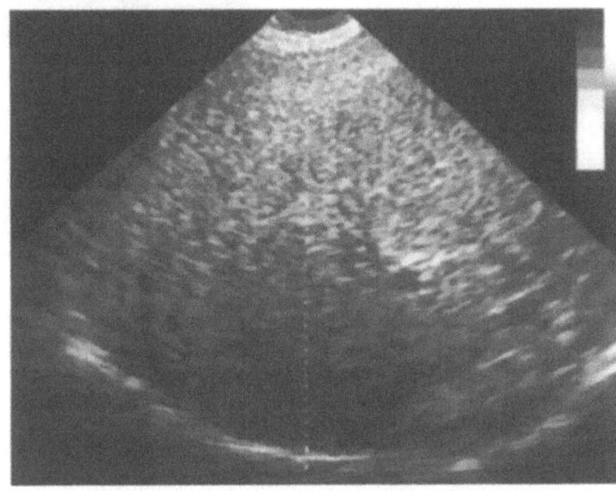

**Abb. 2.18.**
Diagnose: Harnstauungsniere
(Nebenbefund: Renkulierung)

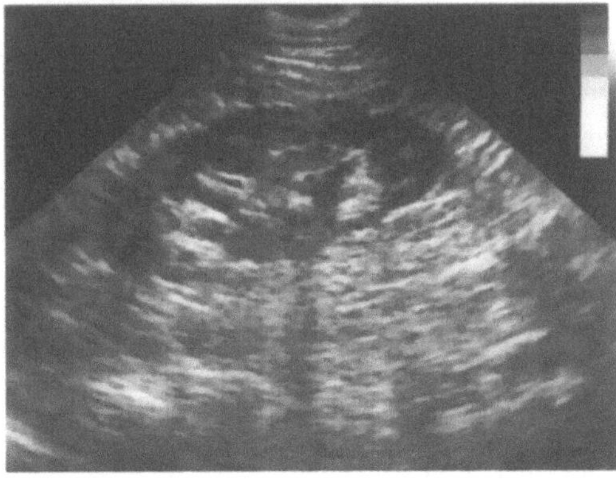

Physikalisch relativ einfach erklärbare Schallphänomene an Flüssigkeiten, Festkörpern und Luft (Tabelle 2.11) können aufgrund ihres charakteristischen, visuellen
Musters durch Mustervergleich und Manipulation (z. B. Umlagerung, Druckpalpation) zumeist als zystische, solide oder volatile Struktur identifiziert werden, wenn
die hierfür typischen Kriterien vorliegen. Sie entsprechen in ihrer Wertigkeit häufig
einer sonographischen Diagnose, die aufgrund von Objekteigenschaften wie z. B. der

**Abb. 2.19.**
Diagnose: Ovarialtumor
(solide Anteile, Binnenreflexe!)

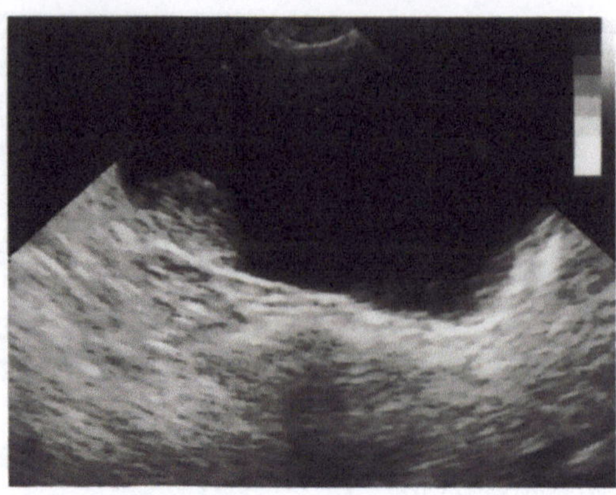

**Tabelle 2.11.** Merkhilfen physiologischer und pathologischer Ultraschallphänomene

| Organ | Merkhilfe/Regel | Anatomische Struktur(en) | Bemerkungen |
|---|---|---|---|
| Schilddrüse | Leopardenfellmuster | Struma | Autoimmunthyreoiditis |
| | Halo-Zeichen | Schilddrüsenknoten | Adenomatöser Knoten |
| Gallenblase und Gallenwege | CPC-Regel | Cava-Pfortader-Choledochus | Leberpforte |
| | 10er-Regel | Ductus hepaticus communis | Durchmesser <10 mm |
| | Rolling stone-Phänomen | Gallenstein | Beweglichkeit |
| | Lateral shadowing | Gallenblase | Zystenrandphänomen |
| | Doppelflintenzeichen | DHC und Portalast | Cholestasezeichen |
| | Seenplatte, Astwerk knorriger Bäume | Intrahepatische Gallenwege | Cholestasezeichen |
| Leber | Halo-Zeichen | Fokaler Leberherd | Lebermetastase |
| | Vogelkopfform | Linker Leberlappen | Leberzirrhose |
| | Kissing-Sign | Leber, Milz | Splenomegalie |
| | Weiße Leber | Leber | Fettleber |
| | Entlaubter Herbstbaum | Leber | Leberzirrhose (Portalgefäße) |
| Milz | 4711-Regel | Milz | Normale Milzgröße |
| Magen-Darm-Trakt | Kokarde | Gastrointestinum | Typisch; atypisch (Entzündung, Tumor) |
| | Klaviertasten-(= Leiter)-Phänomen | Dünndarm | Ileuszeichen |
| | Luftgondel | Dickdarm | Intraintestinale Luft (Divertikel) |
| | Zebraschallschatten | Gastrointestinum | Intraluminale Luft |
| Niere | VAU-Regel | V. renalis, A. renalis, Ureter | Nierenhilus |
| | Weißer Tumor | Renale Raumforderung | Angiomyolipom |
| | "Kleeblattform„ | Nierenbecken | Harnstauungsniere |
| Genitale | Endometrium-ringzeichen | Endometrium | Flüssigkeitssaum (postovulatorisch) |
| Bauchhöhle | Seetang-Phänomen | Dünndarmschlingen | Aszites |
| | Luftsichel | Subdiaphragmal | Freie Luft (Perforation) |
| | Ringdown-Artefakt | Intraabdominal | Freie Luft |

**Tabelle 2.11.** Merkhilfen physiologischer und pathologischer Ultraschallphänomene *(Fortsetzung)*

| Organ | Merkhilfe/Regel | Anatomische Struktur(en) | Bemerkungen |
| --- | --- | --- | --- |
| Gefäße | Kometenschweif | Pankreas | Confluens splenoportalis mit V. lienalis |
| | Schwalbenfigur | Bauchaorta | T. coeliacus mit AHC und A. lienalis |
| | Lebervenenstern | 3 Hauptstämme der Lebervenen | Stauungsleber |
| | Uferbefestigung | Portalgefäße | Physiologisch |

Lokalisation, Größe (Tabelle 2.12), Anzahl weiter präzisiert werden kann (z. B. „Diagnose": solitäre, kortikale Nierenzyste). Folgeuntersuchungen sind dabei praktisch nicht notwendig, sondern allenfalls eine kontrollierte Verlaufsbeobachtung des Befundes (z. B. Größenveränderung einer Zyste).

Allgemeine Phänomene wie z. B. Reflexmuster, Reflexintensität, Reflexverteilung etc., mit multifaktorieller, physikalischer Entstehungsweise (z. B. multiple Grenzflächen) erreichen nur ausnahmsweise (z. B. Autoimmunthyreoiditis Typ Basedow) und mit Einschränkungen (z. B. Hämangiom, Angiomyolipom) die Wertigkeit einer sonographischen Diagnoseebene. So werden Befunde mit solchen komplexen Eigenschaften (z. B. hepatischer Rundherd, echokomplexe Läsion) als eine von mehreren Möglichkeiten in Betracht gezogen, deren Kriterium (Haupt-, Nebenkriterium) als formale Kompatibilität („vereinbar mit ...", „passend zu ...", „ ... können entsprechen") ausgedrückt wird. Sie sind häufig mit der Veranlassung weiterführender Untersuchungen oder kurzfristiger Kontrollintervalle verbunden (z. B. bildgebende Verfahren, Biopsie, ggf. operative Freilegung). Diese Problematik wird etwa bei der Definition und Wertigkeit von Dignitätskriterien für benigne und maligne Befunde deutlich. So gelten z. B. Befundeigenschaften wie „rund", „glatt begrenzt", „echoreich" eher als Kriterium der Benignität und Formelemente wie „infiltrativ", „unscharf begrenzt", „echoarm" mit Einlagerung von Fremdstrukturen (z. B. Mikroverkalkung) werden häufiger mit Malignität assoziiert. Dass beide Zu-

**Tabelle 2.12.** Wichtige Maßangaben in der Sonographie. *AHC* A. hepatica communis, *DHC* Ductus hepaticus communis, *MCL* Medioklavikularlinie, *RH* Restharn, *Z. n.* Zustand nach

| Organ | Normwerte | Fehlabweichung | Bemerkungen |
| --- | --- | --- | --- |
| Schilddrüse | <25 (m), <18 (w) ml | ±13% | Struma |
| Leber | ≤16 cm (MCL) | Normvarianz | Lebergröße (Verlauf) |
| DHC | <10 mm (Leberpforte) | Normvarianz | Cholestase, Zustand nach Cholezystektomie |
| Niere | Länge: 10–12, Dicke: 5–6 cm | Normvarianz | Nierengröße, Seitenvergleich |
| Milz | Länge: ≤11, Breite ≤7, Dicke ≤4 cm | Normvarianz | Frühveränderung: Breite (= a.-p. Durchmesser) |
| Aorta | ≤3 cm | Normvarianz | Bauchaortenaneurysma |
| Harnblase (RH) | 10–20 ml | ±15–20% | Pathologisch: RH >80 ml |
| Prostata | Länge: 1,5–4, Breite: 3–6, Dicke: 2–3,5 cm | – | Größe ≠ Symptomatik (!) |

ordnungsprinzipien nicht unbedingt zutreffen müssen und keine hinreichenden Bedingungen darstellen, belegen zahlreiche Ausnahmen (z. B. Lebermetastase: echogleich ↔ echoreich, Schilddrüsenadenom: echoarm ↔ echoreich).

## 2.3.2.3
## Ergebnis

Das Ergebnis einer sonographischen Untersuchung kann dargestellt werden als (Tabelle 2.13, Abb. 2.20):

- Normalbefund (z. B. homogenes, reflexreiches, feinkörniges Reflexmuster der Leber mit scharfer Begrenzung und spitzwinkeligem links lateralem Leberrand, unauffällige Lebergröße in der MCL, Gefäße unauffällig).
- Pathologischer Befund ( z. B. kokardenförmiger, hepatischer Rundherd: Metastase?, Tabelle 2.14).

**Tabelle 2.13.** Häufigkeitsverteilung von Befundergebnissen der Abdomensonographie

| Befundergebnis | Häufigkeit (%) | Autor (Jahr) |
| --- | --- | --- |
| Normal | 86 | Knorr (1982) |
| | $36,8^a/45,2^b$ | Reis (1982) |
| | $33,8^a/40,9^b$ | Becher (1989) |
| Pathologisch | 68 | Schölmerich (1986) |
| | 7,6 | Rüttimann (1992) |
| | 65 | Rieben (1995) |
| Pseudopathologisch[c] | 2,2 | Schölmerich (1986) |
| | 22,7 | Rieben (1995) |
| Zufall | $54,8^b/63,2^a$ | Reis (1982) |
| | 19 | Schölmerich (1986) |
| Mehrfach | 50 | Reis (1982) |

[a]Klinik. [b]Ambulanz bzw. Praxis. [c]Falsch-positiv (retrospektiv).

**Tabelle 2.14.** Pathologische Befundergebnisse, Angaben in %. (Mod. nach Weiss 1989)

| Sonographischer Befund | Indiziert (n = 8047) | Routine (n = 5720) | Σ (n = 13 767) |
| --- | --- | --- | --- |
| Diffuser Leberparenchymschaden | 44,3 | 30,9 | 38,8 |
| Cholelithiasis | 11,5 | 6,1 | 9,3 |
| Zystische Nierenveränderung | 9,2 | 5,7 | 7,8 |
| Splenomegalie | 4,8 | 2,5 | 3,9 |
| Maligner abdominaler Tumor | 2,6 | 0,2 | 2,0 |
| Zystischer Bezirk in der Leber | 1,5 | 0,8 | 1,2 |
| Schrumpfniere | 1,5 | 0,8 | 1,2 |
| Verdacht auf Nierenstein | 1,4 | 0,4 | 1,0 |
| Verdacht auf Pankreatitis (akut, chronisch) | 0,9 | 0,2 | 0,6 |
| Erweiterte Gallenwege | 0,6 | 0,1 | 0,4 |
| Bauchaortenaneurysma | 0,6 | 0,1 | 0,4 |

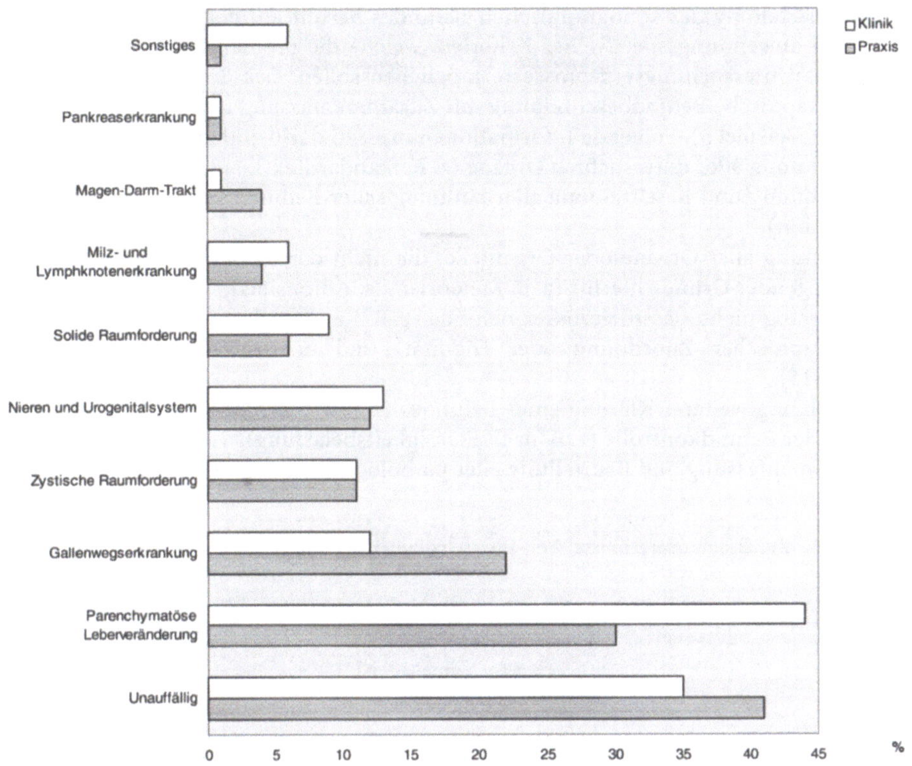



**Abb. 2.20.** Sonographische Befundergebnisse in Klinik und Praxis. (Mod. nach Becher 1989)

- Kontrollbedürftiger Befund (z. B. homogen, echoreicher, glatt begrenzter, hepatischer Rundherd: Hämangiom?).
- Nichtklassifizierbarer Befund
  - klärungsbedürftiger Befund (z. B. echofreier, polyzyklischer Rundherd: Echinokokkuszyste?),
  - dringlich übermittelbarer Befund (z. B. Verdacht auf posttraumatische, echoreiche, subkapsuläre hepatische Raumforderung: Leberhämatom?, rasche Intervention?).

Ein solcher Befund kann in 45% (Praxis; Becher 1989) für die Diagnose und in 10% für das weitere Vorgehen (Decrey 1998) entscheidend sein. Dabei werden nichtbehandlungsbedürftige (z. B. Normalbefund, kontrollbedürftiger Befund) von behandlungsbedürftigen Befunden (z. B. 35,7%, Reis 1982) unterschieden. Nicht akut behandlungspflichtig sind alle Befunde, die keinen Krankheitswert (z. B. kleine Zysten, Organanomalien) besitzen, asymptomatische Befunde (z. B. stumme Gallensteine) und Befunde, die Begleitsymptome spezieller Grunderkrankungen darstellen (z. B. Fettleber bei Diabetes mellitus).

Die Feststellung des sonographischen Befundes beruht auf der Kenntnis verfahrens- und anwendungsspezifischer Kriterien, welche die problemadäquate Bearbeitung eines Untersuchungsergebnisses ermöglichen sollen. Das Ergebnis selbst wird als sonographische Befundbeschreibung mit Zusammenfassung und Beurteilung formuliert (s. Beispiel 3). Folgende Informationen müssen darin enthalten sein:

- Bezeichnung aller untersuchten Organe (z. B. Standardtext),
- Bezeichnung und Beschreibung aller pathologischer Befunde (z. B. Verlaufsdokumentation),
- Erwähnung aller Organe oder Organteile, die nicht darstellbar sind und Angabe naheliegender Gründe hierfür (z. B. Meteorismus, Adipositas),
- Erwähnung nicht klassifizierbarer Befunde (z. B. Raumforderung unklarer organtopographischer Zuordnung oder Dignität) und unerwarteter Befunde (Tabelle 2.15),
- Empfehlung weiterer Klärung eines Befundes (z. B. weiterführende Untersuchungen) oder Befundkontrolle (z. B. nach Flüssigkeitsbelastung),
- Zusammenfassung und Beurteilung aller pathologischen Befunde.

**Tabelle 2.15.** Zufallsbefundergebnisse bei Ultraschalluntersuchungen. (Nach Schölmerich 1986, n = 308)

| Organ | Befund | Anzahl (n) |
|---|---|---|
| Leber | Diffuser Parenchymschaden | 82 |
| | Zyste | 1 |
| | Raumforderung | 3 |
| Gallenblase | Stein | 62 |
| | Polyp | 1 |
| Gallenwege | Erweiterung | 3 |
| Pankreas | Chronische Pankreatitis | 7 |
| | Zyste | 1 |
| | Raumforderung | 4 |
| Nieren | Anomalie | 3 |
| | Chronische Veränderung | 11 |
| | Stau | 17 |
| | Harnstauungsniere | 5 |
| | Stein | 2 |
| | Zyste | 25 |
| | Raumforderung | 12 |
| Milz | Splenomegalie | 19 |
| | Zyste | 1 |
| Lymphknoten | Vergrößerung | 1 |
| Gefäße | Aneurysma | 2 |
| | Thrombose | 3 |
| | Venöse Stauung | 9 |
| Ergüsse | Perikard | 3 |
| | Pleura | 12 |
| | Aszites | 5 |
| Verschiedenes | Genitalorgane | 2 |
| | Darmveränderung | 3 |
| | Prostatavergrößerung | 3 |
| | Abdominelle Raumforderung | 6 |

**Beispiel 3:** Eine kurzgefasste Befundbeschreibung einer Übersichtssonographie aller Abdomenquadranten eines weiblichen Situs kann lauten: Unauffälliger Befund an Gallenblase und Gallenwegen, Leber: im rechten Leberlappen ca. 1,8 × 1,5 cm großer, runder, scharf begrenzter, homogen, echoreicher Rundherd, Bauchspeicheldrüse, Magen-Darm-Trakt, Milz o. p. B., linker oberer Nierenpol nicht darstellbar (Meteorismus), rechte Niere: echofreie Aufspreizung des Pyelonreflexes, glatte Kontur, homogenes, echoarmes Parenchymmuster, große Bauchgefäße, Harnblase, Gebärmutter und Bauchhöhle unauffällig.

Zusammenfassung und Beurteilung:
1. Verdacht auf Harnstauungsniere rechts, DD: ampulläres Kelchsystem.
2. Solide Raumforderung rechter Leberlappen, DD: Hämangiom, fokal noduläre Hyperplasie, Adenom, Metastase.

Empfehlung:
ad 1): Infusionsurographie.
ad 2): Kontrolluntersuchung in regelmäßigem Abstand, farbkodierte Duplexsonographie, dynamische Computertomographie („Irisblendenphänomen"), evtl. Biopsie.

## Anhang:
## Kombinierte diagnostisch-therapeutische Ultraschallverfahren

### Druckpalpation

Mit der Druckpalpation unter sonographischer Sicht („Sichtpalpation") wird festgestellt, ob eine lokale Schmerzhaftigkeit über dem untersuchten Organ (z. B. Leber, Gallenblase, Appendix, Schilddrüse, Lymphknoten) vorliegt. Die Konsistenz (z. B. Leber) sowie Verschieblichkeit (z. B. Lymphknoten) kann überprüft und bewegliche Partikel bzw. Inhaltsstoffe (z. B. Steine, Aszites) können durch Stoßpalpation nachgewiesen werden („Schneegestöber"). Störende Luftartefakte z. B. durch Darmgas verschwinden bei tiefer Kompression („Kompressionspalpation").

### Sonographische Funktionsprüfung

Eine Transport- und Passagestörung in einem Leitungssystem (z. B. Gallenblase, Harnblase, Magen, Nierenbecken) beruht auf funktionellen (z. B. neurogen) und mechanischen Ursachen (z. B. steinbedingter Verschluss). Die Folge dieser unterschiedlichen Funktionsbehinderung (z. B. Erweiterung des Reservoirs, Entleerungsstörung) ist durch eine dynamische Ultraschalluntersuchung mit Provokationstest der Organfunktion (z. B. Reizmahlzeit ⇒ Gallenblasenkontraktion, forcierte Diurese ⇒ Füllung des Nierenbeckens) nachweisbar. Die häufigsten Anwendungsbereiche dieser Methode sind die Gallenblasenfunktionsdiagnostik (z. B. vor ESWL, Cholezystitis [s. 3.3.1]), Restharnbestimmung in der Harnblase (z. B. subvesikale Auslassstörung bei BPH), Überprüfung der Magenmotilität (z. B. diabetische Gastroparese) und die Bewertung des „echofreien" Pyelonreflexes in der Niere (z. B. subpelvine Stenose[19], ampulläres Kelchsystem [s. 3.4.3, sonographisches Diurese-Urogramm]).

## Diagnostisch-therapeutische Verfahren

Die früher übliche Praxis, unklare Prozesse ohne technische Führungshilfe („Blindpunktion") zu punktieren, wurde durch die sonographisch gesteuerte Punktion abgelöst. So ist diese Methode inzwischen zu einem diagnostisch-therapeutischen Standardverfahren herangereift, mit dem praktisch jedes beliebige Organ und verdächtige Herde (z. B. solider, zystischer Prozess?) einfach, treffsicher und ohne gravierende Komplikationen[20] (z. B. Nachblutung, sog. Impfmetastasen [< 0,01 %]) unter Sicht erreicht werden können (Tabelle 2.16). Folgende Verfahren werden dazu benutzt:
- ultraschallgeführte Punktion mit dem Punktionsschallkopf,
- ultraschallassistierte Punktion („Freihandpunktion", „Fadenkreuzmethode").

Beide Punktionsarten werden heute diagnostisch und/oder therapeutisch angewendet.

Diagnostische Methoden sind:
- Biopsie (Schneid- bzw. Stanzbiopsiekanüle, Gewebezylinder, Histologie),
- Feinnadelpunktion (Kanüle mit Nadelaußendurchmesser $\leq 1,0$ mm, Kanüle mit Nadelaußendurchmesser $< 0,7$ mm, Zellaspirat, Zytologie),
- Instillation von Kontrastmittel (z. B. Darstellung von Gangsystemen, Zysten, Fisteln).

Das gewonnene Material kann entsprechend der Fragestellung mikrobiologisch, biochemisch, zytologisch, zytogenetisch und histologisch untersucht werden.

Sonographisch gesteuerte Drainagepunktionen sind therapeutisch-diagnostische Eingriffe, die bei schmerzhaften Passagestörungen in Hohlraumsystemen (z. B. infizierte Harnstauungsniere, Cholestase) durch perkutane Ableitung nach außen eine sofortige Druckentlastung (z. B. perkutane, externe Nierendrainage, perkutane, transhepatische Cholangiodrainage) herstellen und zu einer unmittelbaren Rückbildung der Beschwerden führen. Mit dieser einfachen Intervention kann die Entwicklung vitalgefährlicher Komplikationen (z. B. Urosepsis, septische Galle) bereits im Anfangsstadium aufgehalten und das zeitliche Fenster für weitere Diagnostik (z. B. PTCD vor ERCP) und Therapie (z. B. ESWL eines Harnleitersteins, Cholezystektomie im „freien" Intervall) erweitert werden.

---

[19] Dilatation im Seitenvergleich und Schmerzprovokation (!) durch forcierte Diurese als Hinweis auf eine mögliche Dekompensation der Ureterabgangsenge.

[20] Die allgemeine Komplikationsrate ultraschallgesteuerter Probenentnahmen liegt zwischen 0,5–5%. Absolute Kontraindikationen sind Blutgerinnungsstörungen (Quick-Wert <50%, Thrombozytopenie <60.000/ml). Die Biopsie von Hämangiomen wird kontrovers diskutiert.

**Tabelle 2.16.** Ultraschallgesteuerte Probenentnahmeverfahren[a] in der Medizin (ausgewählte Beispiele). *ERCP* endoskopisch retrograde Cholangiopankreatikographie. *ESWL* extrakorporale Stosswellenlithotripsie. *PSA* prostataspezifisches Antigen. *PTCD* perkutane transhepatische Cholangiodrainage

| Organ/Organregion | Krankheitsbild/Anwendungsbereich | Diagnostik |
|---|---|---|
| Schilddrüse | Fokal: Schilddrüsenknoten (solide, zystisch) | Zytologie |
| | Fokal: Abszess | Mikrobiologie |
| | Fokal: Zyste | Zytologie |
| | Diffus: Immunogene Thyreoiditis (z. B. Hashimoto-Thyreoiditis) | Zytologie |
| Pleuraraum | Pleuraerguss | Biochemie[b], Zytologie[c] |
| Brustdrüse | Mammaknoten (solide, zystisch) | Zytologie |
| | Abszess | Mikrobiologie |
| | Zyste | Zytologie |
| Bauchraum | Freie Flüssigkeit (z. B. Aszites) | Zytologie |
| Leber | Fokal: Rundherd (solide, zystisch) | Zytologie |
| | Fokal: Abszess (z. B. Amöbenabszess) | Mikrobiologie |
| | Fokal: Zyste[d] | Zytologie |
| | Diffus: Chronische Hepatitis | Histologie |
| Bauchspeicheldrüse | Raumforderung (solide, zystisch) | Zytologie, Mikrobiologie |
| Niere | Glomerulonephritis | Immunhistochemie |
| | Abszess | Mikrobiologie |
| | Raumforderung[e] (solide) | Histologie |
| Vorsteherdrüse | PSA-Erhöhung | Histologie[f] |
| Gebärmutter | Schwangerschaft[g] | Zytogenetik |
| Lymphknoten | Lymphom (oberflächlich) | Zytologie, Mikrobiologie |
| Weichteile | Weichteilknoten (solide, zystisch) | Zytologie |

[a]Für diagnostisch-therapeutische Probenentnahmen in der Medizin gelten folgende Definitionen: Biopsie = Entnahme von Gewebe aus Organen. Punktion = Entnahme von Flüssigkeiten aus Körperhöhlen. [b]Eiweißbestimmung (Differentialdiagnose: Transsudat, Exsudat). [c]Artdiagnose: maligner, benigner Erguss. [d]Cave: Echinococcus cysticus sive alveolaris (Serologie!). [e]Spezialfälle solider Raumforderungen. [f]Sextanten-PE (z. B. Tumornachweis, Tumorstaging). [g]Fehlbildungsdiagnostik: Amniozentese, Chorionzottenbiopsie.

## Literatur


Becher HJ, Latocha G, Gerok W (1989) Ambulante Sonographie in Klinik und Praxis. Häufigkeit und Sicherheit von Befunden und deren Konsequenzen. Med Klinik 84: 173–177

Büchsel R, Wietholtz H, Brambs H, Matern S (1989) Akute und chronische Pankreatitis: Welchen diagnostischen Stellenwert hat die Sonographie? Therapiewoche 39: 551–559

Decrey H, Verdon F, Burnand B, Pecoud A, Burnier M (1998) Evaluation of the use of ultrasonography in primary care. Eur J Pbl Hlth 8: 140–142

Donner-Banzhoff N (1998) Ein Lob der Barfußmedizin! Argumente gegen apparative Spezialleistungen in der Allgemeinarztpraxis. Z Allg Med 74: 381–385

Ellis M, Powell JT, Greenhalgh RM (1991) Limitations of ultrasonography in surveillance of small abdominal aortic aneurysms. Br J Surg 78: 614–616

Fröhlich E, Gerlach A, Gölkel H, Strunk H (1997) Fokaler Leberherd – Stufendiagnostik heute. Leber Magen Darm 27: 209–216

Fröhlich E, Reichel L (1997) Qualität im Ultraschall (Editorial). Leber Magen Darm 27: 9–10

Fujimoto Y, Oka A, Omoto R, Hirose M (1967) Ultrasound scanning of the thyroid gland as a new diagnostic approach. Ultrasonics 5: 177–180

Knorr HM (1982) Stellenwert der Ultraschalldiagnostik in einer Allgemeinarztpraxis. Med Diss Düsseldorf

Köbberling J (1982) Der prädiktive Wert diagnostischer Maßnahmen. Dtsch Med Wochenschr 107: 591–595

Leenhardt L, Hejblum G, Franc B et al. (1999) Indications and limits of ultrasound-guided cytology in the management of nonpalpable thyroid nodules. J Clin Endocrinol Metab 84 (1): 24–28

Mundenbruch R (2000) BMÄ. E-GO EBM. Gegenüberstellung mit Abrechnungshinweisen (Stand Januar 2000). Zauner, z

Özgen A, Erol C, Kaya AN, Özmen M, Akata D, Akhan O (1999) Interobserver and intraobserver variations in sonographic measurements of thyroid volume in children. Eur J Endocrin 140: 328–331

Reis HE, Gerards H, van Uelft R, Hoff A, Nasse U (1982) Zum Stellenwert der abdominellen Ultraschalldiagnostik in der klinischen Routine. Med Welt 48: 1737–1740

Rieben FW, Bless M (1995) Abdomensonographie. Gezielt oder routinemäßig? Münch Med Wschr 137: 393–397

Rüttimann S, Clémençon D, Dubach UC (1992) Beeinflusst die routinemäßige Sonographie abdominaler Organe die weitere Patientenbetreuung? Schweiz Med Wschr 122: 1952–1954

Scheler S, Becker W, Reiners C, Börner W (1986) Physiologische Schwankungen und meßtechnische Variabilität des sonographisch bestimmten Schilddrüsenvolumens. Akt Endokr Stoffw 7: 40–42

Schölmerich J (1989) Wertigkeit der Sonographie. Z Allg Med 65: 352–362

Schölmerich J, Lüttgens A, Volk BA, Fröhlich J, Gerok W (1986) Zufallsbefunde bei abdomineller Sonographie. Dtsch Med Wochenschr 111: 807–811

Schramm T, Pröbstl R, Mayr B, Baltzer J (1989) Validierung moderner bildgebender Verfahren in der präoperativen Diagnostik von Adnextumoren. Arch Gynecol Obst 245: 368–369

The UK Small Aneurysm Trial Participants (1998) Mortality results for randomised controlled trial of early elective surgery of ultrasonographic surveillance for small abdominal aortic aneurysms. Lancet 352: 1649–1655

Ultraschall-Vereinbarung. Qualifikationsvoraussetzungen gemäß § 135 Abs. 2 SGB V zur Durchführung von Untersuchungen in der Ultraschalldiagnostik (Stand: 1.1.1996)

Weiss H (1989) Soll jeder Patient im Krankenhaus sonographiert werden? Therapiewoche 39: 542–550

Wermke W (1992) Sonographische Diagnostik von Gallenwegskonkrementen. Eine prospektive Studie hinsichtlich der Auswirkungen objektiver und subjektiver Faktoren auf die Treffsicherheit bei Choledocholithiasis. Ultraschall Med 13: 246–254

Windeler J, Trampisch H-J (1995) Diagnostik – wozu? Z Allg Med 71: 805–812

# KAPITEL 3

# Problemorientierte Ultraschalldiagnostik 3

## 3.1
## Ultraschall in der Diagnostik der Halsweichteile

### 3.1.1
### Das Krankheitsspektrum in der Allgemeinarztpraxis

Der Hals ist funktionell-anatomisch in 2 von Bindegewebe ausgefüllte Kompartimente gegliedert: einen einfach gebauten dorsalen Abschnitt mit Halswirbelsäule und Nackenmuskulatur und einen vorderen, komplex strukturierten Anteil, der die Schilddrüse, Luft- und Speiseröhre, Leitungsbahnen (z. B. Gefäß-Nerven-Strang, Lymphbahnen), Lymphknoten und Muskeln enthält. Die ventralen Halsorgane liegen unter einer oberflächlichen, myokutanen Verschiebeschicht vor dem Kehlkopfskelett und werden von einer straffen Faszienhülle umgeben, die nach kaudal offen ist („Senkungsabszess", „Tauchkropf") und nach vorne eine elastische Begrenzung darstellt.[1] Eine Raumforderung, die klinisch als „Halsschwellung" imponiert, kann von jedem dieser anatomischen Inhaltsgebilde des Halses ausgehen. Die wichtigsten Ursachen für eine überproportionierte Halssilhouette sind die bei uns weit verbreitete Vergrößerung der gesamten Schilddrüse[2] oder von Teilen des Organs (Struma), alle Arten von reaktiven sowie neoplastischen Lymphadenopathien (z. B. virale Lymphadenopathien, maligne Lymphome [Schulz 1999]) und die insgesamt seltenen, entwicklungsgeschichtlich bedingten zystischen Weichteiltumoren im vorderen und seitlichen Halsdreieck (Tabelle 3.1, Abb. 3.1).

Die vergrößerte Schilddrüse ist ein markantes und häufiges Lokalsymptom der meisten Schilddrüsenkrankheiten (Tabelle 3.2). Es gibt jedoch auch Thyreopathien, die lange mit einer unauffälligen, äußeren Kontur (z. B. nicht tastbare Mikroknoten) und einer Atrophie des Organs (z. B. Hashimoto-Thyreoiditis) einhergehen. Diese

**Tabelle 3.1.** Erkrankungen mit dem Leitsymptom „Halsschwellung"

| Leitsymptom | Gewebe/Organ | Erkrankungsursache/organisches Korrelat |
| --- | --- | --- |
| Struma | Schilddrüse | Morphologisch (z. B. Knotenstruma, Schilddrüsenkarzinom); funktionell (z. B. Autonomie, Hypothyreose); entzündlich (z. B. Autoimmunthyreoiditis) |
| Lymphknotenvergrößerung | Lymphknoten | Lymphadenopathie (infektiös, nichtinfektiös); Lymphknotenmetastasen (z. B. Schilddrüsenkarzinom); Lymphome (z. B. Hodgkin- und Non-Hodgkin-Lymphom) |
| „Tumor" | Weichteilgewebe | Gewebeneubildung (z. B. Zyste, Hämangiom, Lymphangiom, Neurinom, Glomustumor, Lipom, Atherom) |

---

[1] Eine langsam wachsende Schilddrüse kann nur solange nach unten und hinten ausweichen, bis der zur Verfügung stehende anatomische Reserveraum aufgebraucht ist. Bei einer Dekompensation entsteht zunächst ein „Spannungsgefühl" und in fortgeschrittenem Stadium kommt es zu typischen Kompressionssymptomen (z. B. Halsvenenstauung, Schluckstörung, Atemnot).

[2] Die ursprüngliche Strumaeinteilung (WHO) in verschiedene Schweregrade (0, Ia, Ib, II, III) und die häufig noch gebräuchliche Messung des Halsumfangs durch Zentimeterangaben sind sehr ungenau. So beträgt die Irrtumswahrscheinlichkeit der palpatorischen Strumadiagnostik mindestens 30%. Eine endemische Struma liegt vor, wenn mehr als 10% einer Population eine Vergrößerung der Schilddrüse aufweisen. Bei einer Prävalenz unter 10% spricht man von einer sporadischen Struma (ohne Jodmangel).

**Tabelle 3.2.** Schilddrüsenerkrankungen mit dem Leitsymptom „Struma"

| Erkrankung | Morphologie | Stoffwechsel-lage | Ursachen-spektrum | Bemerkungen |
|---|---|---|---|---|
| Endemische Struma | Diffus | Euthyreose | Jodmangel | Lokalbeschwerden (z. B. Globusgefühl) |
| | Nodulär | | Jodfehl-verwertung | Genetische Disposition |
| Autonomie | Unifokal | Eu-, Hyper-thyreose | „Autonomes Adenom" | Hyperthyreose[a] |
| | Multifokal Disseminiert[c] | | | Szintigraphie („heißer" Knoten)[b] Cave: jodinduzierte Hyper-thyreose |
| Morbus Basedow | Diffus | Hyperthyreose | Multisystem-erkrankung | Endokrine Ophthalmopathie |
| | | | Autoimmun-erkrankung | TRAK (80–90%)[d], Spontan-remission, Rezidiv (50%) |
| Thyreoiditis | Inhomogen | Eu-, Hypo-, Hyperthyreose | Viruserkran-kung (?) | Subakute Thyreoiditis de Quervain (schmerzhaft), BKS-Beschleunigung |
| | | | Autoimmun-erkrankung | Hashimoto-Thyreoiditis (schmerzlos, asymptomatisch), MAK (85%)[d] |
| Hypo-thyreose | Diffus | Hypothyreose | Angeboren | Adynamie, Polyneuropathie |
| | | | Erworben (postoperativ, nach Strahlen-therapie), v.a. nach Hashimo-to-Thyreoiditis | Myopathie, Myxödem, Anämie, Leberenzymerhöhung, BKS-Beschleunigung |
| Schild-drüsen-karzinom | Nodulär | Eu-, Hypo-, Hyperthyreose | Strahlen-exposition | Schnell wachsender Solitärknoten |
| | Inhomogen | | Unklar | Zervikale Lymphknoten-schwellung, Szintigraphie („kalter" Knoten), Feinnadel-biopsie[e], Differenziert (papillär, follikulär), undifferenziert, C-Zell-Karzinom (medullär), Tumormarker (differenziert, Thyreoglobulin; medullär, Calzitonin, CEA) |

[a]Die Ursache einer Hyperthyreose in einem Jodmangelgebiet ist in ca. 60% eine Autonomie und in ca. 40% eine Basedow-Erkrankung. [b]Die Begriffe „kalt", „warm" und „heiß" sind ausschließlich Be-griffe der nuklearmedizinischen Funktionsdiagnostik („Funktionstopographie"), mit denen das quantitative Ausmaß der Aktivitätsanreicherung eines Radionuklids in der Gesamtschilddrüse und in einzelnen Arealen bzw. ihr prozentuales Verhältnis zueinander bestimmt wird. So wird z. B. ein stoff-wechselinaktiver Bezirk (z. B. Zyste, solider Tumor) im Szintigramm als „kalt" (blau) beschrieben. Ein funktionell aktiver Herd kann „heiß" (rot) erscheinen und wird als dekompensiert bezeichnet, wenn die Aktivitätsanreicherung im paranodulären Gewebe <10% bzw. als kompensiert, wenn sie über 10% im Vergleich mit dem Knoten selbst liegt. [c]Die disseminierte Autonomie (mikronoduläre Strukturen mit unterschiedlicher Wachstumspotenz einzelner Zellklone) weist ein unspezifisches, homogen, echoreiches Reflexmuster auf (Suppressionsszintigraphie, Labor!). [d]TRAK (TSH-Rezep-tor), MAK- (mikrosomales Antigen) und TAK-Autoantikörper (Thyreoglobulin) sind für die Erst-diagnose bedeutsam und in der Verlaufskontrolle unsicher. Ein negatives Ergebnis schließt eine Autoimmunthyreopathie nicht aus, ein positives beweist sie nicht. [e]Feinnadelpunktion (FNP) = Na-delaußendurchmesser ≤1,0 mm, Grobnadelpunktion (GNP) = Nadelaußendurchmesser >1,0 mm, Aspirationszytologie = Nadelaußendurchmesser <0,7 mm.

**Abb. 3.1.**
Submentalschnitt rechts.
Echoarme, glatt begrenzte,
ovaläre Struktur. Diagnose:
unspezifische zervikale
Lymphadenitis

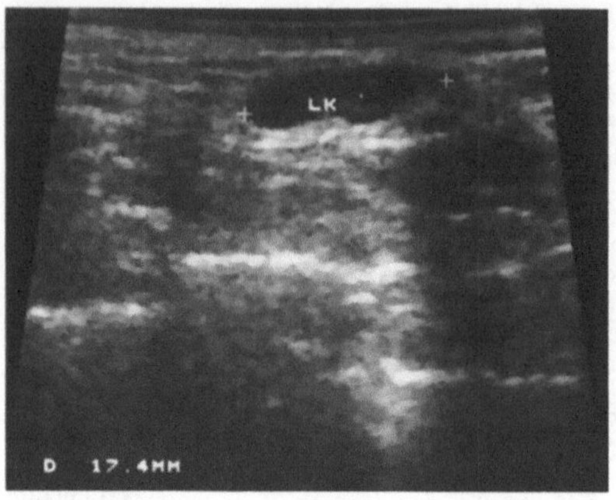


klinischen Manifestationen werden oft zufällig entdeckt (z. B. okkultes, papilläres Karzinom) oder stellen ein Spätsymptom dar.

Die Entwicklung und Ausprägung einer allgemeinen Schilddrüsensymptomatik (Abb. 3.2 u. 3.3) sind individuell recht variabel und nicht an ein spezifisches, morphologisches Korrelat in der Schilddrüse gebunden. So gibt es asymptomatische, mono- und oligosymptomatische Verlaufsformen, die in manchen Altersgruppen

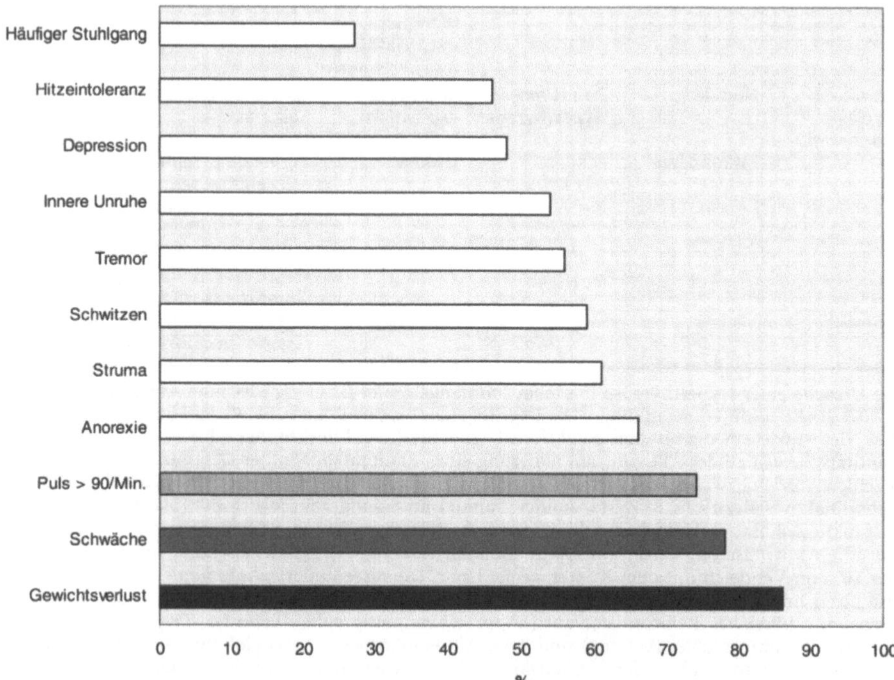


**Abb. 3.2.** Symptomhäufigkeit bei Hyperthyreose (Alter >60 Jahre, n = 77). (Mod. nach Köbberling 1981)

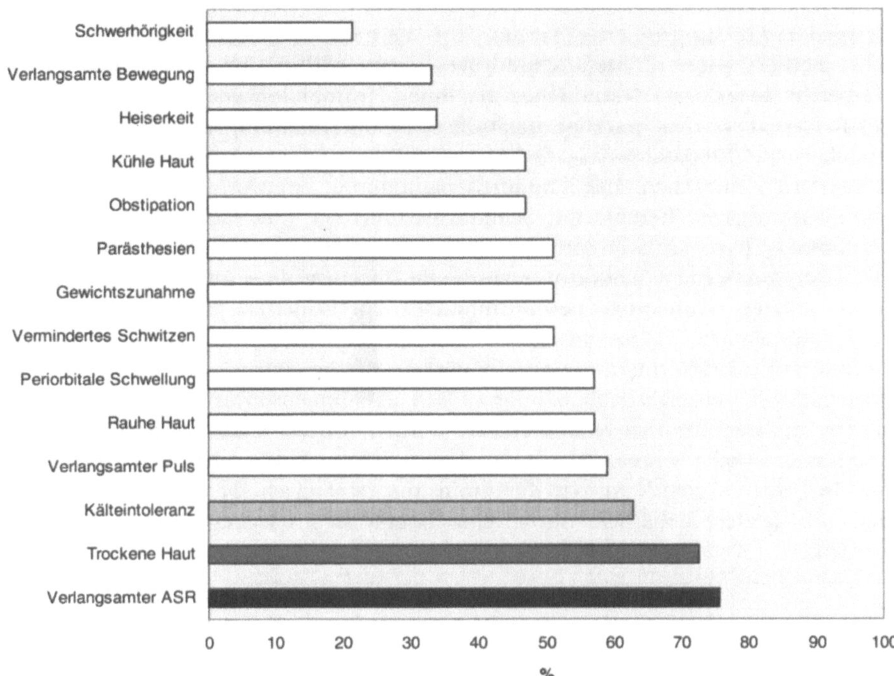


**Abb. 3.3.** Symptomhäufigkeit bei Hypothyreose (Alter > 55 Jahre, n = 51). (Mod. nach Zulewski 1992)

(z. B. autonomes Adenom des älteren Menschen) gehäuft auftreten und biochemisch[3] als Euthyreose, Hyper- und Hypothyreose definiert werden. Pathologisch-anatomisch findet man dabei oft einen uneinheitlichen, histologischen Aufbau[4], der veränderlich ist und nicht mit dem Ausmaß einer Funktionsstörung (z. B. latent, manifest) korrelieren muss. In der Sonomorphologie repräsentieren diese feingeweblichen Abweichungen ein unterschiedlich kontrastiertes, verlaufsabhängiges Grundmuster, das mit allen notwendigen Einschränkungen als relativ charakteristisch für gutartige, bösartige, entzündliche etc. Schilddrüsenerkrankungen gilt. Die vollständige Beschreibung einer Schilddrüsenerkrankung muss grundsätzlich immer einen sonographischen Befund enthalten, der durch eine oder mehrere Begleituntersuchungen ergänzt werden kann (s. Beispiel 1).

---

[3] In der Regel reicht hierzu die Bestimmung des basalen TSH-Spiegels (bTSH) und ergänzend des freien $T_4$ ($fT_4$) aus. Der TSH-Wert ist sehr empfindlich und verändert sich bereits bei geringfügigsten Schwankungen der peripheren Schilddrüsenhormonkonzentration. Deshalb können vor allem in Frühstadien einer Schilddrüsenerkrankung „normale" Schilddrüsenwerte und ein pathologisch veränderter TSH-Wert nebeneinander vorliegen! Andererseits kann es auch bei Gesunden mit zunehmendem Lebensalter zu einem leichten Abfall des TSH-Spiegels kommen.

[4] z. B. knotige Hyperplasie, mikro-, makrofollikuläre Adenome, zystische Degeneration, Verkalkungen.

> **Beispiel 1:** Ein supprimierter basaler TSH-Wert im Serum kann ein biochemischer Befund einer erhöhten Schilddrüsenhormonwirkung im Organismus sein (Hyperthyreose). Das Messergebnis der freien Hormonkonzentration außerhalb des Referenzbereiches bestätigt die Stoffwechselüberfunktion, sagt jedoch nichts aus über ihre Ätiopathogenese. So kommen differentialdiagnostisch als häufigste Hyperthyreoseursachen eine Schilddrüsenautonomie, ein Morbus Basedow, eine thyreosuppressive Therapie mit Schilddrüsenhormon oder die Frühform einer Hashimoto-Thyreoiditis in Betracht. Der sonomorphologische Befund einer vergrößerten, echoarmen Schilddrüse würde die Diagnose einer Autoimmunthyreopathie stützen (Autoantikörperbestimmung). Ein isolierter, größenkonstanter, echoarmer Knoten in einer unauffälligen Restschilddrüse könnte bei dieser Konstellation in ca. 75% einem mikrofollikulärem Adenom entsprechen, das bei vermehrter Stoffwechselaktivität szintigraphisch als kompensierter oder dekompensierter, „heisser" Knoten charakterisiert werden würde. Wäre derselbe Knoten funktionslos (kalt), würde dieser Befund ein erhöhtes Karzinomrisiko signalisieren. In beiden Fällen kann ein Karzinom nur zytologisch (Feinnadelpunktion) und mit letzter Sicherheit durch eine operative Freilegung ausgeschlossen werden.

## 3.1.2
## Indikationen

Grundsätzlich besteht bei jedem Verdacht auf eine Schilddrüsenerkrankung die Indikation zur Sonographie:

1. Anamnese (z. B. familiäre Häufung eines Kropfs oder Schilddrüsenkarzinoms, Zustand nach Strahlentherapie der Halsweichteile)
2. Symptomatik (z. B. psychovegetatives Syndrom, chronische Durchfallerkrankung, Herzinsuffizienz)
3. Klinik (z. B. Struma, rasch wachsender Solitärknoten)
4. Diagnostik (z. B. supprimierter TSH-Spiegel, absolute Arrhythmie bei Vorhofflimmern).

Die Prävalenz der Struma in der Gesamtbevölkerung beträgt ca. 15–20%, und bei 6,4% erwachsener Frauen bzw. 1,6% der Männer kommen Schilddrüsenknoten vor. 30–50% dieser Knoten sind asymptomatisch und werden nur in 50% ab einer Größe von über 2 cm durch Tastuntersuchung entdeckt (Wiest 1998; Tomimori 1999). Umgekehrt werden bei etwa der Hälfte als unauffällig beurteilter Schilddrüsen autoptisch einer oder mehrere Knoten gefunden, die der klinischen Diagnostik entgangen waren. Die Sensitivität des palpatorischen Nachweises nodulärer[5] Schilddrüsen-

---

[5] Von besonderer klinischer Bedeutung sind Solitärknoten, deren Karzinomrisiko (ca. 2–5% [Hegedüs 1998]) wahrscheinlich höher liegt als das multipler Knoten z. B. in einer Knotenstruma oder diffusen Kropfbildung entzündlicher oder jodmangelbedingter Genese. Der Ausschluss eines Karzinoms in einer Knotenstruma ist sehr schwierig und praktisch nicht immer mit letzter Sicherheit möglich (Verlaufskontrolle)!

erkrankungen liegt bei 21% und die Spezifität bei 95% (Wiest 1998). Im Vergleich zur schlechten Reproduzierbarkeit und Reliabilität der klinischen Befunderhebung liefert die sonographische Knotendiagnostik zuverlässige Ergebnisse. So beträgt die Sensitivität des Ultraschalls 78% und die Spezifität 90%. Mit der sonographischen Strukturanalyse und Größenbestimmung (hochauflösende Geräte) können fokale, nicht tastbare Befunde bis zu einem Durchmesser von 2–3 mm sichtbar gemacht werden (Hegedüs 1998; Tomomori 1999). Die meisten dieser Knoten sind unabhängig von ihrer Echomorphologie gutartig und in weniger als 5% bösartig (Pacella 1998; Rago 1998; Leenhardt 1999). Allgemein gilt, dass Knoten häufiger maligne sind, wenn sie eine Kombination möglichst vieler der folgenden sonographischen Kriterien erfüllen: Singularität, unscharfe Begrenzung, Echoarmut, Größe >4 cm, Mikrokalzifikationen, schnelles, invasives Wachstum und regionäre Lymphknotenvergrößerung (Saleh 1998). Das Klassifikationsmerkmal eines soliden, „echoarmen" Befundes besitzt dabei die höchste diagnostische Wertigkeit mit einer Sensitivität von 80–100% und einer Spezifität zwischen 60 und 70% (Baum 1983; Leenhardt 1999). Die Spezifität ist niedrig, weil echoarme und echokomplexe Läsionen der Schilddrüse sowohl bei gutartigen (z. B. 75% mikrofollikulärer Adenome, regressive Struma, Thyreoiditis) als auch bei bösartigen Erkrankungen (z. B. papilläres Karzinom) vorkommen. Durch individuelle Kombination von Labor, Sonographie, Szintigraphie und Biopsie (Tabelle 3.3) kann die positive Vorhersagewahrscheinlichkeit bestimmter Erkrankungen erhöht werden, d. h. die Indikation kontroll- und operationsbedürftiger Befunde wird weiter eingeengt (Becker 1986; Spiegel 1986). So steigt z. B. die Wahrscheinlichkeit für der Malignität eines echoarmen und stoffwechselinaktiven (kalten) Knotens[6] um den Faktor 3 auf ca. 25% an (Baum 1983).

**Tabelle 3.3.** Stellenwert unterschiedlicher Untersuchungsverfahren in der Primärdiagnostik häufiger Schilddrüsenerkrankungen. - entbehrlich, + fakultativ, ++ obligatorisch, +++ essentiell

| Erkrankung | Labor | Sonographie | Szintigraphie | Biopsie |
| --- | --- | --- | --- | --- |
| Endemische Struma | ++ | +++ | + | – |
| Autonomes Adenom | ++ | ++ | +++ | – |
| Autoimmunthyreoiditis[a] | +++ | ++ | + | + |
| Hypothyreose | +++ | ++ | + | + |
| Schilddrüsenkarzinom | + | ++ | ++ | +++ |

[a]Bei der Autoimmunthyreoiditis Typ Basedow liefert die Biopsie oft kein relevantes Ergebnis, bei der Hashimoto-Thyreoiditis sind im floriden Stadium entzündliche Veränderungen (plasmazytär-lymphozytäre Infiltration) nachweisbar.

## 3.1.3
## Allgemeinmedizinisch bedeutsame Ultraschallbefunde bei Schilddrüsenerkrankungen

Lokale Leitsymptome einer Schilddrüsenerkrankung sind die totale bzw. partielle Vergrößerung (ein-, beidseitig, symmetrisch, asymmetrisch) und ein knotiger Umbau des Organs (solitär, multipel). Eine Struma (s. Abb. 3.10) entwickelt sich lang-

---

[6] Ein szintigraphisch kalter (funktionsloser) Bezirk birgt ein Karzinomrisiko von mindestens 20% (Wiest 1998).

sam und asymptomatisch. Lokale Beschwerden weisen auf eine Entzündung („Strumitis"), Einblutung in eine Zyste („Schokoladenzyste") und selten eine Struma maligna hin („derber Tumor"). Zyklische Schwankungen der Kropfgröße sollen auf vaskulären und hormonellen Einflüssen beruhen (z. B. prämenstruell). Knoten (s. Abb. 3.15) können plötzlich und schmerzhaft auftreten, aber auch langsam wachsen, ohne Beschwerden zu machen und tastbar zu sein. Jeder Ultraschallbefund wird in der international üblichen Terminologie beschrieben, der Angaben zur Volumengröße der Schilddrüse, Schluckverschieblichkeit, Druckschmerzhaftigkeit, Echogenität (echonormal, echoarm, echoreich, echofrei, echokomplex), Körnung (fein, grob) und Verteilung der Einzelreflexe (homogen, inhomogen, diffus, fokal) enthält (s. Beispiel 2; Abb. 3.4). Das normale Reflexmuster resultiert aus der Größe (0,25–0,5 mm), Anzahl der Einzelfollikel und der Zusammensetzung des interzellulären Stromas (Bindegewebe, Gefäße, azelluläre, interstitielle Substanz). Mikrofollikuläre Strukturveränderungen erscheinen daher echoarm, makrofollikuläre echoreich.

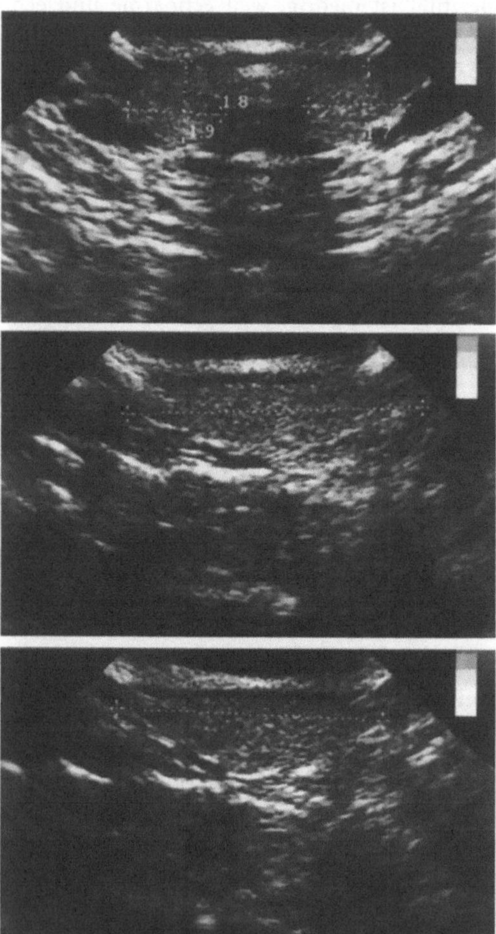

**Abb. 3.4.**
Quer- und schräge Längsschnitte
beidseits, Volumen = ca. 19 ml.
Diagnose: unauffällige Schilddrüse (Struma Grad 0)

**Abb. 3.5.**
Quer- und schräger Längsschnitt rechts. Echofreie, runde Struktur im rechten Schilddrüsenlappen mit Schallverstärkung.
Diagnose: Schilddrüsenzyste

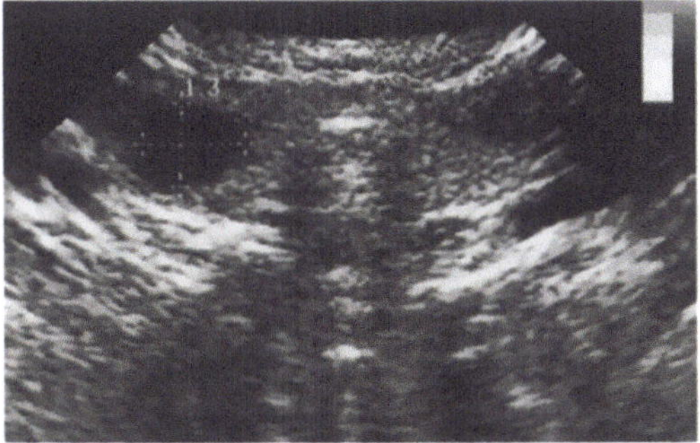

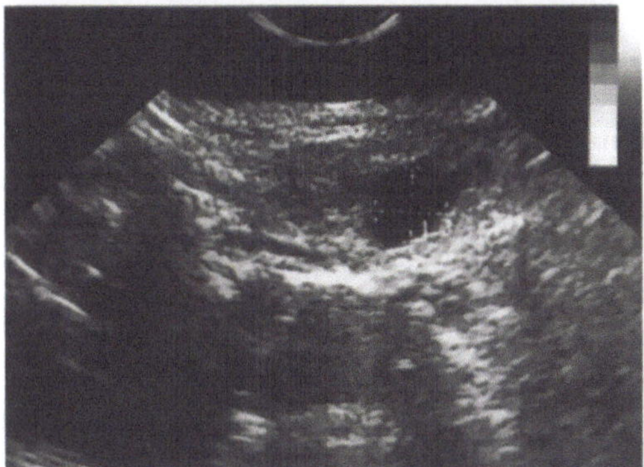

Echofreie Läsionen mit Schallverstärkung entsprechen einer Zyste (Abb. 3.5), echokomplexe Areale können einen heterogenen Aufbau aus soliden, zystischen, semiliquiden (z. B. Abszess, Blutung) oder kalkhaltigen (heller Reflex mit Schallschatten) Anteilen haben, wie er z. B. bei regressiv-proliferativen Umbauvorgängen in einer multinodösen Struma vorkommt.

> **Beispiel 2:** Das Untersuchungsergebnis einer sonographisch unauffälligen männlichen Schilddrüse wird folgendermaßen zusammengefasst: echonormales, homogenes Binnenreflexmuster ohne fokale Läsionen, glatte Organkontur, Schluckverschieblichkeit des Organs, unauffällige parathyreoidale Anatomie, Volumetrie der Gesamtschilddrüse mit Volumen = ca. 19 ml.

## Die diffus vergrößerte Schilddrüse

Die beiden häufigsten Erkrankungen mit einer diffusen Schilddrüsenvergrößerung sind die endemische Jodmangelstruma und die Autoimmunthyreopathie vom Typ Basedow. Für die Definition einer Schilddrüsenvergrößerung aufgrund einer Volumenmessung (Volumetrie) gelten folgende oberen Grenzwerte in der BRD als repräsentativ (Gutekunst 1988):

| Alter/Geschlecht | Volumen |
|---|---|
| Frauen | 18 ml |
| Männer | 25 ml |
| 13 Jahre | Bis 8 ml |
| 6 Jahre | Bis 4 ml |

Das Schilddrüsenvolumen jedes Schilddrüsenlappens (V) errechnet sich mit einer Fehlabweichung von ca. ± 13% nach der Formel:

$$V = \text{Länge} \times \text{Breite} \times \text{Dicke} \times 0{,}5$$

Diese volumetrischen Messdaten können in Beziehung gesetzt werden zur klinischen Stadieneinteilung (Tabelle 3.4).

■ **Die endemische Struma.** Die diffuse („euthyreote") Struma ist im Anfangsstadium durch eine Vergrößerung des Organs gekennzeichnet, später entwickelt sich eine homogene Zunahme der Echogenität (Abb. 3.6 u. 3.7). Für einen progredienten Krankheitsverlauf mit oft asymmetrischem Schilddrüsenwachstum (Vermehrung der Follikel und/oder Größenzunahme der Einzelfollikel) sind proliferative und regressive Umbauvorgänge charakteristisch, die zu einem inhomogenen Grundmuster mit zystischen, soliden („knotigen") und verkalkten Anteilen führen („Struma nodosa"). Die in einer nodulären Struma (Abb. 3.8) entstehenden solitären, zumeist aber multipel vorhandenen Knoten sind überwiegend adenomatöse Hyperplasien (s. adenomatöser Schilddrüsenknoten), die nur histologisch von gutartigen, epithelialen Neoplasien (sog. Adenome) unterschieden werden können. Sie imponieren als echoreiche oder echogleiche, scharf begrenzte Herde, die manchmal von einem echoarmen Randsaum (Halo-Zeichen = Ringperfusion, farbkodierte Duplexsonographie!) umgeben sind. Das sog. autonome Adenom ist definitionsgemäß ein Solitärknoten (unifokale Autonomie) mit einer follikulären Feinstruktur (häufigster Typ). Szintigraphisch entsprechen Adenome in ca. 70% sog. heißen (stoffwechselaktiven) Knoten, die bei älteren Menschen die häufigste Ursache für eine nichtimmunogene Hyperthyreose darstellen (Schicha 1992). Das sonographische Erscheinungsbild der Adenome ist variabel (ca. 2/3 echoarm).

Die operierte Struma (Strumaresektion) neigt in unterschiedlichem Ausmaß (z. B. Genetik, Rezidivprophylaxe) zum Rezidiv. Durch sonographische Kontrolluntersuchungen nach Strumaresektion kann ein erneutes Kropfwachstum der Restschilddrüse erkannt werden.

■ **Die Autoimmunthyreopathie.** Von den immunogenen Schilddrüsenerkrankungen gehen die Basedow-Autoimmunthyreoiditis häufig mit einer diffusen, symmetri-

**Tabelle 3.4.** Vergleich von klinischer Strumaeinteilung mit sonographischer Volumetrie der Schilddrüse. (Nach Lehner 1991, n = 777)

| Strumagrad | Grad 0 (≤) | Grad 1 (≤) | Grad 2 (≤) | Grad 3 (>) |
|---|---|---|---|---|
| Frauen | 20 ml | 40 ml | 87 ml | 87 ml |
| Männer | 25 ml | 43 ml | 91 ml | 91 ml |
| Gesamt | 21 ml | 41 ml | 89 ml | 89 ml |

**Abb. 3.6.**
Quer- und schräger Längsschnitt
beidseits. Vergrößerte Schilddrüse mit kräftigem, homo-
genem Reflexmuster, rechts
inhomogener Bezirk (z. B.
zystisch regressives Areal),
Volumen ca. 37 ml. Diagnose:
Struma diffusa Grad 1

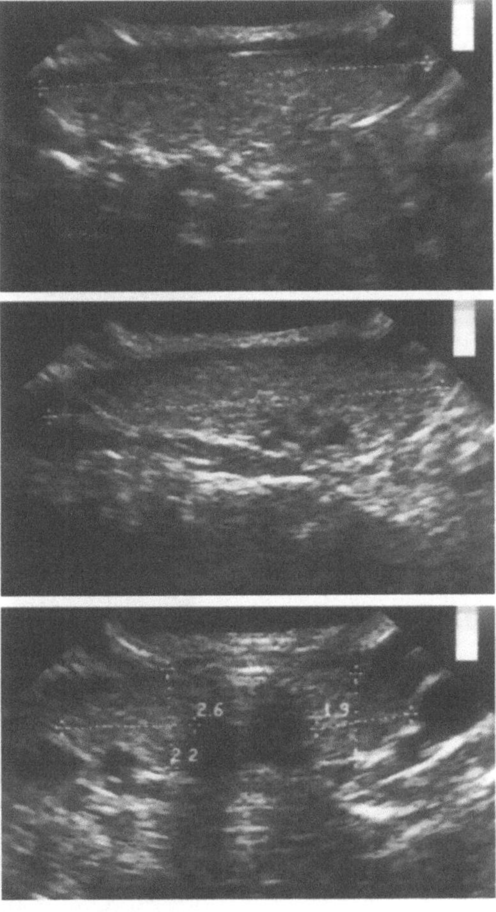

schen Struma (Zunahme des Tiefendurchmessers) und die Hashimoto-Thyreoiditis
mit einer mäßigen, zumeist asymmetrischen Vergrößerung („Struma lymphoma-
tosa") einher. Im Spätstadium der chronisch-lymphozytären Entzündung kann das
Organ atrophieren. Typisch für beide Thyreoiditisformen ist eine Veränderung des
Binnenmusters mit zumeist diffuser, aber auch inhomogener, „feinfleckiger" Echoarmut[7] beider Schilddrüsenlappen, die bei der chronisch lymphozytären Hashimoto-Thyreoiditis (ca. 20–100%) als konstanter Befund (auch unter Therapie!) nachweisbar ist (Abb. 3.9). Beim Morbus Basedow (ca. 70%), der wechselhaft mit stabilen
Spontanremissionen und in 50% auftretenden Rezidiven verläuft (Meng 1999), kann
die Echogenität mit der Krankheitsaktivität und Behandlungseffektivität korrelieren
(Zunahme der Echogenität und Abnahme des Tiefendurchmessers unter Therapie!)
(Abb. 3.10).

---

[7] Glatt oder unregelmäßig begrenzte echoarme Areale unterschiedlicher Größe und Form („Leopar-
denfellmuster").

**Abb. 3.7.**
Quer- und schräger Längsschnitt
beidseits. Vergrößerte Schilddrüse mit echoinhomogenem
Reflexmuster, beidseitig echoreiche Knoten mit unregelmäßi-
gen Binnenreflexen und Halo-
Zeichen, Volumen ca. 73 ml.
Diagnose: Struma nodosa Grad 2

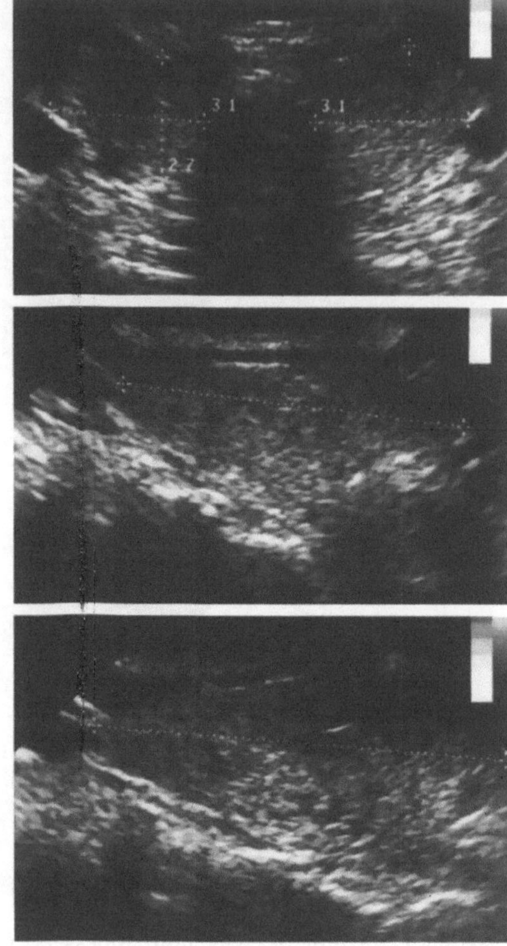

## Der Schilddrüsenknoten

Solitäre und multiple Knoten (Abb. 3.11–3.14) sind in Jodmangelgebieten weit verbreitet und entwickeln sich in den meisten Strumen mit zunehmendem Lebensalter
des Kropfträgers und in Abhängigkeit von der Schilddrüsengröße. Die Mehrzahl dieser adenomatösen Knoten ist gutartig. Für die Benignität eines Knotens sprechen
folgende Merkmale: unveränderte Knotengröße in einer multinodösen Struma (Alter, Kontrolluntersuchung!), glatte Begrenzung, homogen, echoreiches Reflexverhalten, ein perifokal echofreier, ringförmiger Saum (Halo-Zeichen) und der szinti-
graphische Nachweis eines stoffwechselaktiven Bezirks („warmer", „heißer" Knoten). Die echten Adenome neigen zur Ausbildung einer funktionellen Autonomie
(uni-, multifokale, disseminierte Autonomie). Prinzipiell muss jeder solide Solitärknoten (!) als verdächtig angesehen werden, der rasch und invasiv wächst, echoarm
und unscharf begrenzt sowie szintigraphisch funktionslos („kalter" Knoten) ist.

**Abb. 3.8.**
Quer- und schräger Längsschnitt beidseits. Vergrößerte Schilddrüse mit echoinhomogenem Muster und mehreren, echoarmen, -reichen und -freien Knoten.
Diagnose: Struma multinodosa Grad 2

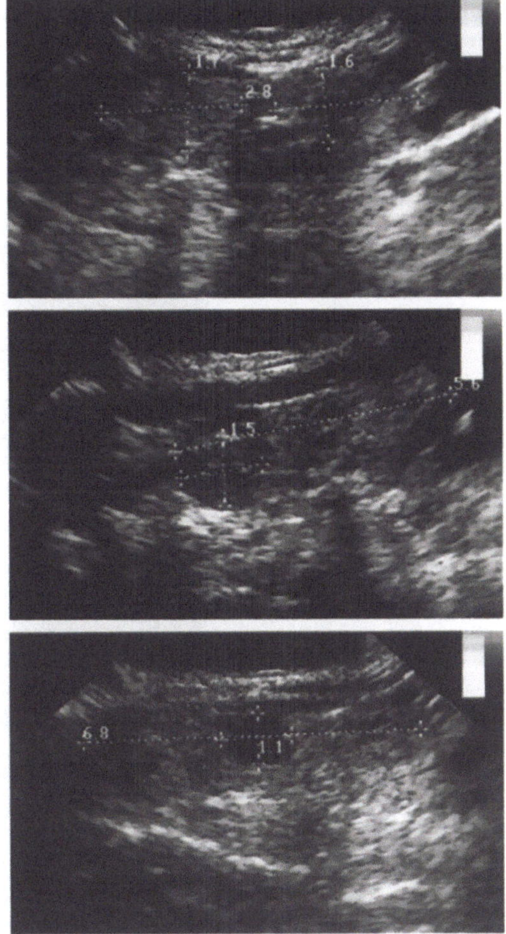

Zweifelhafte Befunde müssen durch ultraschallgeführte Feinnadelbiopsie des Herdes oder eine operative Freilegung weiter geklärt werden. Die Sensitivität der Zytologie in der Diagnostik eines Karzinoms beträgt 94%, die Spezifität 63% (Leenhardt 1999).

**Merke:**
- Klinik: rasch und invasiv wachsende Solitärknoten sprechen eher für Malignität als multiple, größenkonstante Knoten in einer multinodösen Struma (Alter, Geschlecht!). Jeder Knoten > 1 cm wird szintigraphisch untersucht (Abb. 3.15).
- Echogenität: echoarme Knoten haben ein höheres Malignitätsrisiko als echoreiche Herde. Ein sog. Halo-Zeichen weist auf einen gutartigen Befund hin. Mikrokalzifikationen kommen gehäuft beim Karzinom vor.
- Stoffwechselaktivität: ein szintigraphisch „heißer" und echoreicher Knoten ist eher gutartig, ein „kalter", echoarmer Herd eher bösartig. Eine disseminierte

Autonomie kann nur szintigraphisch unter Suppressionsbedingungen gesichert werden, uni- und multifokale autonome Adenome werden sonographisch und szintigraphisch diagnostiziert (Labor!). Autonome Adenome können sonographisch jede Echostruktur annehmen.

**Abb. 3.9.**
Quer- und schräger Längsschnitt beidseits. Vergrößerte, weibliche Schilddrüse mit „fleckiger" Echoarmut, Volumen ca. 22 ml. Diagnose: chronisch lymphozytäre Thyreoiditis Hashimoto

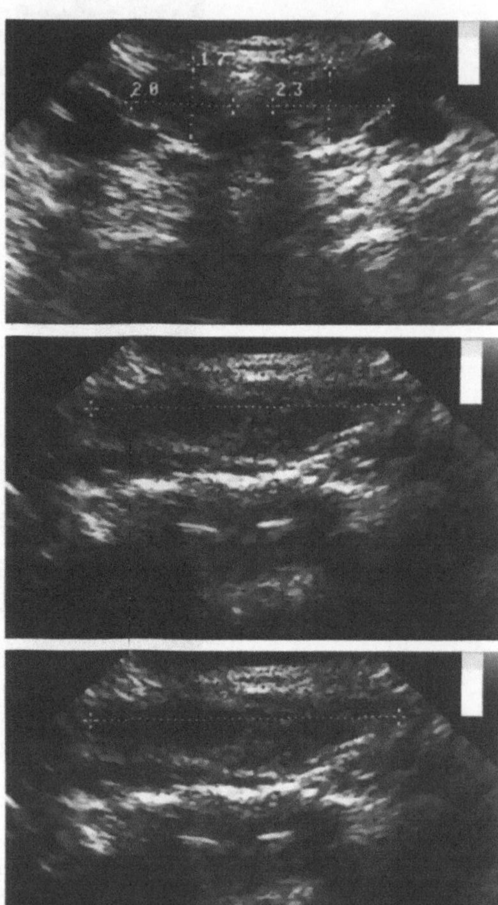

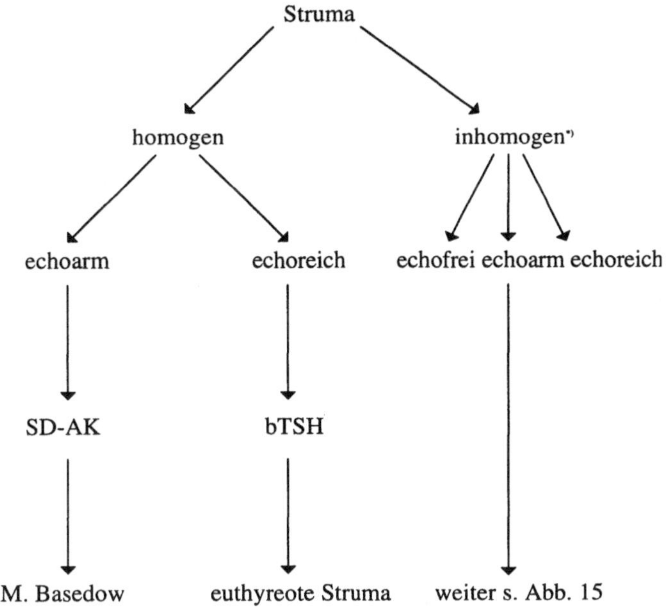



SD-AK = Schilddrüsenautoantikörper, bTSH = basales TSH, *) Knoten (solitär, multinodulär).

**Abb. 3.10.** Praktische Vorgehensweise beim Symptom einer Schilddrüsenvergrößerung

**Abb. 3.11.**
Schräger Längsschnitt.
Echoreicher, zentral zystisch
degenerierter Knoten. Diagnose:
echoreicher Solitärknoten
(szintigraphisch „heißer"
Knoten, autonomes Adenom)

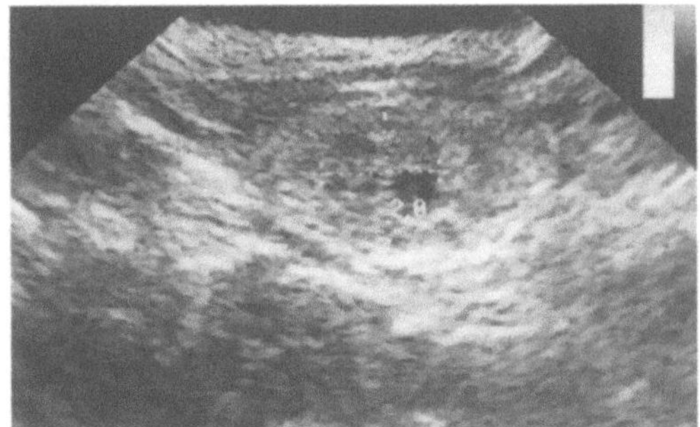

**Abb. 3.12.**
Längsschnitt im Isthmusbereich.
Glatt begrenzter, homogen echo-
reicher Knoten.
Diagnose: echoreicher Solitär-
knoten (szintigraphisch „kalter"
Knoten)

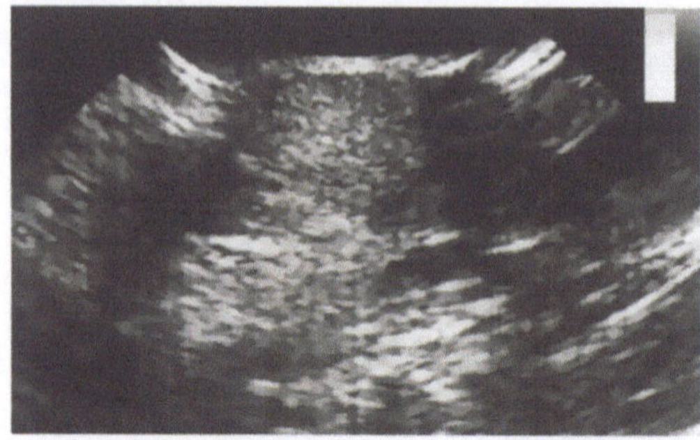

**Abb. 3.13.**
Schräger Längsschnitt. Echokomplexer, unregelmäßig
begrenzter Knoten mit echoarmen und echoreichen
Anteilen.
Diagnose: echokomplexer
Solitärknoten (szintigraphisch
„warmer" Knoten, zystisch
degeneriertes autonomes
Adenom)

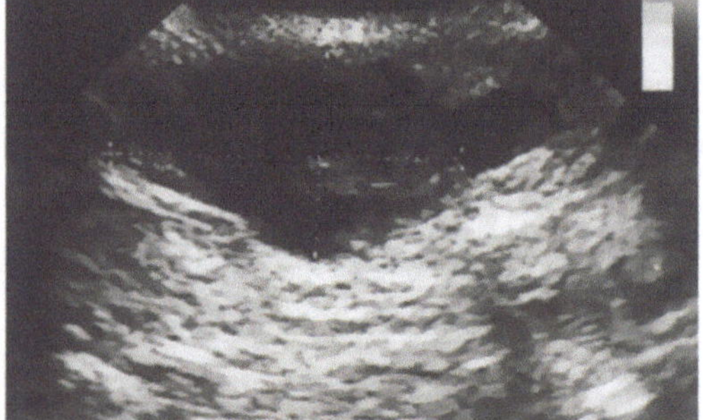

**Abb. 3.14.**
Querschnitt. Im rechten Schilddrüsenlappen glatt begrenzter,
echoarmer Knoten.
Diagnose: echoarmer Solitärknoten (szintigraphisch „kalter"
Knoten)

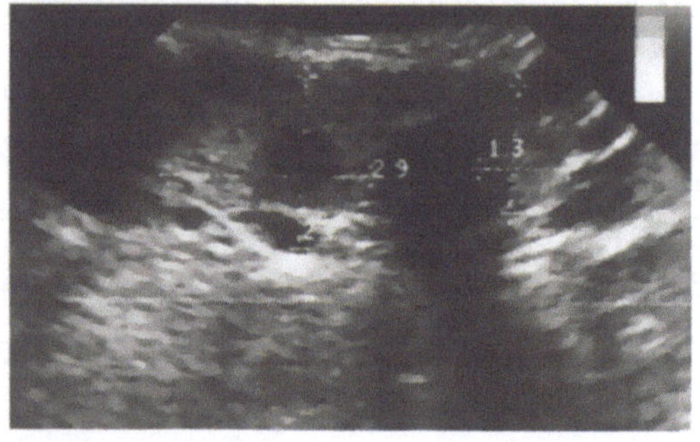

## 3.1.4
## Kasuistik

Ein 21-jähriger Grieche stellte sich 3 Wochen nach einem Heimaturlaub in der
Sprechstunde vor, weil er sich aufgrund eines seither bestehenden Durchfalls ab-
geschlagen fühle und ca. 5 kg an Gewicht verloren habe. Er vermute einen Zusammenhang mit der „ungewohnten" einheimischen Kost (Sepia, Fisch), die er
regelmäßig zu sich genommen, aber wohl nicht vertragen habe. Fieber bestünde
nicht. Keine Vorerkrankungen, keine Medikamente. Bei der körperlichen Untersuchung wurde folgender Befund erhoben: 21-jähriger Mann in reduziertem AZ

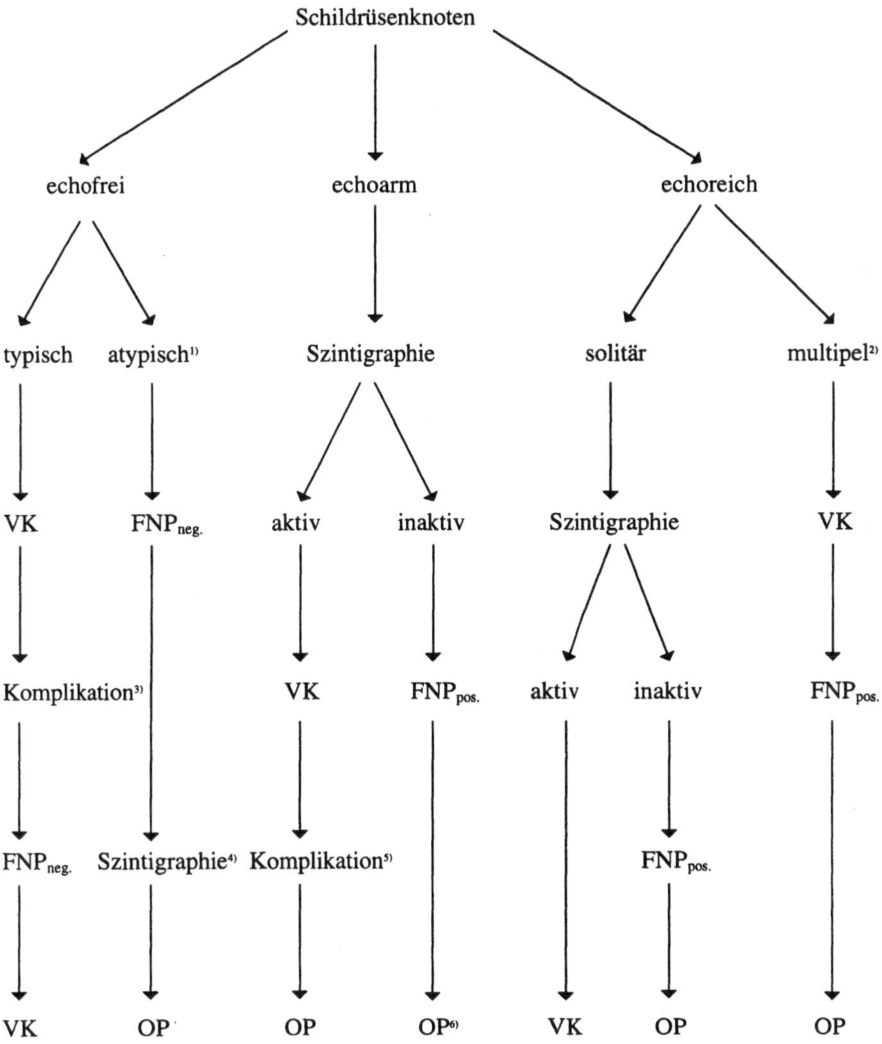


FNP: Feinnadelpunktion, VK: Verlaufskontrolle („kritisches" Intervall, problemorientiert), OP: Operation, neg.: negativ, pos.: positiv.

[1] z.B. unregelmässige Zystenwand, Verkalkungen.

[2] z.B. „Knotenstruma" mit echoarmem, rasch wachsenden Knoten (Karzinom?). Szintigraphie zum Ausschluß eines autonomen Adenoms.

[3] z.B. Größenwachstum, Einblutung.

[4] Cave: autonomes Adenom mit zentraler Zyste.

[5] z.B. funktionelle Dekompensation ($fT_3$, $fT_4$ ↑↑).

[6] Operation: junger Patient, Einzelknoten mit schnellem Wachstum. Verlaufskontrolle: alter Patient, multiple, größenkonstante Knoten.

**Abb. 3.15.** Praktische Vorgehensweise beim Symptom eines Schilddrüsenknotens (± Struma, Basislabor bekannt)

und EZ, RR 140/80 mm Hg, Tachykardie mit 100/min, Struma Grad 2 bei kräftig ausgebildetem Halsrelief, diskrete Vorwölbung beider Bulbi. Zum Ausschluss einer infektiösen Gastroenteritis wurde eine Stuhlkultur angelegt, die keinen Erregernachweis erbrachte. Der klinische Verdacht auf eine manifeste (jodinduzierte?, sog. Jodbasedow?) Hyperthyreose wurde durch In-vitro-Diagnostik (Suppression des basalen TSH < 0,05 mU/l, erhöhte Hormonkonzentration der freien Schilddrüsenhormone $fT_3 > 25,0$ pg/ml (Normwert: 2,2–4,7 pg/ml) und $fT_4 =$ 8,52 ng/dl (Normwert: 0,85–1,86 ng/dl) bestätigt. Sonographisch kam eine Schilddrüse mit einem Gesamtvolumen von 54 ml (normal: bis 25 ml) zur Darstellung, das Binnenreflexmuster imponierte homogen echoarm ohne Nachweis fokaler Herde (Abb. 3.16). Der positive Antikörpernachweis mit TRAK = 112 U/l (> 14 U/l: positiv) war in Zusammenschau aller Befunde vereinbar mit der Diagnose einer Autoimmunthyreoiditis Typ Basedow. Nach thyreostatischer Behandlung bildete sich die Symptomatik zurück, das Reflexmuster der Struma wurde reflexreicher

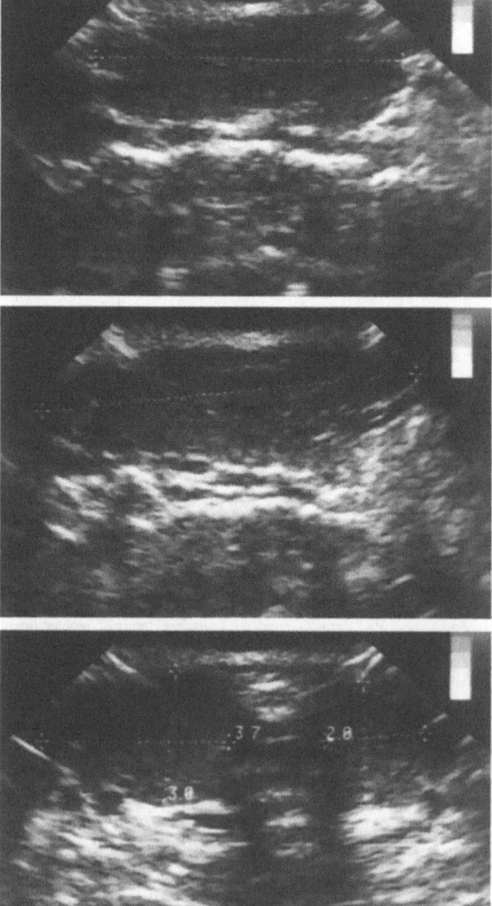

**Abb. 3.16.**
Quer- und schräger Längsschnitt beidseits. Vergrößerte (Tiefendurchmesser!) Schilddrüse mit homogen, echoarmem Binnenreflexmuster, Volumen ca. 54 ml.
Diagnose: Autoimmunthyreoiditis Typ Basedow (unbehandelt)

und das Volumen der Schilddrüse ging auf 31 ml zurück (Abb. 3.17). Da nach einjähriger medikamentöser Therapie mit Auslassversuch keine Remission eintrat, wurde dem Patienten eine operative Behandlung angeraten. Der postoperative Verlauf nach subtotaler Strumaresektion ist seither ungestört.

**Abb. 3.17.**
Quer- und schräger Längsschnitt beidseits. Vergrößerte Schilddrüse mit homogen, echoreichem Reflexmuster, Volumen ca. 31 ml. Diagnose: Autoimmunthyreoiditis Typ Basedow (behandelt)

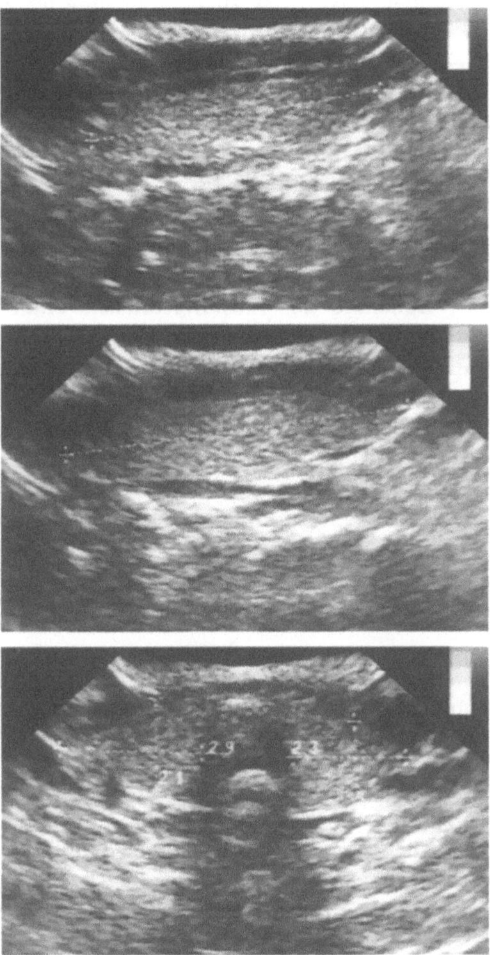

Die tast- oder sichtbare Struma ist das markanteste Symptom einer Schilddrüsenerkrankung, für die es häufig eine alters- und geschlechtsspezifische Disposition und ein typisches Krankheitsspektrum in jedem Lebensalter gibt. So können eine angeborene Struma[8] und gravierende, postnatale Entwicklungsstörungen auftreten, wenn

---

[8] Die Inzidenz prä- und postnataler Schilddrüsenerkrankungen konnte seit Einführung von Screeninguntersuchungen Neugeborener deutlich gesenkt werden (Bestimmung des basalen TSH-Spiegels seit 1978).

das Jodangebot unter der Schwangerschaft unzureichend war. Im jüngeren Lebensalter kommt es überwiegend als Folge einer alimentären Jodmangelversorgung zu einer euthyreoten Kropfbildung (sog. Jodmangelstruma). Immunogene Hyperthyreosen wie z. B. die Basedow-Erkrankung und die bei uns seltene Hashimoto-Thyreoiditis befallen aus unbekannter Ursache vorwiegend Frauen mittleren Alters. Menschen über 60 Jahre erkranken am häufigsten an einer funktionellen Autonomie („heißer" Knoten), die sich in einer lange bestehenden Struma („Knotenstruma") entwickeln kann und bei einer exogenen Jodbelastung (z. B. Kontrastmittelgabe) klinisch manifest wird (dekompensiertes autonomes Adenom, jodinduzierte Hyperthyreose). Alle Schilddrüsenerkrankungen haben ein sonomorphologisches Korrelat, dessen komplexes Muster durch eine unterschiedliche zelluläre (Zellzahl, -größe, -verteilung) und interstitielle (Bindegewebs-, Gefäßdichte) Gewebestruktur erklärt wird. Sowohl noduläre wie auch diffuse Strukturabweichungen können im Verlauf ihre Gestalt verändern. Für eine entzündliche Autoimmunthyreopathie ist eine Größenzunahme des Organs mit vermehrter Parenchymdurchblutung („Hypervaskularisation", Zunahme der intrathyreoidalen Blutflussgeschwindigkeit, farbkodierte Duplexsonographie [Fukunari 1998; Saleh 1998]) in ca. 70% der Fälle typisch. Neben einer diffusen Echoarmut der Schilddrüse gibt es aber auch eine inhomogene und normale Echodichte bei der Basedow-Erkrankung. Im Fallbeispiel sprachen die Konstellation einer Struma mit diffus verminderter Echogenität, eine hyperthyreote Stoffwechsellage und der Antikörpernachweis für die Diagnose einer Autoimmunthyreopathie. Auf eine Szintigraphie wurde verzichtet, weil die Differentialdiagnose einer disseminierten Autonomie aufgrund der Klinik (endokrine Ophthalmopathie) mit geringer Wahrscheinlichkeit in Betracht kommt. Mit rückläufiger Krankheitsaktivität veränderte sich auch das Echoverhalten des Schilddrüsenparenchyms (Zunahme der Echogenität, Volumenreduktion).

## 3.1.5
### Zusammenfassung

**Schilddrüsenerkrankungen sind in einem Jodmangelgebiet wie Deutschland die häufigsten Endokrinopathien. Ihr auffälligstes Leitsymptom ist die Struma, die mit zahlreichen, morphologischen Veränderungen (z. B. Knoten, Zysten) und graduell unterschiedlichen, strukturunabhängigen Funktionsstörungen (Ungestörte-, Über-, Unterfunktion) einhergehen kann. Das Krankheitsspektrum, dessen Ätiopathogenese komplex und nicht vollständig geklärt ist, umfasst eine heterogene Gruppe von Erkrankungen, von denen die Jodmangelstruma, benigne Solitärknoten, immunogene Entzündungen (z. B. Morbus Basedow), der Formenkreis der Schilddrüsenautonomie und die seltenen Karzinome in der Allgemeinarztpraxis die wichtigsten Erscheinungen darstellen. Die Sonographie ist die zentrale Basisuntersuchung, mit der die Differentialdiagnose thyreoidaler und extrathyreoidaler Erkrankungen (z. B. zervikale Lymphome, Lymphadenopathien) eingegrenzt werden kann. Weiterführende Untersuchungen wie z. B. eine Szintigraphie und die ultraschallgeführte Feinnadelbiopsie werden im individuellen Fall vom Ergebnis einer Schilddrüsensonographie abhängig gemacht.**

## Literatur

Baum K, Reiners C, Wiedemann W, Müller H-A, Börner W (1983) Differentialdiagnose von Schild-
  drüsenknoten. Dtsch Med Wochenschr 108: 1359–1364
Becker W, Börner W, Gruber G (1986) Szintigraphie und Sonographie bei der Diagnostik der Schild-
  drüsenautonomie. Dtsch Med Wochenschr 111: 1630–1635
Fukunari N (1998) The role of ultasonography and color Doppler sonography in the diagnosis of
  thyroid nodules. Thyroidol Clin Exp 10: 97–101
Gutekunst R, Becker W, Hehrmann R, Olbricht T, Pfannenstiel P (1988) Ultraschalldiagnostik der
  Schilddrüse. Dtsch Med Wochenschr 113: 1109–1112
Hegedüs L, Karstrup S (1998) Ultrasonography in the evaluation of cold thyroid nodules. Eur J Endo-
  crinol 138: 30–31
Köbberling J, Hintze G, Blossey HC (1981) Diagnostische Probleme der Hyperthyreose im höheren
  Lebensalter. Dtsch Med Wochenschr 106: 973–978
Leenhardt L, Hejblum G, Franc B et al. (1999) Indications and limits of ultrasound-guided cytology
  in the management of nonpalpable thyroid nodules. J Clin Endocrinol Metab 84 (1): 24–28
Lehner G, Rendl J, Eilles C, Börner W (1992) Klinische und sonographische Strumaeinteilung – Ge-
  genüberstellung bei 777 Patienten. In: Röher H-D, Weinheimer B (Hrsg) Therapie der Struma.
  10. Konferenz über die menschliche Schilddrüse 1991, Heidelberg. De Gruyter, S 15–23
Meng W, Schindler A (1999) Probleme der medikamentösen Therapie des Morbus Basedow. Thera-
  piedauer, Thyreostatika-Dosis und TSH-suppressive Levothyroxin-Medikation. Münch. med.
  Wschr. 141, 15, 1999: 187–189
Pacella CM, Guglielmi R, Fabbrini R et al. (1998) Papillary carcinoma in small hypoechogenic thyroid nodules: predictive value of echo color Doppler evaluation. Preliminary results. J Exp Clin
  Cancer Res 17, 1: 127–128
Rago T, Vitti P, Chiovato L et al. (1998) Role of conventional ultrasonography and color flow-dopp-
  ler sonography in predicting malignancy in „cold" thyroid nodules. Eur J Endocrinol 138: 41–46
Saleh A, Santen R, Malms J, Feldkamp J, Fürst G, Scherbaum WA, Mödder U (1998) B-Mode-Sono-
  graphie und moderne dopplersonographische Methoden bei Krankheiten der Schilddrüse und
  der Nebenschilddrüsen. Radiologe 38: 344–345
Schicha H (1992) Schilddrüsenerkrankungen – Differentialdiagnose. Wann zum Hausarzt, wann
  zum Spezialisten. Therapiewoche 42, 4: 160–171
Schulz H, Winkler U, Engert A, Diehl V (1999) Lymphknotenvergrößerung. Was steckt dahinter?
  Der Hausarzt 10: 26–30
Spiegel W, Baum K, Reiners C, Börner W, Müller H-A (1986) Die Operationsindikation szintigraphisch kalter Strumaknoten in Abhängigkeit vom klinischen, szintigraphischen, sonographischen
  und zytologischen Befund. Dtsch Med Wochenschr 111: 173–176
Tomimori EK, Camargo YA, Bisi H, Medeiros-Neto G (1999) Combined ulltrasonographic and cyto-
  logical studies in the diagnosis of thyroid nodules. Biochimie 81: 447–452
Wiest PW, Hartshorne MF, Inskip PD et al. (1998) Thyroid palpation versus high-resolution thyroid
  ultrasonography in the detection of nodules. J Ultrasound Med 17: 487–496
Zulewski H, Staub JJ, Exer P, Engler H, Haefeli W, Kunz M (1992) Quantifizierung der klinischen Hy-
  pothyreosesymptomatik mit neuem Score: Evaluation von 51 Hypothyreosen und 80 Normalper-
  sonen. In: Röher H-D, Weinheimer B (Hrsg) Therapie der Struma. 10. Konferenz über die
  menschliche Schilddrüse 1991, Heidelberg. De Gruyter, S 356

## 3.2
## Ultraschall in der Diagnostik unspezifischer und spezifischer Bauchschmerzen

### 3.2.1
### Das Krankheitsspektrum in der Allgemeinarztpraxis

Bei mindestens 20–27% der Bevölkerung treten gelegentlich einmal Bauchschmerzen
auf (Frear 1997). Die meisten dieser uncharakteristischen Allgemeinsyndrome (z. B.
Blähungen, Völlegefühl, Sodbrennen, Übelkeit, Appetitlosigkeit) werden am Anfang
häufig mit verschiedenen Selbsthilfemaßnahmen (Medikamente, „Hausmittel") the-
rapiert und nur 25% aller Erkrankungsfälle gelangen in sofortige, ärztliche Be-

handlung (Jones 1997). Die Dauer der Beschwerden vor der ersten medizinischen Untersuchung ist individuell unterschiedlich und schwankt zwischen wenigen Tagen bis über 1 Jahr. Ca. 3/4 der Patienten stellen sich innerhalb eines Monats nach Symptombeginn in der Sprechstunde vor. Die Motive für solche Verhaltensweisen (z. B. Neigung zum Kontrollverhalten) sind trotz umfangreicher Untersuchungen und Hypothesen unklar.

2–4% aller Beratungen beim Arzt erfolgen wegen dyspeptischer Beschwerden, d. h. einer Kombination sich überlappender, abdomineller Symptomkomplexe[9], die in die gesamte Bauchregion (Ober-, Mittel-, Unterbauch) und ihre Umgebung (lumbodorsal) ausstrahlen können (Jones 1987). Sie können nach topographischen Gesichtspunkten eingeteilt werden (Tabelle 3.5). Die häufigste, solitäre Schmerzlokalisation (Tabelle 3.6) ist die epigastrische Region (Adelman 1987 u. 1991; Blondell 1996; Klinkman 1996; Frear 1997).

Bauchschmerzen können generell in allen Altersgruppen vorkommen. Im Kleinkindesalter (< 3 Jahre [Valman 1981]) sind sie zusammen mit Kopfschmerzen der Hauptprojektionsort für psychische und somatische Beschwerden aller Art (z. B. Migräne, Pneumonie, Angststörung, Enuresis nocturna). Die überwiegende Mehr-

**Tabelle 3.5.** Topographisches Gliederungsprinzip zur allgemeinen Beschreibung von Bauchsyndromen. (Nach Rohen 1984)

| Region | Oberbauch | Unterbauch | Retroperitonealraum |
|---|---|---|---|
| Dimension | Rechts/links | Oben/unten | Vorne/hinten |
| Trennebene | Sagittal | Tranversal | Frontal |
| Gestaltungsprinzip | Bilaterale Symmetrie | Polarität | Metamerie |
| Begriffspaare | Medial/lateral | Kranial/kaudal | Ventral/dorsal |

**Tabelle 3.6.** Schmerzlokalisation von Bauchschmerzsyndromen in der Allgemeinarztpraxis

| Autor (Jahr) | Adelman (1987) | Muris (1993) | Frear (1997) |
|---|---|---|---|
| Schmerzlokalisation (%) | | | |
| Epigastrium | 29,0 | – | 29,5 |
| Oberbauch (OB) | 35,0 | 44,0 | – |
| Rechter oberer Quadrant | – | – | 10,7 |
| Unterbauch (UB) | 44,9 | 49,0 | 18,6 |
| Diffus (OB+UB) | 10,4 | 7,0 | – |
| Periumbilikal | 2,9 | – | – |
| Rechter, unterer Quadrant | – | – | 8,1 |
| Linker, unterer Quadrant | – | – | 9,4 |
| Flanke | 6,9 | – | – |

---

[9] Für den Begriff der „Dyspepsie" gibt es mehr als 20 verschiedene Definitionen. Man unterscheidet z. B. eine nichtulzeröse Dyspepsie, biliäre Dyspepsie etc., wenn die Symptomatik eine Erkrankung im Epigastrium (z. B. Refluxkrankheit), rechten Oberbauch (z. B. Cholezystolithiasis) etc. nahelegt. Die Symptome der Dyspepsie sind sehr unterschiedlich (z. B. Blähungen, Völlegefühl, Sodbrennen, retrosternaler Druck, Durchfall etc.) und werden nach ihrer Leitsymptomatik in Untertypen (z. B. Dyspepsie vom Refluxtyp, Dysmotilitätstyp, Ulkustyp) eingeteilt.

heit der Beratungen wegen Bauchschmerzen wird von jüngeren und Frauen im mittleren Alter[10] in Anspruch genommen.

Nach ihrem zeitlichen Auftreten unterscheidet man akute (s. 3.6, „akutes Abdomen"), intermittierende und chronisch-rezidivierende Schmerzen (16,1%). Ein bestimmter Schmerztyp, also z. B. Kolikschmerzen (37%) oder Refluxbeschwerden (25%), liegt bei weniger als der Hälfte der Fälle (45,4%) vor. Bauchschmerzen treten meist nie isoliert auf, sondern werden am häufigsten (56,2%) von Symptomen wie Durchfall (18,9%), Übelkeit (13,8%) und Erbrechen (12,2%) begleitet (Frear 1997). Diese Symptome sind nicht charakteristisch für umschriebene Krankheitsbilder. Sie können bei Erkrankungen ohne organische Ursache, sog. unspezifischen Abdominalschmerzen[11] (UAS) und Erkrankungen mit morphologischem Korrelat (z. B. Magen-Darm-Trakt, Gallenblase, Pankreas, Niere, Ovar, Bauchhöhle) vorhanden sein (Tabelle 3.7). Spontane Abdominalbeschwerden verlaufen in 40–90% der Fälle innerhalb eines Zeitraumes von 1/2–6 Jahren selbstlimitierend. Trotz eingehender Unter-

**Tabelle 3.7.** Diagnosen spezifischer Bauchschmerzsyndrome in der Allgemeinarztpraxis. (Nach Frear 1997, n = 2511)

| Diagnose | n | % |
|---|---|---|
| Dyspepsie/Reflux[a] | 648 | 25,8 |
| Virale Gastroenteritis | 294 | 11,7 |
| Gynäkologisch | 182 | 7,2 |
| Gallenblasenerkrankung | 152 | 6,1 |
| Harnwegsinfekt | 141 | 5,6 |
| Nicht virusbedingte gastrointestinale Infektion | 128 | 5,1 |
| Andere | 127 | 5,1 |
| Obstipation | 103 | 4,1 |
| Ulkuskrankheit | 94 | 3,7 |
| Nierenerkrankung | 88 | 3,5 |
| Schwangerschaft | 75 | 3,1 |
| Medikamentenunverträglichkeit | 71 | 2,8 |
| Extraintestinale Infektionen | 64 | 2,6 |
| Divertikulitis[b] | 52 | 2,1 |
| Muskuloskelettale Beschwerden | 51 | 2,1 |
| Verletzung | 51 | 2,1 |
| Appendizitis | 50 | 1,9 |
| Reizdarmsyndrom[a] | 50 | 1,9 |
| Karzinom | 32 | 1,3 |
| Hiatushernie | 29 | 1,2 |
| Entzündliche Darmerkrankung | 9 | 0,4 |
| Bauchaortenaneurysma | 8 | 0,3 |
| Hernie | 7 | 0,3 |
| Pankreatitis | 3 | 0,1 |
| Organperforation | 2 | 0,1 |

[a]Hierbei handelt es sich um häufig gemeinsam auftretende Syndrome, die nach den jeweils vorherrschenden Symptomen klassifiziert werden als Dyspepsie vom Refluxtyp, Ulkustyp oder Dysmotilitätstyp. [b]Die Divertikelkrankheit ist keine ausschließliche Erkrankung des fortgeschrittenen Lebensalters, sondern muss auch bei jedem akuten linksseitigen Unterbauchschmerz junger Erwachsener als Ursache (Sigmadivertikulitis) in Betracht gezogen werden.

---

[10] 18–39 Jahre, Frauen = 56% (Muris 1993), Altersdurchschnitt 34 Jahre, Frauen = 70% (Klinkman 1996), 16–45 Jahre, Frauen > Männer (Frear 1997), 18–44 Jahre, Frauen = 81,3% (Adelman 1987).
[11] Nicht näher bezeichnete Bauchschmerzen (ICD-9, 789.0, ICD-10, R10–19 [DIMDI 1994]) bzw. funktionelle („somatoforme") Störungen (Deter 1998).

suchungen, die überwiegend ein unauffälliges Resultat erbringen, kann in 45–51% keine konkrete, medizinische Diagnose gestellt werden, d. h. etwa die Hälfte aller Diagnosen sind sog. Ausschlussdiagnosen.

Von allen Krankheitsbildern mit einer definierbaren Ätiologie sind die meisten infektbedingt (z. B. virale Gastroenteritis, bakterieller Harnwegsinfekt) und haben eine spezifische Ursache im oberen Gastrointestinaltrakt (z. B. Refluxkrankheit, s. Beispiel 1). Diese Konstellation kommt in der Häufigkeitsverteilung der angewandten Untersuchungsverfahren zum Ausdruck (Tabelle 3.8). Die 3 häufigsten Untersuchungen sind: Labortests (64%), Sonographie (11%) und Endoskopien des oberen Gastrointestinaltraktes (ca. 9%).

Pathologische Befunde werden durch Ultraschall in 27–36%, bei der Gastroskopie in 62% der Fälle erhoben (Tabelle 3.9). Beide Methoden eignen sich dazu, unklare Krankheitsbilder schnell, sicher, schonend und ökonomisch zu klären (Pommer 1989).

**Tabelle 3.8.** Diagnostisches Vorgehen in der Allgemeinarztpraxis bei Bauchschmerzen. (Nach Klinkman 1996, n = 210)

| Untersuchung | Anzahl der Bauchschmerzepisoden | % |
| --- | --- | --- |
| Blutuntersuchungen | 73 | 1,7 |
| Großes Blutbild | 55 | 26,2 |
| Screeningprofil | 26 | 12,4 |
| Amylase | 23 | 10,9 |
| BKS | 20 | 9,5 |
| Leberprofil | 12 | 5,7 |
| Blutfette | 8 | 3,8 |
| Andere Laboruntersuchungen | 97 | 46,1 |
| Urinstreifentest | 57 | 27,2 |
| Urinkultur | 20 | 9,5 |
| Chlamydien-Gonokokken-Screening | 20 | 9,5 |
| Hämocculttest | 17 | 8,1 |
| Schwangerschafts-Test | 17 | 8,1 |
| Zervixabstrich | 10 | 4,8 |
| Apparative Untersuchungen | 40 | 19,0 |
| Abdomensonographie | 24 | 11,4 |
| Röntgenuntersuchungen | 15 | 7,2 |
| Rektoskopie | 1 | 0,5 |
| Überweisungen | 18 | 8,7 |
| Gastroenterologie | 8 | 3,8 |
| Allgemeinchirurgie | 4 | 1,9 |
| Krankenhauseinweisungen | – | – |

**Tabelle 3.9.** Endoskopische und bildgebende Verfahren in der Allgemeinarztpraxis bei Bauchschmerzen. (Nach Muris 1993, n = 1993)

| Untersuchungsverfahren | Untersuchungsanzahl (n) | Normalbefunde (%) |
| --- | --- | --- |
| Röntgen des oberen GI-Traktes | 6 | 83 |
| Röntgen des unteren GI-Traktes | 10 | 80 |
| Oberbauchsonographie | 33 | 73 |
| Unterbauchsonographie | 11 | 64 |
| Ösophagogastroduodenoskopie | 40 | 38 |
| Koloskopie | 1 | 100 |
| Sigmoidoskopie | 4 | 100 |
| Σ | 105 | 61 |

> **Beispiel 1:** Oberbauchbeschwerden werden am häufigsten durch gastrointestinale Motilitätsstörungen (sog. nichtulzeröse Dyspepsie, NB: diabetische Gastroparese) verursacht. Die wichtigsten Differentialdiagnosen in dieser „Problemregion" sind die Refluxkrankheit der Speiseröhre, die gastroduodenale Ulkuskrankheit (Helicobacter pylori!), die Cholelithiasis, Laktoseintoleranz und selten die Pankreatitis. Die Wahl des initialen Untersuchungsverfahrens (Gastroskopie, Sonographie?) ist oft schwierig und wird nach individuellen Wahrscheinlichkeitserwägungen (z. B. klinisches Bild, Familienanamnese, Risikofaktoren) getroffen. Bei nachgewiesener symptomatischer Cholezystolithiasis (Abb. 3.18) wird vor einem operativen Eingriff (Cholezystektomie) allgemein eine endoskopische Abklärung des oberen Gastrointestinaltraktes empfohlen.

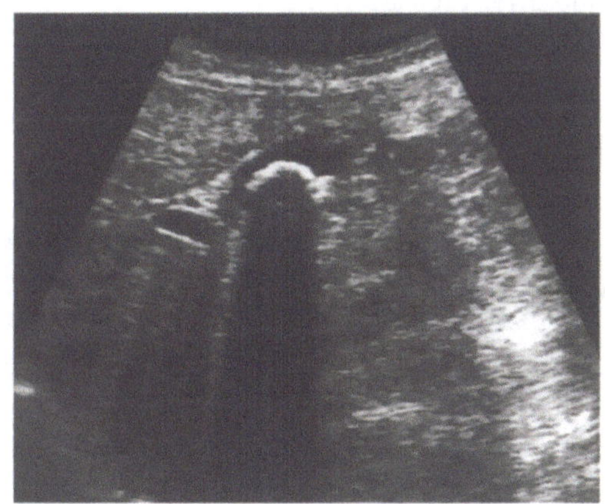

**Abb. 3.18.**
Subkostalschnitt rechts. „Bogenförmiger", kräftiger Reflex innerhalb des Gallenblasenlumens mit Schallauslöschung. Diagnose: Solitärstein der Gallenblase

## 3.2.2
## Indikationen

Abdominalbeschwerden stellen mit ca. 35% die häufigsten Indikationen zur sonographischen Klärung dar (Becher 1989, s. Abb. 3.22 u. 3.24). Hinweise auf ein bestimmtes Krankheitsbild ergeben sich aus:

- Anamnese (z. B. Gewichtsverlust, Leistungsabfall)
- Symptomatik (z. B. Schmerzen unterschiedlicher Lokalisation, Pruritus, Stuhlunregelmäßigkeit)
- Klinik (z. B. tastbare Resistenz im Bauchraum, Ikterus, Aszites)
- Diagnostik (z. B. BKS-Beschleunigung, Anämie, positiver Hämocculttest)

## 3.2.3
## Allgemeinmedizinisch bedeutsame Ultraschallbefunde
## bei chronischen Erkrankungen im Bauchraum

Bei jeder unklaren Bauchsymptomatik muss eine systematische Übersichtssonographie des gesamten Bauchraumes durchgeführt werden (s. Beispiel 2). Die einzelnen Organe können nach morphologischen und funktionellen Gesichtspunkten eingeteilt werden in:

- solide Organe (Leber, Bauchspeicheldrüse, Nieren, Milz, Uterus, Ovar, Prostata, Hoden, Nebenhoden),
- Hohlorgane (Gallenblase, Magen-Darm-Trakt, Harnblase, Nierenbeckenkelchsystem),
- Leitungsorgane (Blutgefäße, lymphatisches System, Gallenwege, Harnleiter, Eileiter),
- Strukturen der retroperitonealen Weichteilgewebe (Bindegewebsräume, Muskelgewebe, Fettgewebe).

Pathologische Veränderungen an diesen Organsystemen treten als primäre oder sekundäre Strukturauffälligkeiten in Erscheinung, d. h. direkt sichtbare Zeichen einer Krankheitsursache (z. B. Steinreflex) und/oder ihrer Auswirkungen (z. B. Aufstau, Abb. 3.19; Tabelle 3.10).

Dieses Ordnungsprinzip gilt für alle Erkrankungen, bei denen Ursache und Folge eines pathologischen Prozesses sonographisch gleichzeitig nachweisbar oder deren wahrscheinlicher Zusammenhang direkt erkennbar ist. Einige Beispiele dafür sind in Tabelle 3.11 zusammengestellt.

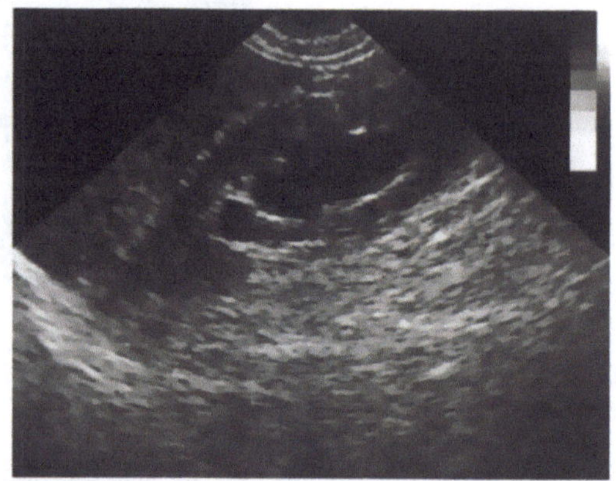

**Abb. 3.19.**
Flankenschnitt rechts mit Darstellung der rechten Niere, innerhalb des zentralen Echokomplexes, „polyzyklische", echofreie Areale.
Diagnose: Harnstauungsniere

**Tabelle 3.10.** Sonographisch nachweisbare Strukturveränderungen bei Erkrankungen von Einzelorganen und Organsystemen

| Primäre Strukturveränderung | Sekundäre Strukturveränderung |
| --- | --- |
| Konturveränderung (z. B. unscharfe Organbegrenzung) | Volumenveränderung (z. B. Erweiterung, Engstellung) |
| Strukturveränderung (z. B. Rundherd, Defektzone) | Lageveränderung (z. B. Verdrängung) |
| Formveränderung (z. B. Größenzunahme, Schrumpfung) | Formveränderung (z. B. Impression, Pelottierung) |
| Fremdstruktur (z. B. Kalk, Blut, Eiter) | Fremdstruktur (z. B. freie Flüssigkeit, freie Luft) |
| Aberration (z. B. Doppelanlage, fehlende Anlage, Fehllage) | Veränderung der Beweglichkeit (z. B. Lageverschieblichkeit, Kontraktionsfähigkeit) |

**Tabelle 3.11.** Beispiele sonographisch fassbarer Organerkrankungen bei Bauchschmerzen

| Organ/ Struktur- veränderung | Primär | Sekundär | Diagnose/Befund |
| --- | --- | --- | --- |
| Leber | Rundherd | Erweiterung der Gallenwege | Lebertumor, intrahepatische Cholestase |
| Gallenblase | Fremdstruktur | Organvergrößerung | Gallenstein, Gallenblasenhydrops |
| Aorta | Formveränderung | Lageveränderung | Aortenaneurysma, Ureterdislokation |
| Harnleiter | Fremdstruktur | Volumenveränderung | Nierenstein, Harnstauung |
| Milz | Formveränderung | Volumenveränderung | Splenomegalie, portale Hypertension |
| Niere | Aberration | Lageveränderung | „Leere" Nierenloge, Beckenniere |
| Ovar | Strukturveränderung | Fremdstruktur | Rupturierte Ovarialzyste, freie Flüssigkeit |

**Beispiel 2:** Oberbauchbeschwerden sind in der Allgemeinarztpraxis häufige Konsultationsanlässe. Als mögliche Ergebnisse (s. 2.3.2.3, Ergebnis) einer Ultraschalluntersuchung kommen – mit unterschiedlicher Häufigkeit – z. B. folgende Befunderhebungen in Betracht:

- Befund eines „Kuppenreflexes" mit Schallauslöschung ⇒ Diagnose vereinbar mit Cholezystolithiasis
- Befund einer pathologischen Magenkokarde bei unauffälligem übrigem Organstatus ⇒ Ausschluss eines Gallensteins ⇒ Suche nach Ulkuskrankheit und konkurrierenden Erkrankungen (Cave: Hinterwandmyokardinfarkt!)
- Einschränkung der Beurteilbarkeit aufgrund von Darmgasüberlagerung ⇒ keine Diagnose ⇒ Kontrolle nach Gabe von Enzympräparaten
- Unauffällige Beurteilung einer Metastasenleber[12] ⇒ „pseudonormale" Echogenität bei diffuser Metastasierung (Abb. 3.20) („Man sieht den Wald vor Bäumen nicht") ⇒ Fehldiagnose
- Heller Reflex in Projektion auf die Gallenblase ⇒ Fehlbeurteilung von Duodenalluft als Gallenstein bei Fehlen der typischen Steinkriterien.

Erkrankungen folgender Organe, für die es spezifische sonomorphologische Befunde gibt, sind differentialdiagnostisch bedeutsam:

---

[12] Eine Weiterentwicklung ist die sog. Phaseninversionstechnik, bei der die unterschiedliche Aufnahme von Kontrastmittel (KM) in gesundem und pathologisch verändertem Lebergewebe diagnostisch nutzbar gemacht wird. So zeigen sich bereits kleine Metastasen und Lebertumoren als KM-Aussparungen, weil sie kein Kontrastmittel aufnehmen.

**Abb. 3.20.**
Subkostalschnitt rechts. Leber
mit mehreren echoarmen,
runden Läsionen.
Diagnose: multiple Leber-
metastasen bei unbekanntem
Primärtumor

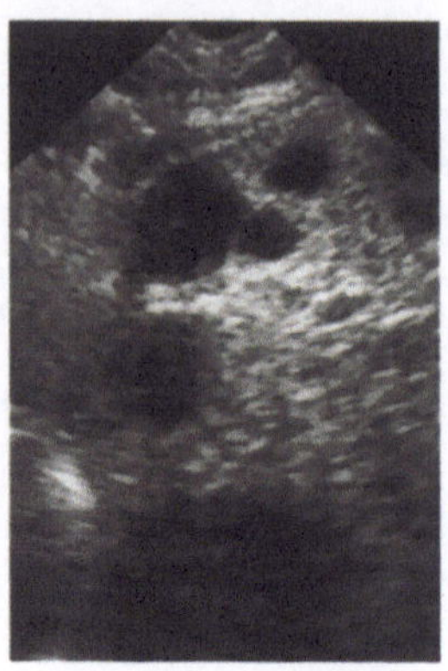

## Solide Organe

■ **Lebererkrankungen.** Hinter einer tastbaren, schmerzhaften oder schmerzlosen Organvergrößerung können sich verbergen:

- ein diffuser Parenchymschaden vom Typ der „Fettleber" (Abb. 3.21),
- eine intrahepatische Cholestase in Folge eines intra- oder posthepatischen Verschlusses (Gallenstein, Pankreaskopftumor [Abb. 3.22], s. 3.3.3, distales Gallengangskarzinom, Papillenstenose),
- eine hepatische Raumforderung traumatischer[13], entzündlicher, zystischer (z. B. kongenitale Leberzyste, Echinokokkuszyste) oder neoplastischer Genese (z. B. Tumor, Metastase),
- eine akute und chronische Stauungsleber bei dekompensierter Rechtsherzinsuffizienz,
- verschiedene Hepatitisformen (z. B. Hepatitis B),
- Speicherkrankheiten (z. B. Hämochromatose).

**Abb. 3.21.**
Subkostalschnitt rechts.
Leber mit homogen vermehrtem
Reflexmuster (Vergleiche:
Nierenparenchym) und Gefäß-
rarefizierung.
Diagnose: Fettleber

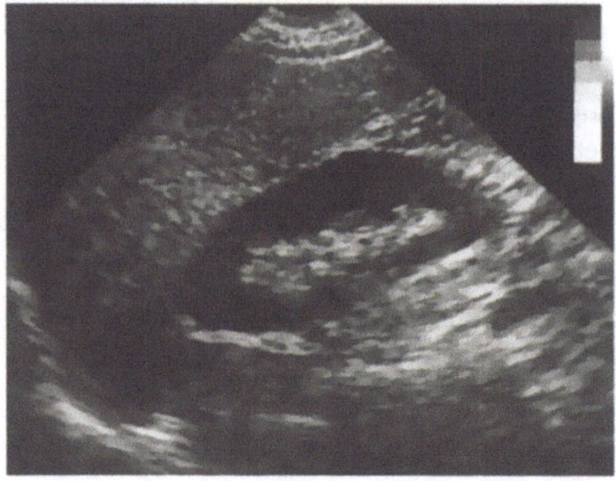

---

[13] NB: Anamnese eines auch länger zurückliegenden Traumas (Fahrradsturz!) mit abdominaler Prellmarke, das am häufigsten Leber und Milz (Cave: zweizeitige Organruptur bei subkapsulärer Einblutung) betrifft.

**Abb. 3.22.**
Oberbauchquerschnitt. Unregelmäßig begrenzte, echoinhomogene Raumforderung im Bereich
des Pankreaskopfes.
Diagnose: Pankreaskopftumor

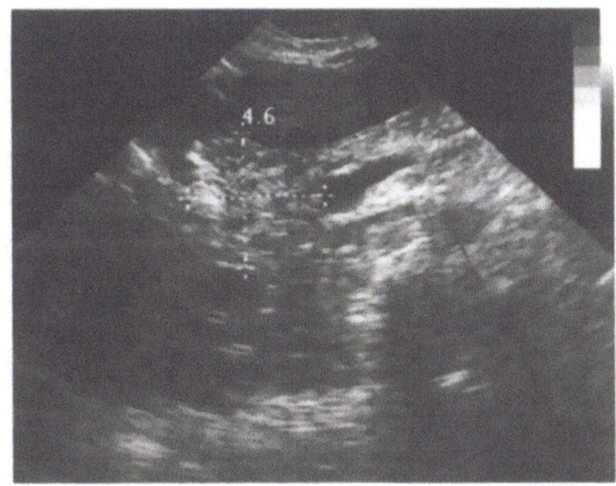

■ **Milzerkrankungen.** Einer tastbaren Splenomegalie (Abb. 3.23) können folgende pathologisch-anatomische Ursachen zugrunde liegen:

● eine Organvergrößerung bei Systemerkrankungen (Hodgkin-Lymphome, Non-
● Hodgkin-Lymphome, Leukosen), portaler Hypertension, raumfordernden Milz-
   zysten und passagerer Milzbeteiligung nach lymphotropen Virusinfektionen
● (infektiöse Mononukleose).
   Blutungen nach einem Trauma (Cave: sog. zweizeitige Milzruptur, s. 3.6).

■ **Bauchspeicheldrüsenerkrankungen.** Pankreaserkrankungen treten in der Allgemeinarztpraxis selten auf. Jeder tastbare Tumor im Oberbauch (DD: Bauchaortenaneurysma) und jede akute Bauchsymptomatik mit Zeichen eines paralytischen Ileus
sind verdächtig auf das Vorliegen

● einer eingebluteten Pankreaspseudozyste,
   eines raumfordernden Pankreaskopftumors (akute Magendistension bei extrinsi-
   scher Magenausgangs- und Duodenalstenose [Abb. 3.24]),
   einer akuten Pankreatitis (häufig eingeschränkte Beurteilbarkeit aufgrund von
● Meteorismus).

■ **Nierenerkrankungen.** Nierentumoren verlaufen häufig asymptomatisch, unter
dem klinischen Bild einer unspezifischen Bauchschmerzsymptomatik (Tabelle 3.12)

**Abb. 3.23.**
Flankenschnitt links.
Vergrößerte Milz mit echofreien, „wabenartigen" Strukturen im Bereich des Milzhilus
(erweiterte Milzvenen).
Diagnose: Splenomegalie,
portale Hypertension

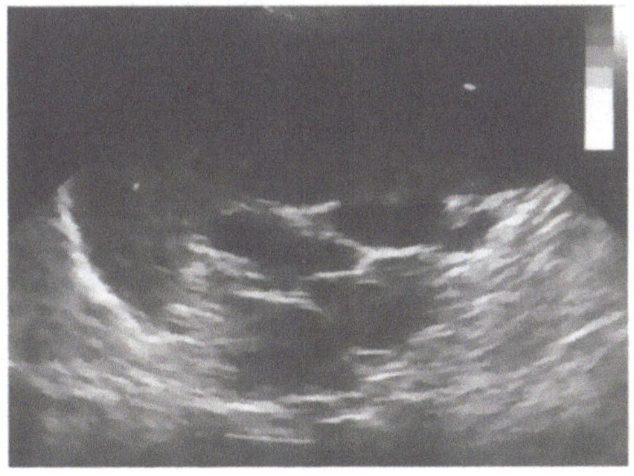

**Abb. 3.24.**
Oberbauchquerschnitt. Pathologische Magenkokarde mit
„sternförmiger", echofreier
Erweiterung des Magenlumens.
Diagnose: maligne Magenaus-
gangsstenose mit Retentionsmagen

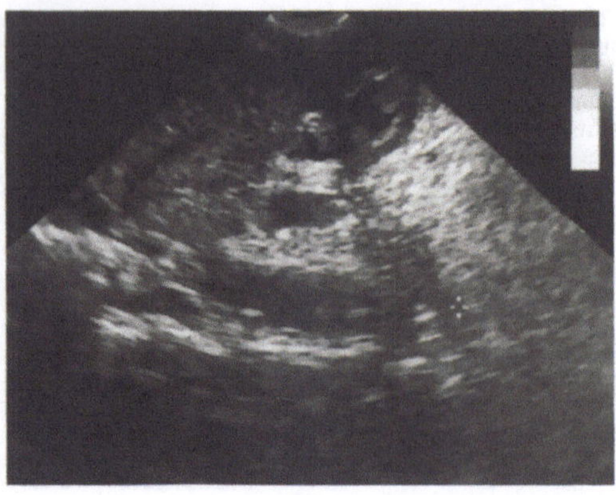

**Tabelle 3.12.** Indikation zur Abdomensonographie bei Patienten mit gesichertem, zufällig entdeck-
tem Nierenzellkarzinom. (Nach Stutte 1987)

| Fall | Alter (Jahre) | Geschlecht | Untersuchungsindikation |
|---|---|---|---|
| 1 | 48 | M | Transaminasen gering erhöht |
| 2 | 28 | M | Transaminasen und γ-GT gering erhöht |
| 3 | 60 | W | Bauchschmerzen periumbilikal |
| 4 | 62 | W | Rechtsseitige Oberbauchschmerzen bei Zustand nach Cholezystektomie |
| 5 | 35 | M | Unklare Durchfälle seit 3 Wochen |
| 6 | 70 | M | Hypertonie |
| 7 | 54 | W | V. a. Aortenaneurysma |
| 8 | 53 | W | Ausschluss abdomineller Lymphome |
| 9 | 59 | W | Nachsorgescreening bei Lentigo-maligna-Melanom |
| 10 | 58 | W | Nachsorgescreening bei nodulärem Melanom |

oder unklarer Rückenschmerzen und können bei Routineuntersuchungen (Stutte
1987) als solide Raumforderung imponieren. Jeder auffällige sonomorphologische
Befund, dessen Dignität nur histologisch geklärt werden kann, muss bis zum Beweis
des Gegenteils als maligner Tumor angesehen werden. Seine Differentialdiagnose
umfasst altersgebunden gehäuft auftretende gutartige und bösartige Neubildungen
(Wilms-Tumor des Kindesalters), von denen das Nierenzellkarzinom (Erwachsenen-
alter) besondere Bedeutung besitzt. Liquide Raumforderungen entsprechen sono-
morphologisch zumeist typischen Nierenzysten, die solitär, multipel und selten beidseitig als kongenitale Zystenniere (polyzystische Nierendegeneration) vorkommen.
Bei der Nierenvergrößerung ist im Frühstadium ihrer Entwicklung an eine diabetische Nephropathie und akute Niereninsuffizienz zu denken, bei verkleinerten Organen, die von ihrer Umgebung nur schlecht abgrenzbar sind, kommen als Ursachen
Entzündungen (chronische Glomerulonephritis, chronische Pyelonephritis, Analge-
tika-Nephropathie [„Papillenverkalkungen"]) in Betracht. Helle, Kalkreflexe mit
oder ohne Schallschatten sind verdächtig auf Nierenkonkremente, verkalkte Gefäße
und eine medulläre Markschwammniere (s. 3.4).

■ **Erkrankungen der Genitalorgane** (s. 3.4).

## Hohlorgane
■ **Erkrankungen der Gallenblase** (s. 3.3).

■ **Magen-Darm-Erkrankungen.** Die konventionelle Sonographie ist keine primäre Methode zur Diagnostik von Magen-Darm-Erkrankungen Sie kann im klinischen Verdachtsfall (Kompressionspalpation) eine Leitschiene für weitere Untersuchungsschritte sein und die Differentialdiagnose folgender Krankheitsbilder einengen:
- atypische Kokarden (z. B. Magenkarzinom, chronisch-entzündliche und neoplastische Dickdarmerkrankungen, akute Appendizitis[14], akute Divertikulitis),
- akuter Retentionsmagen (z. B. Stenose durch extrinsische Raumforderung, funktionell bedingte Magenentleerungsstörung bei diabetischer Gastroparese [Abb. 3.25]),
- abdominelle Raumforderungen (z. B. Divertikeltumor, solider Tumor unklarer topographischer Zuordnung),
- Frühformen des Ileus (mechanisch, funktionell),
- koinzidente Erkrankungen bei chronisch-entzündlichen Darmerkrankungen (gehäuftes Vorkommen von Nieren- [ca. 10%] und Gallensteinen [ca. 20%] bei Morbus Crohn).

## Erkrankungen der Leitungssysteme

■ **Erkrankungen der Blutgefäße** (s. 3.5).

■ **Erkrankungen der Lymphgefäße und Lymphknoten.**

■ **Erkrankungen der ableitenden Harnwege** (s. 3.4).

■ **Erkrankungen des Eileiters.**

■ **Erkrankungen der Gallenwege.**

**Abb. 3.25.**
Hoher Oberbauchquerschnitt.
Pathologische Kokardenstruktur
des Magens mit rund-ovalärer,
echoinhomogener Struktur,
die mit echoreichen, „weißen"
Speisepartikeln und Flüssigkeit
gefüllt ist.
Diagnose: diabetische
Gastroparese

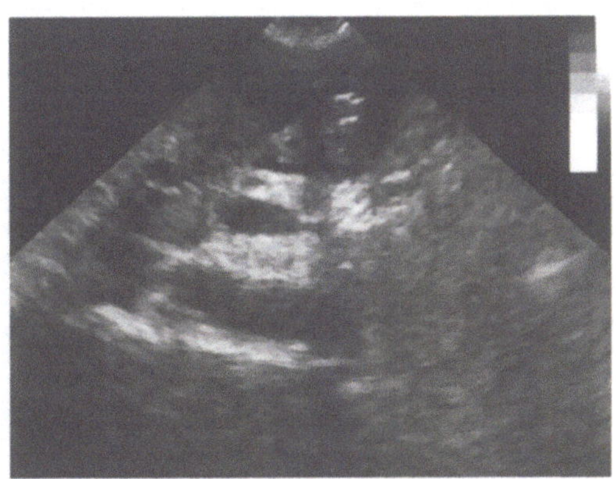

---

[14] Eine formkonstante, atypische Kokarde > ca. 6 mm bei Schmerzen im rechten Unterbauch ist immer verdächtig auf eine Appendizitis (Verlaufskontrolle!).

## Erkrankungen der retroperitonealen Weichteilgewebe

Erkrankungen des Retroperitonealraumes und seiner Inhaltsgebilde (z. B. Lymph-knoten, Abb. 3.26) sind in der Allgemeinarztpraxis eher selten und betreffen fast ausschließlich sekundäre Lymphadenopathien metastasierender Karzinome (z. B. Primärtumoren der Verdauungs- und Urogenitalorgane), Sarkome, maligne Lym-phome (z. B. Hodgkin-Lymphom, Non-Hodgkin-Lymphom) und Lymphknoten-schwellungen im Rahmen lymphotroper Virusinfektionen (z. B. infektiöse Mono-nukleose). Aufgrund der anatomischen Lagebeziehungen und eingeschränkten Beur-teilbarkeit (Meteorismus) ist die sonographische Darstellung des Retroperitoneal-raumes und seiner Strukturen meist schwierig. Topographische „Landmarken" der retroperitonealen und intraabdominalen Lymphknoten sind die großen Blutgefäße (paraaortale, parakavale, parailiakale Lymphknoten, Lymphknoten des Milzhilus, intraperitoneale Lymphknoten der Mesenterialwurzel). Bezugspunkt des Retro-peritonealraumes ist der M. iliopsoas (Identifikation durch Beugung im Hüftgelenk unter sonographischer Sicht). Normale Lymphknoten sind im Ultraschall nicht er-kennbar, pathologisch vergrößerte sind erst bei einem Durchmesser >0,5–1 cm nachweisbar. Indikationen für die sonographische Untersuchung stellen Tumor-suche und -nachsorge und alle therapieresistenten, pseudoradikulären lumbalen Schmerzsyndrome dar, für die keine regionalen Ursachen gefunden werden (Band-scheibenvorfall, Koxarthrose). Raumforderungen sind häufig auf entzündliche, neoplastische und blutungsbedingte Prozesse (z. B. Antikoagulanzien) zurückzu-führen.

## 3.2.4
## Kasuistik

Ein 73-jähriger Patient berichtete über drückende Schmerzen im Oberbauch mit postprandialem Völlegefühl und zunehmender Inappetenz. Die Symptomatik be-stünde seit etwa 2 Jahren und würde durch eine „Gastritis" aufgrund von Er-nährungsfehlern ausgelöst, habe jedoch innerhalb kurzer Zeit an Intensität zuge-nommen und zu einer stetigen Verschlechterung des Allgemeinbefindens geführt. Übelkeit und Erbrechen seien dabei nicht aufgetreten, die Stuhlgewohnheiten

**Abb. 3.26.**
Subkostaler Schnitt rechts.
Multiple, querovale, echoarme,
glatt begrenzte und vergrößerte
Strukturen periportal.
Diagnose: intraabdominale
Lymphome (chronisch
lymphatische Leukämie)

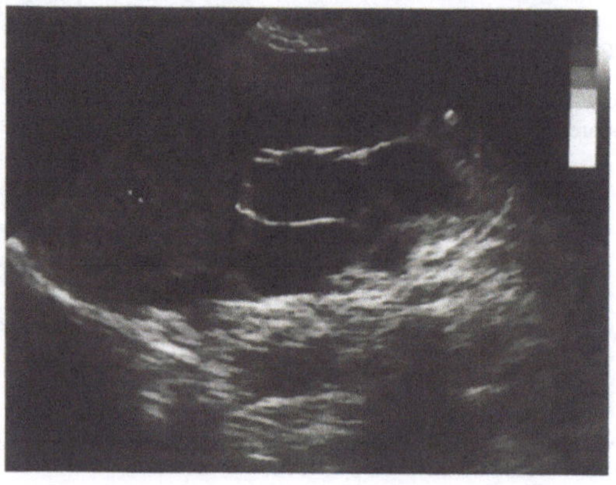

hätten sich nicht verändert. Aus der Vorgeschichte war eine „Herzerkrankung" (sekundäre dilatative Kardiomyopathie nach Virusinfekt) bekannt, die medikamentös (Antikoagulanzien, ACE-Hemmer, Diuretika, Nitrate) eingestellt sei. Gelegentlich nehme er auch Aspirin wegen Kopfschmerzen, banaler Infekte und „rheumatischer" Gelenkbeschwerden ein. Neben einer degenerativen Gelenkerkrankung sei eine benigne Prostatahyperplasie bekannt, die vom Urologen behandelt werde. Der körperliche Untersuchungsbefund stellte sich folgendermaßen dar: 73-jähriger Patient in reduziertem AZ, 71 kg schwer bei einer Körpergröße von 166 cm, keine Ruhedyspnoe, keine obere Einflussstauung, Lunge physikalisch o. B., Herzaktionen regelmäßig, Frequenz 60/min, RR beidseits 115/ 75 mmHg, unauffälliger peripherer Pulsstatus, 3/6-Holosystolikum über dem Mitralostium und Erb, Abdomen weich, Druckschmerz im linken und mittleren Epigastrium, Darmgeräusche lebhaft, keine Resistenzen, Leber und Milz nicht tastbar vergrößert, Nierenlager frei, beidseits prätibiale Ödeme. Von den laborchemischen Untersuchungswerten lagen außerhalb des Referenzbereiches: Erythrozyten $4{,}11 \times 10^{12}$/l, Hb 12,7 g/l, HK 38%, Kreatinin 1,55 mg/dl, $\gamma$-GT 70 U/l, GPT 51 U/l, GOT 50 U/l, LDH 474 U/l, Natrium 131 mmol/l, Eisen 7,1 µmol/l. Die Entlassungsdiagnose lautete: chronische Stauungsleber bei chronischer Herzinsuffizienz.

Die geschilderte Krankengeschichte beschreibt eine in der Allgemeinarztpraxis häufige und typische Befundkonstellation eines chronisch-stabilen Beschwerdebildes (Ulkuskrankheit?), dessen Dynamik sich akut ändert und das aufgrund der progredienten Symptomatik weiter geklärt werden muss. Für ein unspezifisches Oberbauchsyndrom wie dieses gibt es eine Vielzahl von Differentialdiagnosen, für das Organerkrankungen unterschiedlicher Dignität in Frage kommen. Anamnese und Lokalsymptome legen eine Erkrankung des oberen Gastrointestinaltraktes (Refluxkrankheit, Ulcus duodeni, Magenkarzinom) bzw. einen hepatobiliären Prozess (Cholelithiasis, Pankreaserkrankung) nahe. Die ermittelten Leitbefunde und Normabweichungen technisch-apparativer Untersuchungen weisen ebenfalls in diese Richtung, können aber auch durch eine maligne Systemerkrankung bedingt sein. Ein gezieltes diagnostisches Vorgehen (logischer Algorithmus) muss in diesem Fall neben einer Tumorsuche im Oberbauch (z. B. Gastroskopie) als ersten orientierenden Schritt eine Oberbauchsonographie enthalten, welche Aufschluss gibt über pathologische Auffälligkeiten an den in diesem Zusammenhang primär verdächtigen Organen (Leber, Gallenblase, Pankreas). Die im Ultraschall nachgewiesenen Befunde einer vergrößerten Leber mit vermehrter Echogenität, Erweiterung der Lebervenen und aufgehobener, atemsynchroner Kaliberschwankung der V. cava inferior (Abb. 3.27 u. 3.28) sind vereinbar mit der Diagnose einer „rechtsführenden" globalen Herzinsuffizienz. Klinik und Serumbefunde (Hyponatriämie, $\gamma$-GT-, LDH- und Transaminasenerhöhung) passen zum Gesamtbild einer kardial bedingten, hypoxämischen Leberschädigung (chronische Leberstauung, Stauungsgastritis) aufgrund einer dilatativen Kardiomyopathie mit relativer Mitralinsuffizienz, welche die vorherrschende „gastrointestinale" Symptomatik dieser „unspezifischen" Oberbauchbeschwerden verursacht hatte. Unter intensivierter diuretischer Therapie bildete sich das Krankheitsbild zurück.

**Abb. 3.27.**
Subkostalschnitt rechts. Leber mit den 3 erweiterten Lebervenen („Lebervenenstern") und ihrer Mündungsstelle in die V. cava inferior. NB: fehlende inspiratorische Engstellung der Gefäße.
Diagnose: chronische Stauungsleber

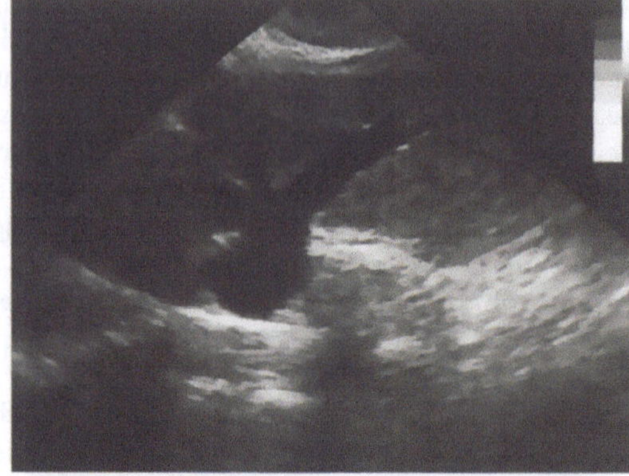

**Abb. 3.28.**
Subkostalschnitt rechts. Erweiterte V. cava inferior. NB: verminderte, atemsynchrone Kaliberschwankung.
Diagnose: Rechtsherzinsuffizienz

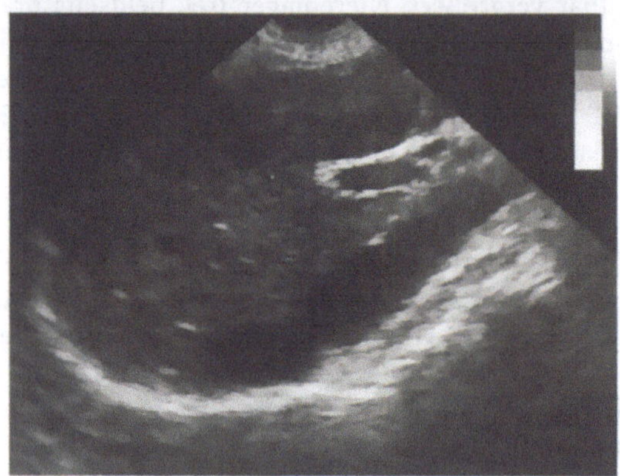

## 3.2.5
## Zusammenfassung

Bauchschmerzen sind eines der häufigsten Allgemeinsymptome in der Praxis. Ihr Verlauf ist überwiegend selbstlimitierend und prognostisch günstig. In über 50% der Fälle kann für die Beschwerden keine spezifische Diagnose angegeben werden. Die statistisch häufigsten Krankheitsbilder sind nichtulzeröse Dyspepsie, Refluxkrankheit, habituelle Obstipation, virale Gastroenteritis, Harnwegsinfekte und gynäkologische Erkrankungen (solide und zystische Ovarialprozesse, Endometriose, Adhäsionen, s. 3.4). Aufgrund der häufig atypischen und uncharakteristischen Symptomatik ist die Vorgehensweise nicht standardisiert und hängt von externen (z. B. Verfügbarkeit technischer Untersuchungsmöglichkeiten) und internen (z. B. Krankheitsdauer, Überweisungsverhalten) Faktoren ab. Laboruntersuchungen, endoskopische Verfahren und abdominelle Sonographie gelten als dominierende diagnostische Methoden, wenn es um die Abklärung unspezifischer Bauchschmerzen geht. Die systematische Übersichtssonographie des gesamten Bauchraumes ist dabei anderen Maßnahmen überlegen, weil sie bei einem Maximum an Aussagekraft ein Minimum an Belastung für den Patienten darstellt und zahlreiche asymptomatische Krankheitsbilder (Nierentumoren, Bauchaortenaneurysma, Ovarialtumor) in einem kurativen Frühstadium sichtbar machen kann.

## Literatur


Adelman A (1987) Abdominal pain in the primary care setting. J Fam Pract 25: 27–32
Adelman A, Koch H (1991) New visits for abdominal pain in the primary care setting. Fam Med 23: 122–126
Becher HJ, Latocha G, Gerok W (1989) Ambulante Sonographie in Klinik und Praxis. Häufigkeit und Sicherheit von Befunden und deren Konsequenzen. Med Klinik 84: 173–177
Blondell RD (1996) Abdominal pain. What happens in primary care? Arch Fam Med (Editorial) 5: 287–288
Davies AH, Mastorakou I, Cobb R, Rogers C, Lindsell D, Mc Mortensen CNJ (1991) Ultrasonography in the acute abdomen. Br J Surg 78: 1178–1180
Deter H-C, Wienbeck M (1998) Funktionelle Darmbeschwerden. Dtsch Ärztebl 95, 33: 1996–1972
DIMDI (Hrsg) (1994) Internationale statistische Klassifikation der Krankheiten und verwandter Gesundheitsprobleme, 10. Revision. Hans Huber
Frear D, Tilyard MW, Gurr E (1997) Abdominal pain in New Zealand general practice. N Z Med J 110 (1051): 333–334
Jones R (1987) Self-care and primary care of dyspepsia: a review. Fam Practice 4: 68–77
Klinkman MS (1996) Episodes of care for abdominal pain in a primary care practice. Arch Fam Med 51: 279–285
Muris J, Starmans R, Fijten GH, Crebolder FJM, Krebber FWA, Knotternus JA (1993) Abdominal pain in general practice. Fam Practice 10 (4): 387–390
Pommer G (1989) Abdominelle Schmerzen – Diagnostische Strategie in der ambulanten Fachpraxis. Therapiewoche 39: 1901–1904
Rohen JW (1984) Funktionelle Anatomie des Menschen. Schattauer
Stutte H, Bauer B, Großmann E (1987) Sonographische Früherkennung des Nierenzellkarzinoms. Dtsch Med Wochenschr 112: 879–883
Valman HB (1981) Acute abdominal pain. Br Med J 282: 1858–1860


## 3.3
## Ultraschall in der Diagnostik des Oberbauchsyndroms

### 3.3.1
### Das Krankheitsspektrum in der Allgemeinarztpraxis

Oberbauchschmerzen treten kaum jemals als solitäres Symptom auf, sondern werden zumeist von unspezifischen Beschwerden wie Völlegefühl, Sodbrennen, Übelkeit etc. begleitet (sog. Dyspepsie, dyspeptisches Syndrom). Die Prävalenz der Dyspepsie in der allgemeinärztlichen Praxis beträgt ca. 10,4–27,3‰ (Gear 1980). In der Altersgruppe zwischen 25 und 75 Jahren nehmen 4% aller Patienten deshalb ärztliche Beratung in Anspruch, d. h. ein praktischer Arzt sieht an einem Tag durchschnittlich einen oder zwei Patienten mit „Verdauungsstörungen" (Jones 1987). Das pathologische Korrelat einer Dyspepsie kann sehr unterschiedlich sein: es umfasst sowohl gastrointestinale Erkrankungen (Ulkuskrankheit, Magenkarzinom, Refluxkrankheit, nichtulzeröse Dyspepsie, diabetische Gastroparese), aber auch Herz-, Gallenblasen-, Pankreas-, Leber-, Dickdarm und gynäkologische (Ovarialkarzinom!) Erkrankungen.

Trotz dieser vielen Ursachen für eine Dyspepsie ist die Cholelithiasis eines der häufigsten Beschwerdebilder mit einer rechtsseitigen Oberbauchsymptomatik (sagittale Orientierung[15]). Ihre Prävalenz beträgt in Deutschland ca. 10% (Holstege 1989; Schneider 1998). Frauen sind im Verhältnis von ca. 3:1 häufiger betroffen als

---

[15] Die räumliche Orientierung im Oberbauch wird primär durch die laterale Dimension (rechts/ links) geleitet. Zugehörige Ordnungsmerkmale sind: trennende Ebene (sagittale), Gestaltungsprinzip (bilaterale Symmetrie) und Begriffspaare (medial/lateral, Rohen 1984).

Männer. Die Inzidenz von Gallensteinen nimmt mit dem Alter linear zu. Neben einer genetischen Veranlagung scheinen auch Stoffwechselstörungen (Diabetes mellitus, Adipositas), die Anzahl von Schwangerschaften, Infektionen, Östrogene, Medikamente und Ernährungsgewohnheiten an der Lithogenese beteiligt zu sein (5 „F" = „female, fat, fertile, fourty, fair"). Die Ätiopathogenese des Steinleidens ist jedoch noch nicht bis in alle Einzelheiten geklärt (Holstege 1989). 80% der Steine sind „röntgennegative" Cholesterinsteine, 20% bestehen aus Gallepigment (sog. schwarze und braune Pigmentsteine), das sich überwiegend aus Kalziumsalzen des Bilirubins zusammensetzt („röntgenpositive" Steine, Seibold 1998). In 75% der Fälle sind Gallensteine asymptomatisch und werden als Zufallsbefunde im Ultraschall entdeckt. Der natürliche Verlauf steinbedingter Cholezystopathien stellt sich prospektiv in folgender Verteilung dar: ca. 50% der Steinträger bleiben asymptomatisch oder entwickeln nur leichte Symptome und ca. 35% der vorwiegend älteren Patienten über 60 Jahre benötigen aufgrund gravierender Symptome (rezidivierende Kolik) einen operativen Eingriff (Wenckert 1966). Komplikationen (z. B. akute Pankreatitis, akute Cholezystitis, Ikterus) und therapieresistente Schmerzen im Oberbauch sind bei klinisch „stummen" Gallensteinen im Langzeitverlauf selten (15–18%, Wenckert 1966; Gracie 1982).

Nach heutiger Kenntnis ist bei klinisch „stummen" Gallensteinen keine Therapie erforderlich. Führen Steine zu Beschwerden im Sinne einer typischen Gallenkolik, besteht fast immer eine Behandlungsindikation, deren bevorzugte Methodenwahl im Einzelnen von der Beschwerdeintensität, Steinzahl und -größe, Steincharakteristik, Gallenblasenfunktion, Beleiterkrankungen und spezifischen Kontraindikationen (z. B. Gerinnungsstörung) abhängt. Von den heute verfügbaren Therapieverfahren garantiert nur die operative Entfernung der Gallenblase (offene, konventionelle oder laparaskopische, minimal-invasive Cholezystektomie) dauerhafte Steinfreiheit, alle anderen konservativen Methoden (ESWL, Chemolitholyse) führen nach unterschiedlich langem Intervall zum Gallensteinrezidiv (30–50%). Sie kommen für nur ca. 10% aller Patienten in Betracht und haben insgesamt an Bedeutung verloren.

In der Allgemeinarztpraxis treten symptomatische Gallenblasenerkrankungen (Cholelithiasis, Cholezystitis) mit einer durchschnittlichen Häufigkeit von ca. 1–6% auf (1–2% [Muris 1993], 1,9% [Klinkman 1996], 6,1% [Frear 1997]). Ca. die Hälfte aller Gallensteindiagnosen werden sonographisch gestellt (Tabelle 3.13; Beispiel 1). Der sonographische Steinnachweis in der Gallenblase bereitet zumeist keine Schwie-

**Tabelle 3.13.** Diagnostik der Cholezystolithiasis in der Praxis des niedergelassenen Arztes. (Nach Schneider 1998, n = 1998)

| Untersuchungsmethoden | n | % |
| --- | --- | --- |
| Ultraschall | 1185 | 52,2 |
| Labor | 637 | 28,1 |
| Röntgenleeraufnahme der Gallenblase | 616 | 27,1 |
| Orales Cholezystogramm | 390 | 17,2 |
| Ösophagogastroduodenoskopie | 156 | 6,9 |
| Intravenöses Cholegramm | 139 | 6,1 |
| Computertomogramm | 72 | 3,2 |
| Sonographische Funktionsprüfung | 40 | 1,8 |
| Röntgen Abdomen | 26 | 1,1 |
| Endoskopisch retrograde Cholangiopankreatikographie | 24 | 1,1 |
| Röntgen Thorax | 18 | 0,8 |

rigkeiten (Sensitivität >95%). Gallengangssteine, die häufig präpapillär liegen, sind in diesem anatomischen Abschnitt des Ductus hepatocholedochus aufgrund von Überlagerungsartefakten (z. B. Luft) häufig schwer und nur bei ausgeprägter Gang-dilatation erkennbar (Müller 1983). Sie lassen sich unter optimalen Untersuchungs-bedingungen in 70% der Fälle sonographisch nachweisen, bei nicht erweiterten Gal-lengängen nur in 50% (Strunk 1999 [3]).

Bei der sonographischen Untersuchung der Gallenblase werden oft Zufallsbefunde an anderen Organen festgestellt, die mit unmittelbaren diagnostischen Konsequenzen verbunden sind (z. B. Raumforderung an Leber, Nieren [Schneider 1998]).

> **Beispiel 1:** Der sonographische Nachweis von Gallensteinen ist der häufigste Befund in der Gallenblase. Nach derzeitigem Wissensstand kommt nur dem symptomatischen Gallensteinleiden ein therapiebedürftiger Krankheitswert zu. So wird die Cholezystektomie als Behandlung der Wahl empfohlen, wenn der charakteristische Kolikschmerz erfragt werden kann und gleichzeitig eine Ulkus-krankheit als wichtigste Differentialdiagnose endoskopisch ausgeschlossen wurde. Häufiger und differentialdiagnostisch schwierig beurteilbar sind unspezi-fische, dyspeptische Beschwerden, die „gleichwertig" neben dem objektiven, sonographischen Steinnachweis vorliegen und auch einmal Zweifel an einer Ope-rationsnotwendigkeit aufkommen lassen. Eine relative Fehlinterpretation von Klinik und Ultraschallbefund ist in solchen Fällen nicht selten eine Ursache für persistierende Schmerzen nach einem nicht indizierten Gallenblaseneingriff (sog. Post-Cholezystektomie-Syndrom). Dies kann immerhin für 20–25% operierter Patienten zutreffen (Leuschner 1989).

## 3.3.2
## Indikationen

Es besteht immer und unabhängig von der betroffenen Altersgruppe (Kinder!) eine Indikation zur sonographischen Untersuchung der Leber, Gallenblase, ableitenden Gallenwege und Bauchspeicheldrüse:
- Anamnese (z. B. familiäre Häufung von Gallensteinen, Maldigestion)
- Symptomatik (z. B. Kolik, Pruritus)
- Klinik (z. B. tastbare Resistenz im rechten Oberbauch, Ikterus)
- Diagnostik (z. B. BKS-Beschleunigung, Erhöhung der Cholestase-Enzyme)

## 3.3.3
## Allgemeinmedizinisch bedeutsame Ultraschallbefunde
## bei Erkrankungen der Gallenblase und Gallenwege

### 3.3.3.1
### Die Gallensteinerkrankung

Ein Gallenstein kann definiert werden als ein Konkrement mit einem Durchmesser über 2 mm, das digital nicht fragmentierbar ist (Ko 1999). Gallensteine kommen in allen Abschnitten des galleableitenden Systems vor. Sie entstehen hauptsächlich in der Gallenblase (Abb. 3.29 u. 3.30) und gelangen in den Ductus cysticus bzw. den großen Gallengang, wo sie je nach Verschlusslokalisation zu prognostisch unterschiedlichen, cholestasebedingten Krankheitsbildern führen können (z. B. sekundär biliäre Zirrhose, Gallenblasenhydrops, Gallenblasenempyem, Cholezystitis, Cholangitis, biliäre Pankreatitis). Das typische Symptom einer vorübergehenden, kompletten Passagestörung ist die akute Gallenkolik (Jorgenson 1989). Daneben gibt es aber auch unspezifische, dyspeptische Beschwerdenkomplexe (z. B. Völlegefühl, Blähungen, Übelkeit), die auf einer Behinderung des Galleflusses und einer biliodigestiven Dysfunktion beruhen. Missempfindungen im rechten Oberbauch sind sehr häufig auf Gallensteine (Cholezystolithiasis, Choledocholithiasis [Wermke 1992]) zurückzuführen (Tabellen 3.14 u. 3.15). Sie können jedoch auch vorkommen bei steinfreien Gallenblasen (sog. akalkuläre Cholezystopathie), Gallenblasensludge („Mikrolithiasis", „Pseudolithiasis", [Ko 1999]), Gallenblasenpolypen[16] (Abb. 3.31; Wolpers 1989), Form- bzw. Lageanomalien und funktionellen Störungen der Gallen-

**Abb. 3.29.**
Subkostaler Schrägschnitt rechts. Gallenblase: im Lumen bogenförmiger, harter Reflex mit Schallauslöschung, neben der Schallauslöschung Schallverstärkungsartefakt durch die Gallenblase.
Diagnose: Solitärstein der Gallenblase

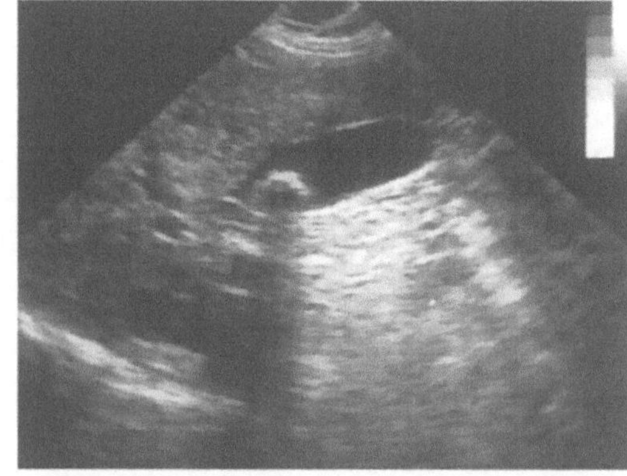

**Abb. 3.30.**
Subkostaler Schnitt rechts. Gallenblase mit mehreren, hellen Reflexen am Boden des Organs, breite Schallschattenzone.
Diagnose: multiple Gallenblasensteine

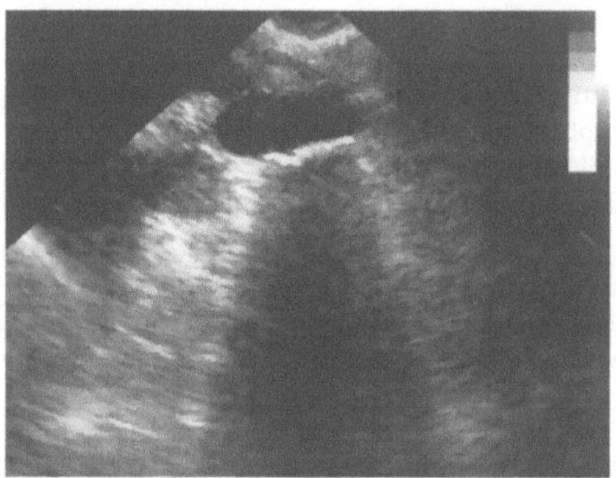

---

[16] Cholesterinpolypen (< 5 mm, ca. 95%) und adenomatöse Polypen (> 5 mm = Adenom, ca. 5%). Nur 17% der Cholesterinpolypen werden sonographisch erkannt (Wolpers 1989).

**Tabelle 3.14.** Ultraschalldiagnosen bei klinischem Verdacht auf eine Gallenerkrankung in der Allgemeinarztpraxis. (Nach Knorr 1982, n = 732)

| Symptom/Diagnose | Anzahl (n ) | % |
| --- | --- | --- |
| Kolik und/oder lokalisierter Druckschmerz | | |
| Cholelithiasis | 37 | 5,0 |
| Sonographie o. p. B. | 27 | 3,7 |
| Akute Cholezystitis | 3 | 0,4 |
| Falsch-positiver Befund | 3 | 0,4 |
| Falsch-negativer Befund | 1 | 0,1 |

**Tabelle 3.15.** Diagnostische Zuordnung auffälliger Gallenblasenbefunde in der Allgemeinarztpraxis. (Schnur 1990, n = 400)

| Befund | Anzahl (n) | % |
| --- | --- | --- |
| Cholezystolithiasis | 18 | 78,3 |
| Polypen | 3 | 13,0 |
| Formvarianten | 2 | 8,7 |

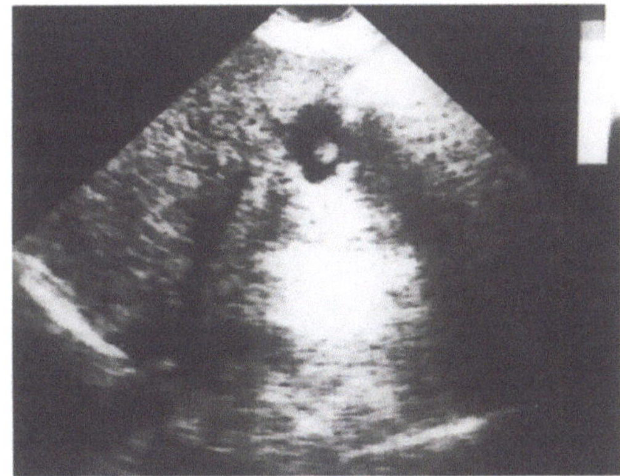

**Abb. 3.31.**
Subkostalschnitt rechts. Innerhalb des Gallenblasenlumens wandständige, echoreiche Formation, kein Schallschatten. Diagnose: Gallenblasenpolyp

blasenkontraktion. Zumeist ist es unmöglich, diese Krankheitsbilder klinisch voneinander zu unterscheiden. Gallenblasenkarzinome gehören in der Praxis zu den seltenen Erkrankungen, können jedoch in Zusammenhang mit Gallensteinen gehäuft auftreten.

Zu den Basisuntersuchungen einer symptomatischen Cholezystolithiasis gehören:
- Laboruntersuchungen (BKS, Bilirubin, GOT, GPT, $\gamma$-GT, alkalische Phosphatase),
- Sonographie (Funktionsprüfung = Kontraktionsverhalten der Gallenblase?),
- Abdomenleeraufnahme (Verkalkungen = röntgenpositive Steine?, Porzellangallenblase?, Aerobilie?),
- Gastroskopie (Refluxkrankheit, Ulkuskrankheit?),
- intravenöse Cholezystographie oder endoskopisch retrograde Cholangiopankreatikographie (ERCP) (Choledocholithiasis, Gallenwegsneoplasie, Papillenstenose?).

Aufgrund von Informationen aus diesen Untersuchungen kann ein Stufenplan für die operative oder konservative Therapie von Gallensteinen (Abb. 3.32; Tabelle 3.16) formuliert werden.

Die Gallenblasensonographie gibt Auskunft über Steinanzahl[17], Steinlage- und größe[18], Kontraktionsfähigkeit und Wandstärke des Organs (Cholezystitis?), intraluminale Sedimentationsphänomene (Sludge [Abb. 3.34 u. 3.35]) und Artefakte (Abb. 3.33), die einen Gallenstein vortäuschen können (Tabelle 3.17). Eine Aussage zur chemischen Steinzusammensetzung (Kalk?) ist nur bedingt möglich und setzt eine Untersuchung mit hochauflösenden Ultraschallgeräten oder eine Computertomographie voraus. Seltene Befunde wie die sog. Porzellangallenblase (Entwicklung eines Gallenblasenkarzinoms!) und eine steingefüllte Schrumpfgallenblase (Abb. 3.36), bei denen eine konservative Behandlung von vorne herein ausgeschlossen ist, können mit hoher Sicherheit erkannt werden.

**Abb. 3.32.**
Vorgehensweise bei Verdacht auf symptomatische Cholezystolithiasis. (Mod. nach Seibold 1998)

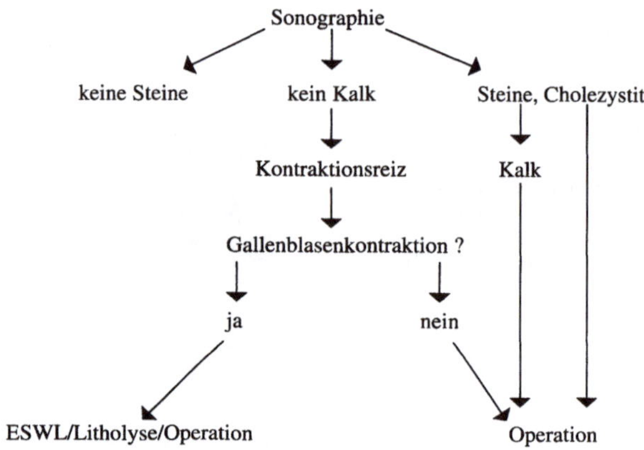


**Tabelle 3.16.** Auswahlkriterien für die konservative Gallensteintherapie. (Mod. nach Seibold 1998). *ESWL* extrakorporale Stosswellenlithotripsie

| Verfahren | Orale Litholyse | Kontaktlitholyse | ESWL |
|---|---|---|---|
| Steingröße | < 1 cm | < 5 cm | < 2 cm |
| Steincharakteristik | Cholesterinsteine | Cholesterinsteine, multiple Steine | Cholesterinsteine, maximal 3 Steine |
| Ausschlusskriterien | Keine Gallenblasenkontraktion, Verschluss des Ductus cysticus | Mobile Gallenblase | Keine Gallenblasenkontraktion, Verschluss des Ductus cysticus |

[17] Solitärstein, 2–5 Steine, Steinanzahl > 5 = multiple Steine. Bei asymptomatischen Steinen ist die diagnostische Angabe „Cholezystolithiasis" üblich und ausreichend. Für die Differentialtherapie der symptomatischen Gallensteinerkrankung (z. B. ESWL) ist die Steinzahl entscheidend.

[18] Durchmesser: Mikrolithen (bis 5 mm, „Sludge"), kleine Steine (5–10 mm), große Steine (10–20 mm), Tonnensteine (> 20 mm). Es besteht eine hohe Korrelation von Schallschattenbreite und Steingröße.

**Tabelle 3.17.** Sonographische Differentialdiagnose des Gallensteins. *ERCP* Endoskopisch retrograde Cholangiopankreatikographie

| Diagnose | Hauptkriterien | Nebenkriterien | Klinische Wertigkeit |
| --- | --- | --- | --- |
| Gallenstein | Heller Reflex, Schallschatten | Mobilität bei Stoßpalpation, Untersuchung im Liegen und Stehen | Stumm (75%), Kolik, Cholezystitis |
| Intraintestinale Luft | Heller Reflex, „Zebraschallschatten" | „Auflösung" bei Stoßpalpation, Untersuchung im Liegen und Stehen, Kontrolle nach Enzymgabe | Keine, Meteorismus |
| Artefakt | Heller Reflex, Schallschatten, Heister-Klappenapparat | Immobilität, Gallenblasenhals | Keine |
| Artefakt | Laterale Schallbeugung, Zystenrandphänomen | Beidseitig, Untersuchung in mehreren Ebenen | Keine |
| Sludge | Echoreicher Bolus, kein Schallschatten | Formänderung, Mobilität, Untersuchung im Liegen und Stehen, Sedimentationsphänomen | Asymptomatisch, Kolik (10%) |
| Polyp | Heller, wandständiger Reflex, kein Schallschatten | Immobilität | Malignität (selten), Kolik (selten), DD: Tumor |
| Steingallenblase | Breite Reflexsichel, Schallschattenzone | Kein Gallenblasenlumen | DD: Porzellangallenblase |
| Porzellangallenblase | Keine Einzelreflexe, breite Schallschattenzone | Kein Gallenblasenlumen | Malignität (selten), DD: Steingallenblase, Tonnenstein (>20 mm) |
| Gallengangsstein | Heller Reflex, Schallschatten | Lagewechsel | DD: Aerobilie, Vielfachechos („Perlschnur") nach ERCP, Papillotomie |

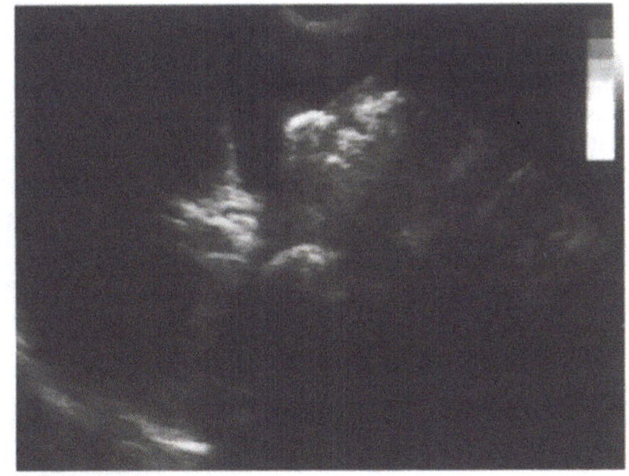

**Abb. 3.33.**
Subkostaler Schrägschnitt rechts. Gallenblase: ins Lumen ragender, bogenförmiger Reflex, kein Schallauslöschungsartefakt (!). Diagnose: intraabdominale Luft

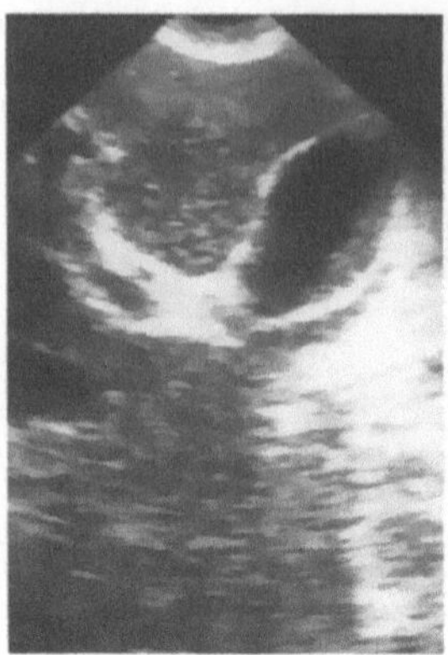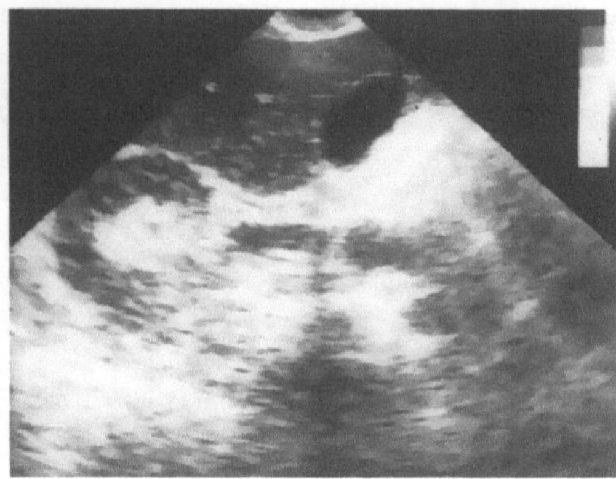

**Abb. 3.34.** Subkostalschnitt rechts. Echoreicher, mobiler Saum entlang der Gallenblasenwand unter parenteraler Ernährung (links) und nach Umstellung auf orale Kost (rechts), kein Schallschatten. Diagnose: Gallenblasensludge

**Abb. 3.35.**
Subkostalschnitt rechts. Vergrößerte Gallenblase mit verdickter, unscharf begrenzter Wand, innerhalb des Lumens multiple, „schwebende" Einzelreflexe mit kleinen Schallschatten.
Diagnose: Gallenblasenhydrops, chronische Cholezystitis mit Kombination aus kleinen Steinen und Sludge (DD: Gallenblasenempyem)

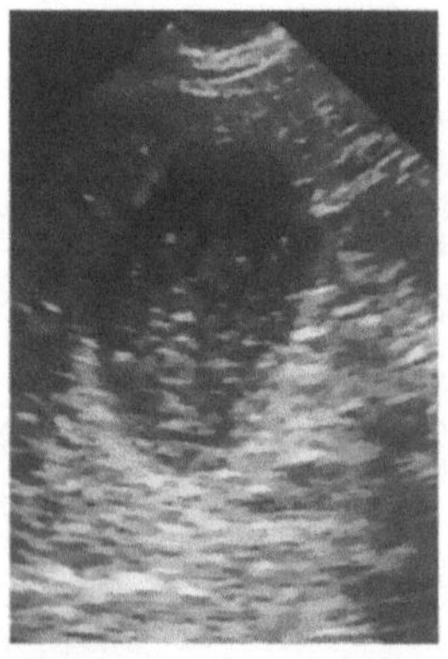

**Abb. 3.36.**
Subkostalschnitt rechts. Kein Gallenblasenlumen darstellbar, heller, „sichelförmiger" Reflex mit breiter Schallschattenzone.
Diagnose: Steingallenblase
(DD: „Porzellangallenblase")

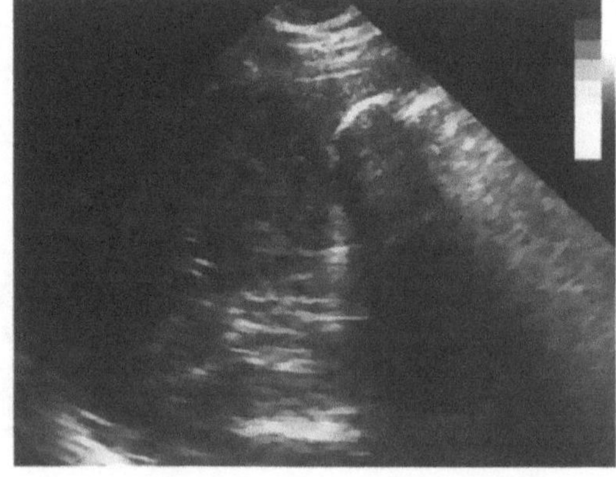

## 3.3.3.2
### Das Cholestasesyndrom

Bei zunehmendem Druckgradienten[19]als Folge einer Obstruktion der ableitenden Gallenwege kommt es zum Aufstau von Galleflüssigkeit[20], der mit einer Konzentrationserhöhung des Gesamtbilirubins ($>2,5$ mg/dl), einem Anstieg cholestaseanzeigender Enzyme im Blut ($\gamma$-GT, alkalische Phosphatase) und einer Ablagerung von Gallensäuren in verschiedenen Geweben (Haut, Schleimhaut, Skleren) einhergehen kann. Diese zuerst an den Skleren ($>1,2$ mg/dl) und der Haut (Bilirubin $>2,0$ mg/dl) sichtbare Gelbverfärbung ist zusammen mit einem generalisierten Juckreiz das Leitsymptom aller ikterischen Erkrankungen.

Ein mechanischer Ikterus kann durch eine segmentale Passagestörung des Galleflusses in allen anatomischen Abschnitten des biliären Gangsystems durch Kompression von innen und außen entstehen. Morphologisch führt die Cholestase in den meisten Fällen zu einer Dilatation zunächst der leicht verformbaren, extrahepatischen und später auch der intrahepatischen Gallenwege bzw. einer Rückbildung der Erweiterung in umgekehrter Reihenfolge, wenn das Hindernis beseitigt wurde. Eine Dilatation muss jedoch nicht immer vorliegen. So kann bei 23% der Patienten mit einem Verschluss der Gallenwege eine intrahepatische Cholestase fehlen und 5% der Patienten mit Gallengangssteinen haben normal weite Gallenwege (Strunk 1999 [3]). Die Erklärung dafür ist ein meist altersbedingter Elastizitätsverlust der extrahepatischen Gallenwege. Nach dem Ausmaß und dem zeitlichen Auftreten unterscheidet man einen kompletten von einem partiellen Stop und eine akute, intermittierende (Papillenstenose!) sowie progrediente Sekretionsstörung, die serologisch als massiver oder auch nur geringer und flüchtiger Enzymanstieg erkennbar ist.

**Merke:** Symptomatische und klinisch abortive Steinpassagen (z. B. rechtsseitige Oberbauchbeschwerden) im Ductus hepatocholedochus mit spontanem, transpapillärem Abgang von Choledochuskonkrementen sind relativ häufige Ereignisse (Schneider 1986). Sie gehen mit einem Anstieg der Cholestaseenzyme (Bilirubin, alkalische Phosphatase, $\gamma$-GT) einher, der sich langsam zurückbildet und sich nicht in allen Fällen normalisiert. Eine Begleitpankreatitis ist an einem Anstieg der Serumamylase und Lipase erkennbar. Wenn die Diagnose sonographisch nicht eindeutig gesichert werden kann, kann die Durchführung einer endoskopisch, retrograden Cholangiographie (ERC) angezeigt sein. Das Zeitintervall vom ersten Symptom (Ikterus, Juckreiz) bis zum sichtbaren Nachweis einer posthepatischen Gangdilatation im Ultraschall beträgt häufig bis zu 10 Tage. Kurzfristige Verlaufskontrollen des Befundes sind daher notwendig, um mögliche Komplikationen einer Gangerweiterung (z. B. Cholangitis, biliäre Pankreatitis) rechtzeitig zu erkennen und behandeln zu können. Das sonographische Bild einer Erweiterung der intrahepatischen Gallenwege ist recht charakteristisch und wird oft mit optischen Eindruck eines „Baumes mit seinen knorrigen Verzweigungen" oder einer „Seenplatte" verglichen.

---

[19] Der Sekretionsdruck in der Leber beträgt 20–30 cm Wassersäule, der Druckwiderstand im Sphincter Oddi 10–25 cm Wassersäule.
[20] Täglich werden in den Hepatozyten 800–1200 ml Galle produziert.

Nach der Lokalisation des Abflusshindernisses unterscheidet man eine intrahepatische, portale, suprapankreatische und intrapankreatische Cholestase. Sonographisch kann die Höhe des Passagestops in 92% erkannt und die Ursache in 2/3 der Fälle geklärt werden (Tabelle 3.18). Dazu müssen die Leber, die Leberpforte mit der portalen Trias, der Ductus hepatocholedochus[21] („Hepatocholedochus") und das Pankreas untersucht werden.

**Tabelle 3.18.** Ursachenspektrum des Verschlussikterus

| Verschlusshöhe | Diagnose | Bemerkungen |
| --- | --- | --- |
| Intrapankreatisch | Choledocholithiasis | Schmerzhafter Ikterus |
| | Pankreaskopfkarzinom | Schmerzloser Ikterus, akute Magendistension, Pylethrombose |
| | Chronische Pankreatitis | Intrapankreatische Verkalkung |
| | Papillenstenose | Benigne, maligne |
| | Pankreaspseudozyste | Tastbarer Oberbauchtumor |
| Suprapankreatisch | Choledocholithiasis | – |
| | Lymphknotenmetastasen | Tumorsuche |
| | Lymphome | – |
| | Karzinom | – |
| | Mirizzi-Syndrom | Entzündlich, steinbedingte Stenose des Ductus hepaticus communis |
| | Choledochuszyste | – |
| Leberpforte | Klatskin-Tumor | Tumorsuche |
| | Lymphknotenmetastasen | – |
| Intrahepatisch | Intrahepatische Gallengangssteine | DD: Aerobilie nach ERCP und Papillotomie |
| | Cholangiokarzinom | Assoziation mit Colitis ulcerosa |
| | Zystadenokarzinom, Zystadenom | – |
| | Lymphome | – |
| | Leukosen | – |
| | Hepatozelluläres Karzinom | – |
| | Lebermetastasen | – |
| | Primär sklerosierende Cholangitis | Choledocholithiasis |
| | Cholangitis | – |
| | Leberabszesse | – |
| | Primär biliäre Zirrhose | – |
| | Caroli-Syndrom | Angeborene Erweiterung der intrahepatischen Gallengänge |
| | Choledochuszyste | – |
| | Echinokokkose | – |

---

[21] Ductus hepaticus communis (DHC) und Ductus cysticus vereinigen sich zum Ductus choledochus; weil der Ductus cysticus sonographisch häufig nicht dargestellt werden kann, spricht man allgemein vom Ductus hepatocholedochus oder klinisch vom „Hepatocholedochus".

Die intrahepatischen Gallenwege sind im Normalfall sonographisch nur mit hochauflösenden Geräten darstellbar, der Ductus choledochus wird im sog. Leberpfortenschnitt aufgesucht (Abb. 3.37). Die Weite des Ductus choledochus schwankt zwischen 4 und 8 mm und nimmt mit steigendem Lebensalter sowie nach Cholezystektomie (Normwert: bis 10 mm) zu, ohne dass eine Stauung vorliegt. Als Merkregel („10er-Regel") für eine normale Lumenweite können folgende Richtwerte gelten (Strunk 1999 [2]):

**Merke:** Beim 40-Jährigen 4 mm, beim 50-Jährigen 5 mm, beim 60-Jährigen 6 mm, beim 70-Jährigen 7 mm, beim 80-Jährigen = 8 mm.

**Merke:**
- Der Verlauf der A. hepatica propria und ihrer Äste innerhalb der Leber ist sonographisch nicht darstellbar
- Die Lebervenen sind erkennbar an ihren zarten Wandreflexen, dem fingerförmig gestreckten Verlauf und ihrer Einmündung mit 3 Hauptstämmen in die V. cava inferior (sog. Lebervenenstern); bei einer unteren Einflussstauung nimmt das Kaliber der Lebervenen in Richtung Leberperipherie hin ab, die atemabhängige Volumenschwankung der V. cava ist aufgehoben
- Die Pfortader verläuft gerade, gestreckt und parallel mit den intrahepatischen Gallenwegen (sog. „Doppelflintenzeichen" bei intrahepatischer Cholestase = zweispurige Gangstruktur aus erweitertem Gallengang und Portalast) und wird durch ein kräftiges Reflexband (sog. Uferbefestigung) begrenzt
- Die intrahepatischen Gallenwege sind normalerweise nur unter optimalen Untersuchungsbedingungen erkennbar, bei einem Stau imponieren sie als knorrig gekrümmt verlaufende tubuläre Strukturen („Astwerk knorriger Bäume"), die sternförmig zum Leberhilus ziehen. Ihr Kaliber nimmt in Richtung Leberpforte zu.

Häufigste Ursachen für einen chirurgischen Ikterus (Tabelle 3.20) sind in 90% benigne (steinbedingte [Choledocholithiasis], entzündliche [chronische Pankreatitis

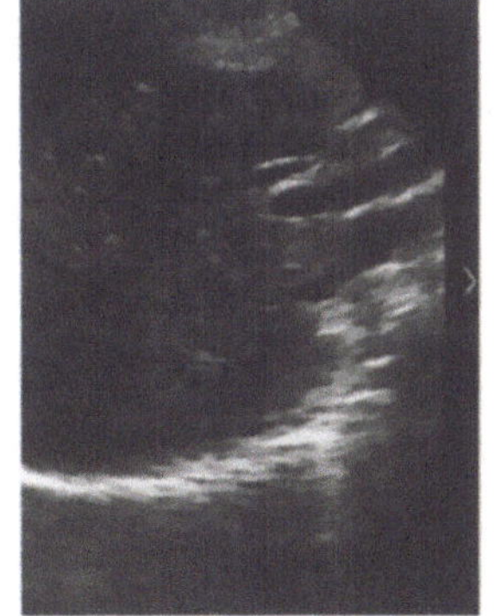

**Abb. 3.37.**
Leberpfortenschnitt. Portale Trias der Leber (von ventral nach dorsal): Ductus choledochus, V. portae und V. cava inferior (CPC-Regel). Diagnose: unauffällige Leberpforte mit normal weitem Ductus choledochus

mit Gangstriktur]) und neoplastische Obstruktionen (Pankreaskarzinom) unterschiedlicher Lokalisation (hoher/mittlerer/distaler Verschluss [Tabelle 3.19, Abb. 3.38]). Häufig liegen distale Abflusshindernisse (Abb. 3.39) vor, die akut mit Schmerzen auftreten (präpapilläres Konkrement) oder sich allmählich über Wochen unter dem klinischen Bild des „schmerzlosen" Ikterus entwickeln (Pankreaskopfkarzinom, Choledochuskarzinom, entzündliche und maligne Papillenstenose). Hohe Verschlussursachen (Abb. 3.40) sind selten (z. B. Hepatikusgabelkarzinom, sog. Klatskin-Tumor). Sonographisch ist eine Differenzierung der Verschlusshöhe in 96–100% möglich, der Tumornachweis gelingt in 86–95%. Ist keine Cholestase nachweisbar, muss differentialdiagnostisch nach Ursachen eines internistischen Ikterus (z. B. Hepatitis) gesucht werden.

**Tabelle 3.19.** Sonographische Differentialdiagnose der Cholestase (- = keine Erweiterung, + = Erweiterung)

| Verschluss | Gallenblase | Ductus choledochus | Intrahepatische Gallenwege |
|---|---|---|---|
| Proximal | – | – | + |
| Distal | + | + | + |
| Intrahepatisch | – | – | – |

**Tabelle 3.20.** Operationsstatistik bei Verschlussikterus. (Nach Kern 1988, n = 2266)

| Diagnose | Eingriff | % |
|---|---|---|
| Benigne Erkrankungen | | |
| Echinokokkose | Resektion | 2,4 |
| Abszess | Drainage und Resektion | 1,4 |
| Zyste | Resektion | 1,1 |
| Choledocholithiasis | Laparatomie | 43,6 |
| Stein, Papillentumor, Papillitis stenosans, Duodenaldivertikel | Transduodenale Papillotomie | 10,0 |
| – | Biliodigestive Anastomose | 7,0 |
| Caroli-Syndrom | Transkatheterlyse, Choledochusrevision | 0,1 |
| Gallengangszyste | Resektion | 0,1 |
| Pankreatitis | – | 4,5 |
| Pankreaspseudozyste | – | 0,9 |
| Gallengangszyste | Resektion | 0,1 |
| Maligne Erkrankungen | | |
| – | Leberresektion | 2,7 |
| – | Palliativoperation | 3,0 |
| – | Biliodigestive Anastomose | 7,4 |
| – | Resektion (Gallenblase, -wege) | 2,7 |
| – | Probelaparatomie | 2,7 |
| Pankreas und Papille | Resektion | 4,4 |
| – | Palliativoperation | 4,0 |
| – | Probelaparatomie | 1,9 |
| – | Palliativoperation | 4,0 |

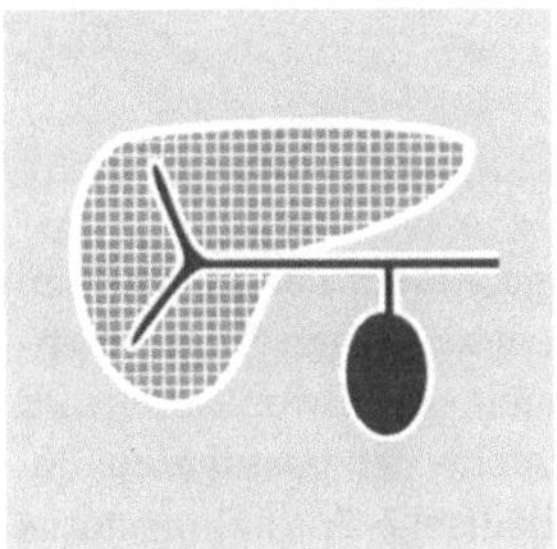
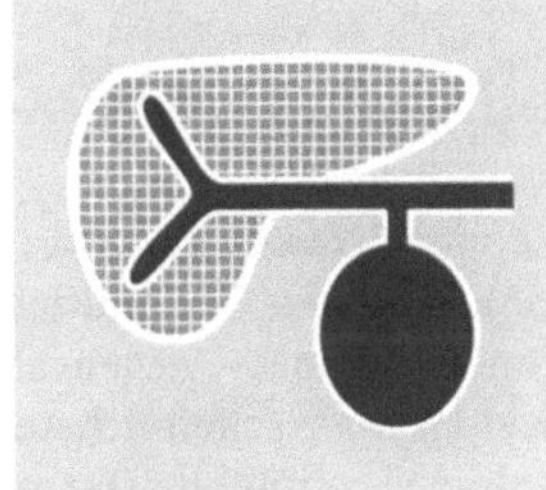
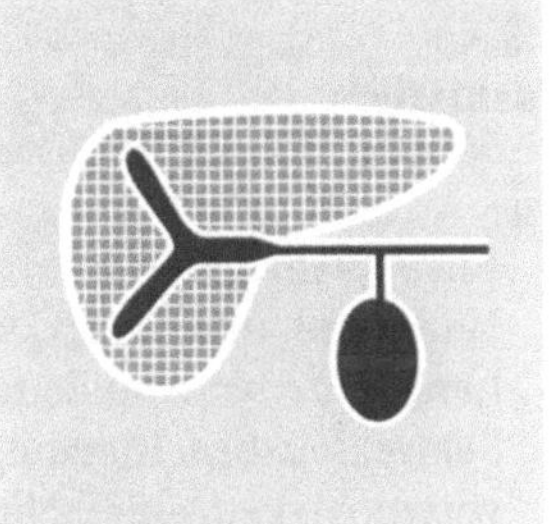

intrahepatische Cholestase

extrahepatische Cholestase
(tiefer Verschluss)

extrahepatische Cholestase
(hoher Verschluss)

**Abb. 3.38.** Sonographische Differenzierung zwischen intra- und extrahepatischer Cholestase

**Abb. 3.39.**
Subkostaler Schrägschnitt
rechts. Leber mit einer Er-
weiterung der intrahepatischen
Gallenwege („Astwerk knorriger
Bäume").
Diagnose: posthepatischer
Gallenwegsverschluss durch ein
präpapilläres Konkrement

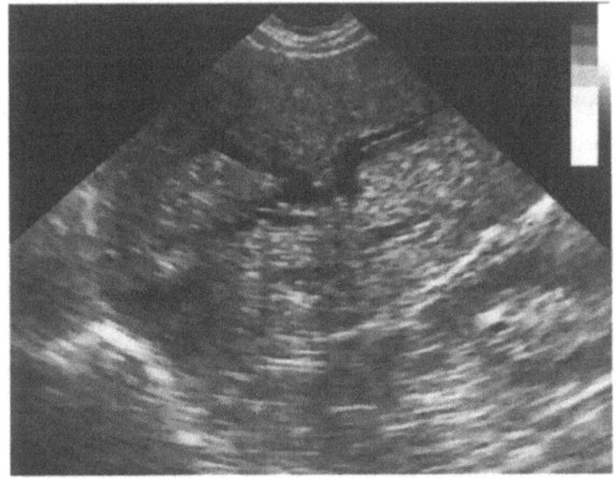

**Abb. 3.40.**
Leberpfortenschnitt. Erweite-
rung des Ductus choledochus.
Diagnose: posthepatische
Cholestase durch extrinsische
Gallengangskompression

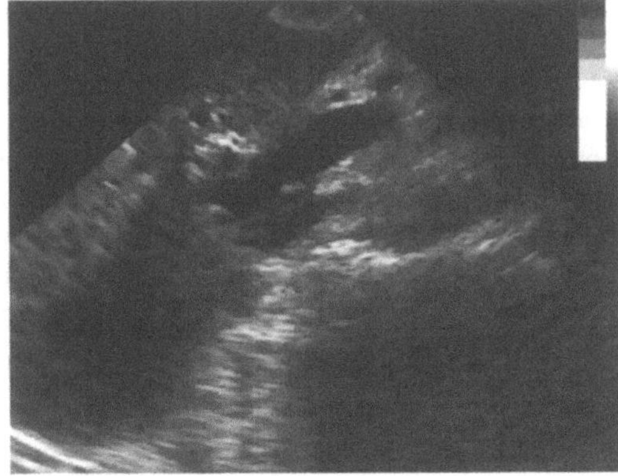

### 3.3.4
### Kasuistik

Ein 74-jähriger Patient wurde vom Notarzt stationär eingewiesen, nachdem er zu Hause kollabiert war. Da das Akutereignis in unmittelbarem zeitlichen Zusammenhang mit der Applikation von Nitratspray wegen allgemeinen Unwohlseins und Schweißausbruch stand, wurde als wahrscheinlichste Ursache der passageren Bewusstlosigkeit eine „Nitratsynkope" vermutet. Der physikalische Aufnahmestatus war unauffällig, im Abdomen (Leber, Milz, Darmtätigkeit) wurden keine pathologischen Befunde erhoben. Laborchemisch lagen außerhalb des Referenzbereichs: Bilirubin 1,1 mg/dl, GOT 37 U/l, GPT 98 U/l, $\gamma$-GT 428 U/l, alkalische Phosphatase 306 U/l. Das CRP war normal ($<0,5$ mg/dl), das Hepatitisscreening negativ. Sonographisch kam eine große Gallenblase mit multiplen Konkrementen zur Darstellung. Die intrahepatischen Gallenwege wurden als leicht erweitert beschrieben. Aufgrund unauffälliger Klinik wurde der Patient mit der Diagnose „unklar erhöhter Leberenzyme" entlassen. Befundkontrollen wurden empfohlen. Eine Woche nach Klinikaufenthalt stellte sich der Patient ambulant wegen progredienter Verschlechterung des Allgemeinbefindens und Auftreten von Schüttelfrost vor. Folgender Befund wurde erhoben: diskreter Sklerenikterus, Druckschmerz im rechten Oberbauch. Sonographischer Nachweis eines Gallenblasenhydrops und einer intrahepatischen Gallengangserweiterung (s. Abb. 3.39). Die Einweisungsdiagnose einer akuten Cholezystitis mit Cholangitis bestätigte sich klinisch und objektiv. Das präseptische Cholestasesyndrom, das inzwischen auch serologisch progredient war (GOT 63 U/l, GPT 190 U/l, $\gamma$-GT 630 U/l, alkalische Phosphatase 371 U/l, CRP$_q$ 10,1 mg/dl), wurde durch sofortige diagnostisch-therapeutische Intervention (ERCP mit Papillotomie und Extraktion eines 1 cm großen Choledochussteins; laparaskopische Cholezystektomie im freien Intervall) versorgt.

Die vorliegende Kasuistik weist auf einige häufige Problemfelder hin, deren Fehlinterpretation in der täglichen Praxis zu schwerwiegenden Komplikationen führen kann:

- In Zusammenhang mit einer koinzidenten Akuterkrankung anderer Genese (Nitratsynkope) werden Anamnese, Klinik und Befunde nicht in einen logisch folgerichtigen Zusammenhang gebracht und nachdrücklich auf das zufällig entdeckte Krankheitsbild einer komplizierten Gallenblasenerkrankung bezogen, obwohl die Konstitution des Syndroms objektiv für eine beginnende, entzündliche Gallenwegsobstruktion mit typischer Symptomatik (Charcot-Trias = Oberbauchschmerz, Ikterus, Schüttelfrost) spricht. Der Hauptbefund wird somit zum Nebenbefund und umgekehrt!
- Der Prozesscharakter des sonographischen Befundes (Gallestau) wird nicht genügend beachtet, um einen abwendbar gefährlichen Verlauf rechtzeitig zu erkennen.

### 3.3.5
### Zusammenfassung

Die Diagnose einer steinbedingten Gallenblasenerkrankung stellt heute eine Domäne der Sonographie dar. So kann inzwischen bei symptomatischen Gallensteinen alleine aufgrund formaler sonographischer Kriterien (z. B. Steinanzahl, Steingröße) selektiv entschieden werden, welche Patienten operiert werden müssen und wann prinzipiell eine konservative Therapie in Frage kommt. Die Durchführung anderer bildgebender Verfahren ist dadurch in den Hintergrund gerückt und bleibt auf Einzelfälle oder komplizierte Cholezystopathien beschränkt. Der sichere Nachweis von Gallengangssteinen gehört zu den diagnostischen „Grauzonen" der Ultraschalluntersuchung, welche zumeist eine ergänzende radiologische bzw. endoskopische Abklärung der Gallenwege (z. B. ERCP) erforderlich machen. Ikterusformen unterschiedlicher Ursache (medizinischer/chirurgischer Ikterus) lassen sich sonographisch sicher differenzieren, was in der Praxis zu einer schnellen und ökonomischen Entscheidungsfindung beitragen kann.

## Literatur

Frear D, Tilyard MW, Gurr E (1997) Abdominal pain in New Zealand general practice. N Z Med J 110 (1051): 333–334

Gear MWL, Ormiston MC, Barnes RJ (1980) Endoscopic studies of dyspepsia in the community: an „open-access" service. Br Med J 2: 1135

Gracie WA, Ransohoff DF (1982) The natural history of silent gallstones. The innocent gallstone is not a myth. N Engl J Med 307: 798–800

Holstege A, Kohlberger EJ (1989) Epidemiologie und Pathogenese von Gallensteinen. Fortschr Med 32: 45–54

Jones R (1987) Self-care and primary care of dyspepsia: a review. Fam Pract 4: 68–77

Jorgenson T (1989) Abdominal symptoms and gallstone disease: an epidemiological investigation. Hepatology 9: 856–860

Kern E, Bruch H-P (1988) Der Ikterus. Heutige Problematik aus chirurgischer Sicht. Dtsch Ärztebl 85 (51/52): 2609–2613

Klinkman MS (1996) Episodes of care for abdominal pain in a primary care practice. Arch Fam Med 5: 279–285

Ko MC, Sekijima JH, Lee SP (1999) Biliary sludge. Ann Intern Med 130: 301–311

Leuschner U (1989) Aktuelle Strategie zur Therapie bei Gallenblasensteinen. Dtsch Med Wochenschr 114: 1121–1123

Muris J, Starmans R, Fijten GH, Crebolder FJM, Krebber FWA, Knotternus JA (1993) Abdominal pain in general practice. Fam Practice 10 (4): 387–390

Müller PR, Cronan JJ, Simeone JF (1983) Choledocholithiasis: ultrasonografic caveats. J Ultrasound Med 2: 213–216

Rohen JW (1984) Funktionelle Anatomie des Menschen. Schattauer

Seibold F (1998) Konservative Therapie von Gallensteinen. Fortschr Med 24: 26–30

Schneider H, Seitz K (1986) Sonographischer Nachweis und klinische Beobachtungen beim spontanen Abgang von Gallengangsteinen. Ultraschall 7: 114–116

Schneider HT, Wenzel F, Benninger J, Flügel H, Hahn EG, Ell C (1998) Diagnostisches Vorgehen bei Cholezystolithiasis. Fortschr Med 24: 22–25

Strunk H, Wilhelm K (1999) Erkrankungen der Gallenwege. Teil 1: Sonographische Anatomie, Untersuchungstechnik, Tumoröse Erkrankungen. Leber Magen Darm 29 (2): 98–102

Strunk H, Wilhelm K (1999) Erkrankungen der Gallenwege. Teil 2: Nicht-tumoröse Erkrankungen, therapiebedingte Veränderungen. Leber Magen Darm 29 (3): 139–146

Wenckert A, Robertson B (1966) The natural course of gallstone disease: eleven-year review of 781 nonoperated cases. Gastroenterology 50: 376–381

Wermke W (1992) Sonographische Diagnostik von Gallenwegskonkementen. Eine prospektive Studie hinsichtlich der Auswirkungen objektiver und subjektiver Faktoren auf die Treffsicherheit bei Choledocholithiasis. Ultraschall in Med 13: 246–254

Wolpers C (1989) Gallenblasenpolypen und Gallenblasensteine. Dtsch Med Wochenschr 114: 1905–1912

## 3.4
## Ultraschall in der Diagnostik des Dorsolumbalsyndroms

### 3.4.1
### Das Krankheitsspektrum in der Allgemeinarztpraxis

Die Kenntnis der angewandten Anatomie retroperitoneal gelegener Organe ist eine wesentliche Voraussetzung für das Verständnis von Symptomatologie und Pathogenese der Krankheitsbilder in dieser Region. Das Spatium retroperitoneale dehnt sich in vertikaler Richtung vom Beckenraum bis zum Zwerchfell aus (unterer, mittlerer, oberer[22] Retroperitonealraum). Horizontal wird es ventral vom Peritoneum parietale und dorsal von der Bauchwand mit der Wirbelsäule und ihren Umgebungsstrukturen (Rückenmuskulatur) begrenzt. Nach lateral reicht es bis zu den Nieren. Dieser spaltförmige Raum stellt einerseits eine breitbasige Kontaktfläche zur freien Bauchhöhle (frontale Orientierung[23]) dar und ist gleichzeitig eine vertikale Transitstrecke für unterschiedliche Leitungsbahnen, die den Oberbauch mit dem Subperitonealraum des kleinen Beckens und der unteren Extremität verbinden. Der Retroperitonealsitus enthält, eingebettet in verschiebliches Binde- und Fettgewebe und dicht nebeneinander liegend:

- Solide Organe
  - Nieren und Nebennieren,
  - Pankreas,
  - Prostata;
- Hohlorgane
  - Harnblase,
  - Duodenum (Pars descendens und inferior),
  - Rektum;
- Leitungsstrukturen
  - Harnleiter,
  - Aorta abdominalis,
  - V. cava inferior,
  - Lymphgefäße und zugehörige Lymphknotengruppen,
  - Nerven (N. ilioinguinalis, N. iliohypogastricus, N. genitofemoralis, N. cutaneus femoris lateralis, N. femoralis),
  - Truncus sympathicus und vegetative Gangliengeflechte;
- Muskulatur (M. iliopsoas, M. quadratus lumborum, M. transversus abdominis).

Raumfordernde Krankheitsprozesse breiten sich innerhalb dieses Raumes nach kranial (Mediastinum), kaudal, ventral und dorsal aus. Sie können zu einer Kompression und Infiltration benachbarter Organsysteme (z. B. Ureter → Harnstauungsniere, V. cava inferior → „Cava-inferior-Syndrom", N. ilioinguinalis → symptomatische Neuralgie, Aorta abdominalis → Nierenarterienverschluss), einer Verlage-

---

[22] Durch die zentrale Lage der Niere, die von einer prä- und retrorenalen Faszie (Gerota-Faszie) abgegrenzt wird, entsteht eine Aufteilung des oberen Retroperitonealraumes in 3 Abschnitte.

[23] Die räumliche Orientierung wird durch folgende Merkmale geleitet: Dimension (vorne/hinten), trennende Ebene (frontale), Gestaltungsprinzip (Metamerie), Begriffspaare (ventral/dorsal, Rohen 1984).

rung von Organen (z. B. Niere), einer Strukturveränderung des Muskel- und Bindegewebes (z. B. M. psoas → Psoashämatom, Bindegewebe → retroperitonale Fibrose) führen oder dem Verlauf vorgebildeter Spalträume folgen (z. B. Senkungsabszess, Nekrosestraße bei akuter Pankreatitis). Diese pathologischen Veränderungen der Anatomie sind im Ultraschallbild entweder direkt sichtbar (z. B. Bauchaortenaneurysma) oder können aufgrund indirekter Zeichen (z. B. Größenzunahme[24] des M. psoas) erkannt werden. Erkrankungen des Retroperitonealraumes werden in primäre und sekundäre Erkrankungen der parenchymatösen Organe (z. B. Nierentumor), Leitungsorgane (z. B. Hydronephrose) und seiner übrigen Inhaltsgebilde (z. B. solide Raumforderung) eingeteilt. Die Symptomatik (Tabelle 3.21) dieser Krankheitsbilder hängt vom Sitz des Krankheitsherdes sowie seiner Ausbreitungsrichtung ab und ist durch die engen topographischen Lagebeziehungen der unterschiedlichen Organsysteme zueinander definiert.

Ist z. B. der obere Retroperitonealraum unmittelbar betroffen, bestehen zahlreiche Verwechslungsmöglichkeiten (Tabelle 3.22) mit Erkrankungen innerer Organe (z. B. Pankreatitis, Ulcus duodeni). Bei einer Beteiligung des mittleren und unteren Abschnitts können retroperitoneale Krankheitsbilder neoplastischer, entzündlicher, vaskulärer, traumatischer, etc. Genese (z. B. Nierenerkrankungen, Wirbelsäulensyndrome, Bauchaortenaneurysma) klinisch ähnliche Krankheitsbilder hervorrufen, die lange Zeit asymptomatisch sind oder sich nur in uncharakteristischen Beschwerden wie z. B. Rücken- und Bauchschmerzen äußern. Die Diagnose wird daher erst verzögert gestellt und ist oft prognostisch ungünstiger (z. B. traumatische Organläsionen).

**Tabelle 3.21.** Klinische Symptome und Befunde des inflammatorischen Bauchaortenaneurysmas. (Mod. nach Siebenmann 1989)

| Symptome/Befunde | Häufigkeit (%) |
| --- | --- |
| Palpabler Bauchtumor | 85 |
| Chronische Rücken- und Abdominalschmerzen | 78 |
| Gewichtsverlust, Inappetenz | 39 |
| Einseitige Hydronephrose | 20 |
| Aneurysmaruptur | 15 |
| Niereninsuffizienz bei beidseitiger Hydronephrose | 10 |
| Periphere Embolisierung | 5 |

**Tabelle 3.22.** Fehldeutungen beim symptomatischen Bauchaortenaneurysma. (Nach Dörrler 1989)

| „Fehldiagnose" | Häufigkeit (%) |
| --- | --- |
| Nierenkolik | 70 |
| Akute Lumbago | 20 |
| Ulcus duodeni | 10 |
| Cholezystitis | 6 |
| Appendizitis | 4 |
| Pankreatitis | 3 |

---

[24] Bei muskelkräftiger Konstitution kann ein hypertrophierter M. psoas eine Raumforderung vortäuschen!

## 3.4.2
## Indikationen

Der Retroperitonealraum wird gewöhnlich im Rahmen der Oberbauchsonographie untersucht. Eine Indikation besteht bei folgenden Ausgangssituationen:
- Anamnese (z. B. Steine der ableitenden Harnwege, arterielle Hypertonie, rezidivierender Harnwegsinfekt)
- Symptomatik (z. B. Bauchschmerzen, therapieresistente Rückenschmerzen, Hämaturie)
- Klinik (z. B. „pulsierender" Bauchtumor, Varikozele testis, Lymphödem)
- Diagnostik (z. B. pathologischer Urinstreifentest, Kreatininerhöhung)

## 3.4.3
## Allgemeinmedizinisch bedeutsame Befunde
## bei Erkrankungen im Retroperitonealraum

Praktisch wichtige Erkrankungen im Retroperitonealraum sind Erkrankungen der Niere und des harnableitenden Systems, der Bauchaorta und Raumforderungen, die von unterschiedlichen Strukturen ausgehen können.

## 3.4.3.1
## Nierenerkrankungen

Tabelle 3.23 zeigt eine Zusammenstellung urosonographischer Befunde aus der Allgemeinarztpraxis. Nierensteine und Nierenzysten stellen dabei die häufigsten Diagnosen dar.

### Renale Raumforderungen
Raumforderungen der Niere können von Nierenparenchym und Nierenbecken ausgehen. Pathogenetisch werden solide und zystische Prozesse unterschieden.

■ **Zystische Raumforderungen.** Vor Einführung der Sonographie in die Diagnostik war eine sichere Differenzierung solider und zystischer Raumforderungen in der

**Tabelle 3.23.** Urosonographische Diagnosen bei Patienten in der Allgemeinarztpraxis. (Knorr 1982, n = 732; Schnur 1990, n = 400)

| Diagnose | Anzahl (n = 400) | Anzahl (n = 732) | Bemerkung |
|---|---|---|---|
| Unauffälliger Befund | 371 | 129 | – |
| Nierenzyste | 10 | 21 | – |
| Nierenstein | 6 | 13 | Falsch-negativer Befund (n = 1) |
| Nierenanomalie[a] | 9 | 10 | – |
| Chronische Pyelonephritis | 2 | 9 | – |
| Verdacht auf Nierentumor | – | 6 | Bestätigter Befund (n = 2), unbestätigter Befund[b] (n = 4) |
| Harnstauungsniere | 2 | – | – |

[a]Doppelniere, Hypoplasie, Milzbuckel. [b]Parenchymbrücke, Pseudotumor, Normvariante

Niere nicht ohne invasive Untersuchung möglich. Heute werden typische Zysten häufig als zufälliger Nebenbefund bei der Abdomensonographie festgestellt (Abb. 3.41 u. 3.42). Sie kommen bei mindestens 50% über 50-Jähriger in der Gesamtbevölkerung vor und verlaufen in über 80% asymptomatisch. Kleine Zysten, die bis zu einer Größe von ca. 1,5 cm sonographisch darstellbar sind, sind ohne Krankheitswert. Um eine Größenzunahme zu dokumentieren, reichen Verlaufskontrollen z. B. in Jahresabständen aus. Große Zysten, deren Ausdehnung die eigentliche Nierengröße oft um ein Vielfaches übersteigt, können durch Kompression und Verdrängung von Nachbarorganen symptomatisch werden (Lumbal- und Bauchbeschwerden). Eine Behandlungsindikation ist gegeben bei raschem Wachstum, Entzündung (selten), akuter Einblutung, spontaner oder traumatischer Ruptur (s. akutes Abdomen) und Veränderung der Echomorphologie (Adenokarzinom in ca. 2–3%, Beispiel 1). Die einfache Zystenpunktion aus diagnostischer und therapeutischer Indikation ist dabei ungenügend, weil sie häufig zum Rezidiv führt, die Infektion einer primär blanden Zyste verursachen und eine falsch-negative Zytologie erbringen kann (operative Freilegung und Zystenabtragung).

Zysten werden nach ihrer Anzahl (solitär, multipel, ein- und beidseitig), Form (ovalär, rund, polyzyklisch), Lokalisation (kortikal, zentral-parapelvin, pararenal-subkapsulär) und Pathogenese (dysplastisch, Zyste mit zentraler Tumornekrose) eingeteilt. Gelegentlich besteht eine zufällige Koinzidenz mit einer Hypertonie (ca.

**Abb. 3.41.**
Flankenschnitt rechts. Unauffällige Niere, „fingerförmige" Aufspreizung des zentralen Pyelonreflexes (ampulläres Nierenbeckenkelchsystem) und echofreie, kortikale Läsion mit Schallverstärkung.
Diagnose: kortikale Nierenzyste

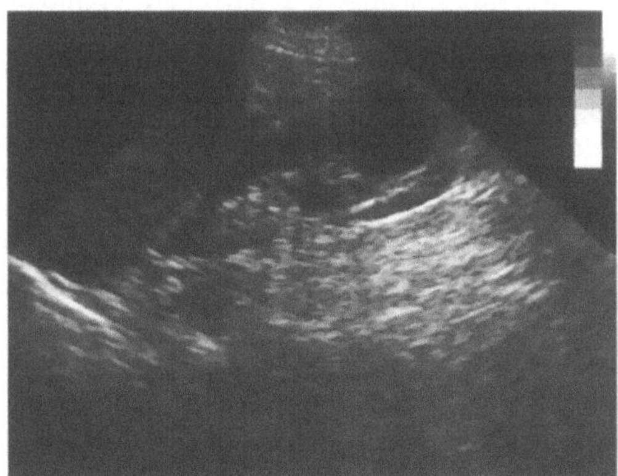

**Abb. 3.42.**
Flankenschnitt rechts, innerhalb des Zentralkomplexes runde, echofreie Formation.
Diagnose: zentrale Nierenzyste

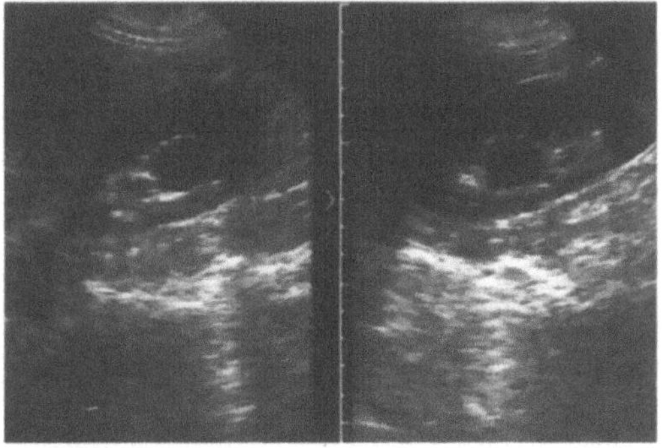

20%) und Urolithiasis (ca. 15%). Differentialdiagnostisch müssen parapelvine Zysten von einem Harnaufstau mit proximal dilatiertem Ureter, einer Sinuslipomatose und einem ampullären Nierenbeckenkelchsystem abgegrenzt werden. Die sonographische Unterscheidung multipler, beidseitiger Zysten von einer polyzystischen Nierenerkrankung ist schwierig und erfordert eine weitere Abklärung durch Spezialuntersuchungen. Typisch für eine adulte „Zystenniere" sind die massive Organvergrößerung, die „Auflösung" der gewohnten sonographischen Nierenanatomie (scharf begrenzte Nierenkontur, Parenchymecho, Pyelonreflex), das in 90% beidseitige Vorkommen und das häufig gemeinsame Auftreten mit Pankreaszysten, Leberzysten und Hirnbasisaneurysmen.

> **Beispiel 1:** Solitäre Zysten stellen einen der häufigsten Befunde an der Niere dar. Im unselektierten Krankengut einer Allgemeinarztpraxis werden in 7,25% der Fälle renale Läsionen diagnostiziert (Schnur 1990). Liegen die typischen Zystenkriterien vor, ist keine weitere Diagnostik notwendig. Neu aufgetretene Veränderungen der Echomorphologie (z. B. Verkalkungen, Unregelmäßigkeiten der Zystenwand) hingegen müssen in Zusammenarbeit mit dem Spezialisten zum Ausschluss einer Tumorerkrankung weiter geklärt werden (z. B. i.v.-Urographie, Computertomographie, Zytologie)!

■ **Solide Raumforderungen.** Eine renale Fremdstruktur, die durch zunehmendes Größenwachstum umliegendes Gewebe verdrängt, wird als Raumforderung bezeichnet. Parenchymatöse Raumforderungen führen entweder zur äußerlichen Konturveränderung der Niere, wenn sie sich zur Nierenkapsel hin ausbreiten, oder zu einer Impression des Nierenbeckens bei entgegengesetzter Wachstumsrichtung. Neubildungen im Nierenbecken (z. B. Papillome) können eine Einengung des Ureterabgangs verursachen.

Jede Raumforderung, welche diese allgemein deskriptiven Kriterien erfüllt, kann einem echten Tumor der Niere entsprechen oder durch tumorähnliche Strukturdefekte vorgetäuscht werden (sog. Pseudotumor). Bösartige Tumoren (Abb. 3.43) wie z. B. das Nierenzellkarzinom sind relativ selten. Im sonographischen Bild erscheinen sie häufig als echoinhomogene Läsion, welche die glatte Nierenkontur überschreitet oder den Pyelonreflex verformt. Bei echogleichen Raumforderungen und Tumoren < 2 cm kann eine diskrete Impression des Zentralreflexes der einzige Hinweis auf eine Tumorerkrankung sein. Das sonographische Äquivalent gutartiger Tumoren ist eine scharfe, regelmäßige Begrenzung und homogene Binnenstruktur. Eine derartige Konfiguration findet man im Falle des Angiomyolipoms (sog. weißer Tumor[25], Abb. 3.44) vor, einem gefäßreichen, mesenchymalen Mischtumor aus Fett- und Muskelgewebe, der sonographisch als echoreicher Rundherd im Parenchym imponiert. Neoplasien können auch mit tumorähnlichen, anlagebedingten Struk-

---

[25] Mischgewebe haben einen Dichtewert (Radiodensität, Masseinheit = Hounsfield-Einheiten = HU oder HE), der sich aus dem Volumenverhältnis der verschiedenen Gewebekomponenten ergibt. Computertomographisch kann der Anteil von Fettgewebe in einem definierten Areal („Region of interest") bestimmt werden (Luft = – 1000 HU und Wasser = 0 HU). Fettäquivalente Dichtewerte liegen in einem Bereich von ca. – 90 + 0 HE (Streubreite: – 80 bis (– 110)).

**Abb. 3.43.**
Flankenschnitt links. Echoinho-
mogene, unscharf begrenzte
Raumforderung mit Unter-
brechung der Nierenkontur und
Impression des Pyelonreflexes.
Diagnose: Nierenzellkarzinom

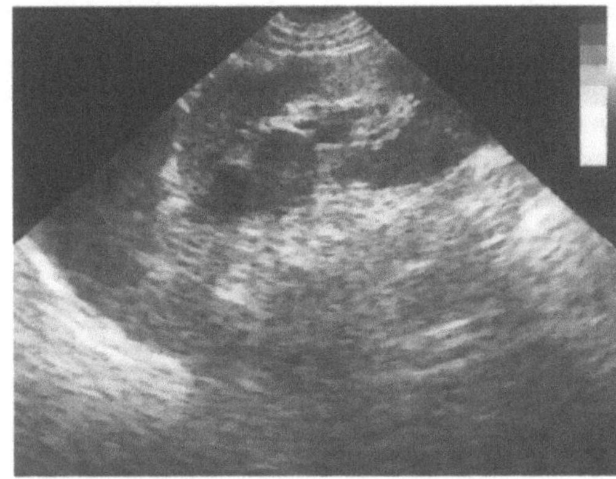

**Abb. 3.44.**
Flankenschnitt rechts. Runde,
scharf begrenzte, fokale, echo-
reiche Raumforderung im
Nierenparenchym.
Diagnose: Angiomyolipom

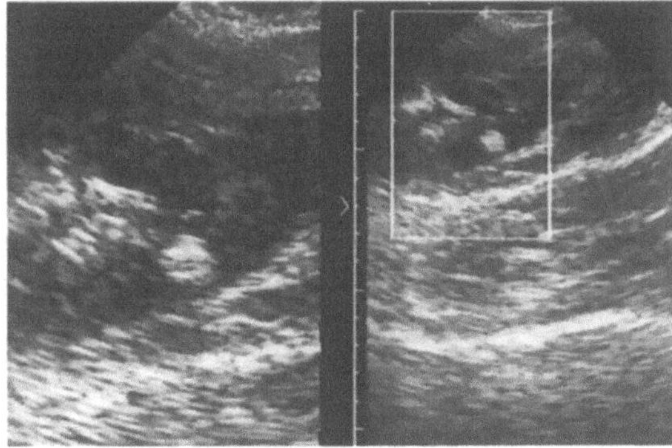

turdefekten verwechselt werden, von denen die Renkulierung der Nierenoberfläche
und der sog. Milzbuckel die häufigsten Normvarianten darstellen. Renkulierungen
sind häufig beidseitig auftretende, „wellenförmige" Konturveränderungen der Niere,
die einer persistierenden fetalen Lappung der Niere entsprechen. Beim Milzbuckel
handelt es sich um eine physiologische Vorwölbung der Nierenkontur, die den Pyelonreflex imprimieren und der Niere eine annähernd „dreieckige" Form geben kann.
Beide Formveränderungen sind ohne Krankheitswert, können aber gelegentlich Anlass für eine Fehlbeurteilung sein.

## Harnsteine

Die Urolithiasis gehört mit einer Prävalenz von ca. 1,5–2% in der westeuropäischen
Bevölkerung zu den häufigsten Stoffwechselstörungen (Völter 1984). Eine Stein-
erkrankung kann bereits im Kindes- und Jugendalter auftreten, sie betrifft aber vor-
wiegend Erwachsene (Frauen/Männer 2:1). Der Erkrankungsgipfel liegt bei beiden
Geschlechtern zwischen 25 und 40 Jahren und bei der Frau im Alter von 50–65
Jahren.

Harnsteine, die in der Niere und den ableitenden Harnwegen gebildet werden,
kommen als solitäre und multiple Konkremente vor. Ihre Größe schwankt zwischen
< 1 mm (Mikrolith) bis zu mehreren Zentimetern („Ausgussstein", Makrolith). Die

Steine bestehen aus Kristallen (95–98%) und einer Steinmatrix (2–5%). Nach der chemischen Zusammensetzung unterscheidet man:
1. Kalziumoxalatsteine (röntgenpositiv, 60–70%),
2. Harnsäuresteine (röntgennegativ, 10–25%),
3. Phosphatsteine (sog. Infektsteine, 15%),
4. Zystinsteine (Zystinurie),
5. Mischsteine (aus 1.–3.).

Hauptlokalisationen von Harnsteinen sind das Nierenparenchym (z. B. Papillensteine, medulläre Markschwammniere), Kelchsystem und Nierenbecken. Harnleitersteine sind Papillensteine, die den Harnleiter passieren und in 80% spontan abgehen oder die physiologischen Engstellen des Ureters verlegen (unkompliziert, kompliziert = infizierte Harnstauungsniere, Nierenruptur, chronische Pyelonephritis). Die Rezidivrate von Steinen beträgt ca. 50–80% und kann durch medikamentöse Metaphylaxie auf 10% gesenkt werden. (Steinanalyse, Leusmann 1995). Die Lithogenese wird durch renale (z. B. Zystinurie), prärenale (z. B. Hyperparathyreoidismus) und postrenale Faktoren (z. B. Harnstauung, bakterielle Infektion) begünstigt. Sie ist noch nicht bis in alle Einzelheiten vollständig geklärt (Matrix-, Mineralisationstheorie).

Von den Harnsteinen (Abb. 3.45), die sonographisch nur ab einer Größe von ca. 6 mm nachweisbar sind (Beispiel 2), können bei klinischem Verdacht aufgrund der typischen Steinkriterien (Kuppenreflex mit Schallschatten) Parenchymkonkremente, Kelchsteine (häufig ohne Steinreflex[26]) und Harnblasensteine nur sicher erfasst werden, wenn der Impedanzsprung zwischen dem Konkrement und umgebenden Strukturen ausreichend groß ist[27]. Falsch-negative Ergebnisse sind daher in der Steindiagnostik nicht ungewöhnlich. Harnleitersteine sind nur im proximalen und prävesikalen Abschnitt des Ureters erkennbar. Die Artdiagnose eines Steins ist sonographisch nicht möglich.

**Abb. 3.45.**
Flankenschnitt rechts. Heller
Kuppenreflex mit Schallschatten.
Diagnose: Nierenstein

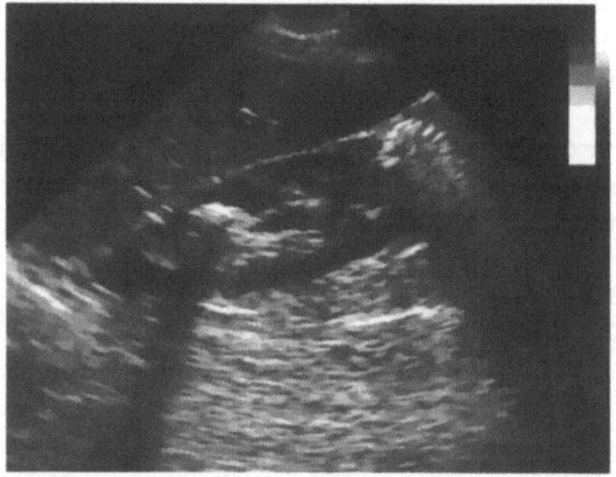

---

[26] Der Schallschatten zeigt gelegtlich „wie ein Finger" auf den nicht nachweisbaren Stein; NB: atemsynchrone Verschieblichkeit des Steinreflexes!
[27] Im Falle einer Stauung ist die Darstellbarkeit häufig besser, weil aufgrund der Flüssigkeitsansammlung ein großer Impedanzsprung zwischen Stein und Flüssigkeit vorliegt.

Ein sonographischer Steinreflex in der Niere kann auch durch andere renale Strukturen vorgetäuscht werden wie z. B. verkalkte Papillen (z. B. Analgetikanephropathie, Markschwammniere), die Ein- und Austrittsechos verkalkter Aa. arcuatae und Artefakte, die durch den Impedanzsprung an Strukturgrenzen von Geweben mit unterschiedlicher Dichte zustande kommen (Teilvolumeneffekt). Ein indirektes Zeichen für eine steinbedingte Harnretention[28] ist die sich unterschiedlich schnell ausbildende ein- oder beidseitige Aufweitung des Nierenbeckens, die durch eine Passagestörung in verschiedenen anatomischen Abschnitten der Harnwege (Niere, subpelvin, Ureter, Harnblase, untere Harnwege) verursacht werden kann (s. Differentialdiagnose der Harnstauung).

> **Merke:** Der Harnleiter ist normalerweise nicht darstellbar. Er liegt am weitesten dorsal. Ventral → V. renalis → A. renalis → Ureter (Merkwort: „VAU").

> **Beispiel 2:** Der sonographische Nachweis von Nierensteinen ist abhängig von der Steinlokalisation und Steingröße. Steine < 4–6 mm können der sonographischen Diagnose entgehen, wenn kein „Steinschatten" nachweisbar ist oder der typische Reflex fehlt. Klarheit kann in Zweifelsfällen nur eine i.v.-Urographie mit radiologischen Spezialprojektionen schaffen. Vor jeder Kontrastmitteluntersuchung müssen latente Begleiterkrankungen ausgeschlossen und Kontraindikationen bzw. Komplikationen berücksichtigt werden (z. B. subklinische Hyperthyreose, Kontrastmittelallergie, akutes kontrastmittelinduziertes Nierenversagen).

## Harnstauung

Eine Harnstauung entsteht akut und chronisch progredient. Das typische Leitsymptom der akuten Obstruktion ist die Kolik (Dawson 1996), am häufigsten aufgrund eines Harnleitersteines (DD: wurmförmiges Blutkoagel bei Nieren- oder Nierenbeckentumor). Eine Dilatation des prästenotischen Abschnittes muss im Frühstadium der Erkrankung jedoch nicht unbedingt vorliegen. Bei chronisch sich entwickelnder Hydronephrose können stauungsbedingte Nierenschmerzen und uncharakteristische Rückenschmerzen auftreten. Das sonographisch charakteristische Vollbild der chronischen Abflussstörung ist aber häufig asymptomatisch und wird zumeist als Zufallsbefund festgestellt, der unbehandelt zur Niereninsuffizienz führen würde. Radiologisch kann die dekompensierte Einschränkung der Ausscheidungsfunktion als „stumme" Niere imponieren.

Ein Harnstau (Abb. 3.46–3.48) wird sonographisch in unterschiedliche Schweregrade (Stadium 1–4 nach Emmet) eingeteilt. Formales Kriterium dieser Klassifikation ist die Darstellung eines echofreien, zentralen Hohlraums innerhalb des Pyelonreflexes (z. B. schlitzförmig, „Kleeblattform", polyzyklisch, „fingerförmig", „zystisch", „balloniert" = Stadium 4 = hydronephrotische Sackniere, DD: beidseitige Zystenniere), der dem zunehmenden, pelvinen Flüssigkeitsvolumen entspricht. Funk-

---

[28] Bei sonographisch gesichertem Steinnachweis mit sekundärer Harnstauung verbietet sich im Status colicus die Durchführung einer i.v.-Urographie, da durch kontrastmittelinduzierte Diurese eine Fornixruptur provoziert werden kann!

**Abb. 3.46.**
Flankenschnitt links. Partielle
Erweiterung des Pyelonreflexes,
Verschmälerung des Paren-
chymsaumes.
Diagnose: Harnstauungsniere
Stadium 1 bei akutem Harn-
verhalt (Prostataadenom)

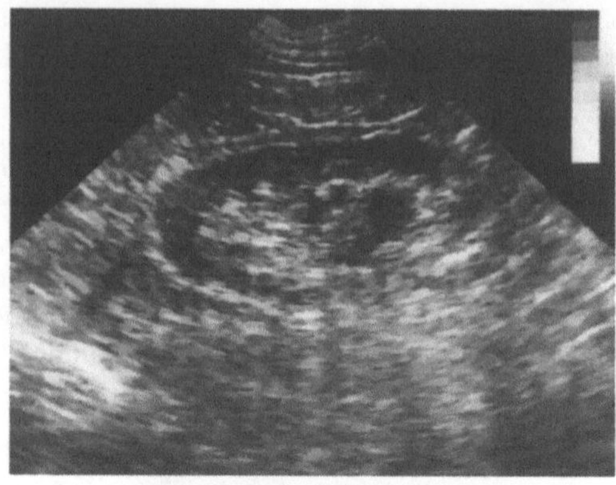

**Abb. 3.47.**
Flankenschnitt links. Echofreie
Aufweitung des zentralen
Pyelonrflexes.
Diagnose: Harnstauungsniere
Stadium 2

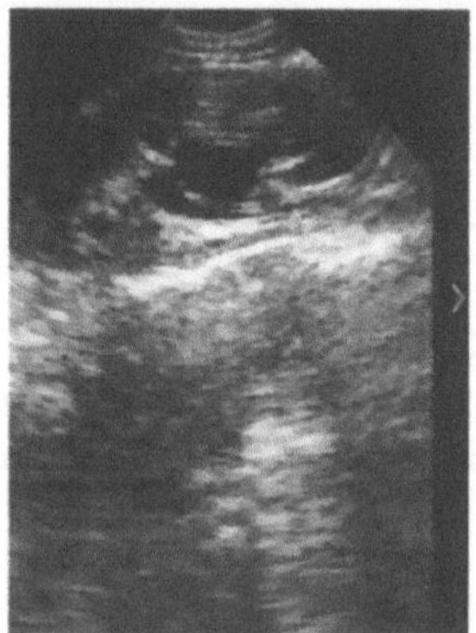

tionell hängt dieser Zustand, der einer beginnenden, gering ausgeprägten Harnstauung sehr ähnlich sein kann, vom Diuresegrad der Niere (Trinkmenge, Harnentlee-
rung) ab und wird durch Normvarianten[29] der Nierenbeckenanlage (Abb. 3.49) imi-
tiert. Durch medikamentös provozierte Diuresesteigerung (sog. sonographisches Di-
urese-Urogramm, Lasix-Test[30]) kann eine beginnende Abflussstörung von einer der
anatomischen Grund- und Übergangsformen des Nierenbeckens abgegrenzt werden.

Die Differentialdiagnose einer echoarmen Struktur im zentralen Pyelonreflex umfasst angeborene und erworbene, temporäre und permanente, ein- sowie beidseitige
und renal bzw. extrarenal verursachte Obstruktionen (Tabelle 3.24). Die beiden häufigsten Ursachen einer Harnretention sind die Urolithiasis und eine tumorös bedingte Ureterobstruktion im kleinen Becken. Sonographisch kann die Ursache der
Harntransportstörung häufig nicht abschließend geklärt werden.

---

[29] Typ 1 = trichterförmig = am häufigsten, Typ 2 = ampullär = häufig, Typ 3 = dendritisch = selten.
[30] Vor jeder sonographischen Nierenuntersuchung sollte ausreichend getrunken werden, die Untersuchung muss dann vor und nach Miktion wiederholt werden. Zusätzlich kann ein Provokationstest nach intravenöser Gabe von Lasix (0,5 mg/kg, z. B. 20 mg als Bolus i.v.) durchgeführt werden.
Bei einer Stauung (z. B. subpelvine Stenose) kommt es zu einer messbaren Aufspreizung des zentralen Pyelonreflexes; ein zystischer Prozess bleibt unverändert.

**Abb. 3.48.**
Flankenschnitt links. Kein Pyelonreflex erkennbar, multiple, echofreie, polyzyklische Strukturen.
Diagnose: Harnstauungsniere Stadium 3

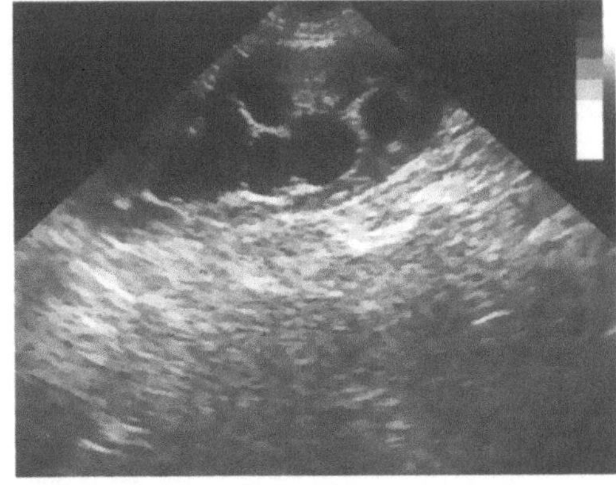

**Abb. 3.49.**
Flankenschnitt links. „Fingerförmige" Aufspreizung des Nierenbeckenkelchsystems.
Diagnose: ampulläres Nierenbeckenkelchsystem

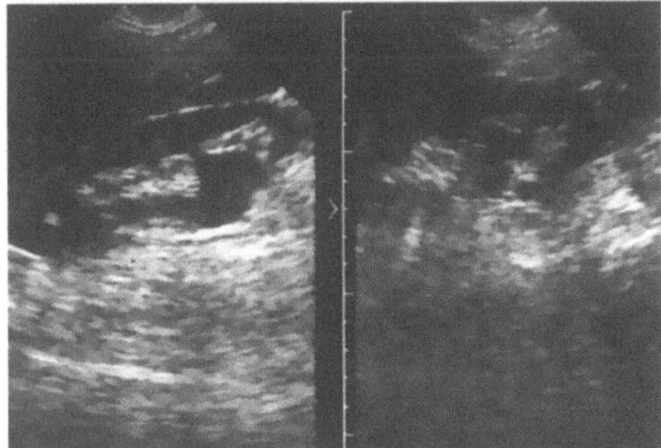

## Nierenparenchymerkrankung

Die gesunde Niere zeigt im Ultraschallbild einen charakteristischen Aufbau mit einem echoreichen, zentralen Pyelonreflex, der von einem homogen, echoarmen Parenchymsaum mit scharf begrenzter Kontur umgeben ist. Das „Referenzorgan" zur Beurteilung der kortikalen Echogenität ist die Leber, welche im Vergleich zum Nierengewebe relativ reflexreicher („weisser") erscheint. Das Reflexmuster der Nierenrinde wird durch das Impedanzverhalten des Interstitiums bestimmt, also im wesentlichen seinen Flüssigkeitsgehalt und die (pathologisch) veränderte Gewebsdichte (z. B. Bindegewebe). Erkrankungen mit Beteiligung des Interstitiums sind daher sonographisch besser fassbar als solche ohne Begleitödem (z. B. einige Glomerulonephritisformen). Der Zentralkomplex erhält sein markantes Aussehen im Ultraschall durch unterschiedliche Gewebestrukturen wie z. B. Binde- und Fettgewebe, Gefäße und Flüssigkeit („Urin"). Eine „zystische", also flüssigkeitsreiche Konfiguration, hebt sich dabei besonders gut hervor.

Akute und chronische Erkrankungen des Nierenparenchyms (Nierenrinde und -mark) können in fokale und diffuse Formen eingeteilt werden. Varianten umschriebener Läsionen sind zystische, solide (z. B. Tumoren) und semiliquide (z. B. Abszess) Prozesse.

**Tabelle 3.24.** Häufige Ursachen und Differentialdiagnosen des „echofreien" Pyelonreflexes

| Diagnose/ Befund | Lokalisation | Verlauf | Bemerkungen |
|---|---|---|---|
| Diuresegrad | Beidseitig | Wechselnd, Verlaufskontrolle | Physiologisch, Lasix-Test |
| Normvariante | Ein-, beidseitig | Konstant, Verlaufskontrolle | Kongenital, Lasix-Test |
| Parapelvine Zyste | Ein-, beidseitig | Konstant, Verlaufskontrolle | Kongenital, Lasix-Test |
| Sinus- lipomatose | Einseitig | Konstant, Verlaufskontrolle | Selten, unscharfe Begrenzung |
| Pyelektasie | Einseitig | Progredient, Schwangerschaft | Rechts > links, ab 13. SSW (Schwanger- schaftswoche), Rückbildung der Ureter- kompression |
| Ureter- obstruktion | Einseitig | Akut, Verlaufskontrolle | Kolik, Harnleiterstein, Rückbildung nach Steinpassage |
| Ureter- obstruktion | Ein-, beidseitig | Progredient, Intermittierend | Kongenital (Ureteranomalie), entzünd- lich (Ureterstriktur), tumorös (Nieren- beckentumor, Ureterkarzinom), Unter- bauch-CT, gynäkologische und urologi- sche Klärung |
| Adnextumor | Ein-, beidseitig | Progredient | Ovarialkarzinom, Ovarialzyste, gynäkolo- gische Klärung |
| Beckentumor | Ein-, beidseitig | Progredient | Primäre Raumforderung (Morbus Ormond), sekundäre Raumforderung (Metastasen, Lymphome), Unterbauch- CT, gynäkologische und urologische Klärung |
| Kolontumor | Einseitig | Progredient | Koloskopie, i.v.-Urographie |

Diffuse Parenchymveränderungen haben überwiegend eine entzündliche oder vaskuläre Ursache und werden aufgrund pathologisch-anatomischer und funktioneller Kriterien klassifiziert (Glomerulonephritis, Pyelonephritis, interstitielle Nephritis, sog. Nephrosen, vaskuläre Schrumpfniere). Die Entzündung, welche im Organ („primär") häufig als Folge einer Autoimmunerkrankung entsteht oder durch eine fortgeleitete Infektion („sekundär") verursacht wird, führt zu initial diskreten Struktur- und Formveränderungen in unterschiedlich empfindlichen Bezirken des Nierengewebes (z. B. interstitielles Ödem). Makroskopisch wird eine diffuse Gewebereaktion erkennbar an einer Größenzunahme des Organs (Akutstadium), einer Organschrumpfung (Abb. 3.50) mit Konturunregelmäßigkeiten der Organoberfläche (chronisches Stadium) und schließlich einer Destruktion der Anatomie im Endstadium der Erkrankung (Abb. 3.51a,b).

**!**  **Merke:** Bei akuten Nierenerkrankungen ist das Organ zumeist vergrößert, bei chronischen Prozessen verkleinert. Ein Ödem stellt sich echoarm, ein proliferativer Prozess (z. B. Fibrose) echoreicher dar.

**Abb. 3.50.**
Flankenschnitt rechts. Schlecht
abgrenzbare, verkleinerte Niere
mit verschmälertem Parenchymsaum.
Diagnose: chronische
Nephropathie (Zustand nach
interstitieller Nephritis)

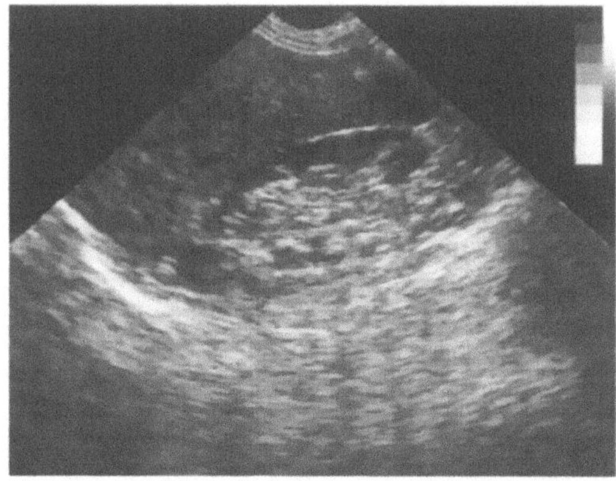

**Abb. 3.51a,b.**
Flankenschnitt rechts und links.
**a** links: vergrößerte Niere,
**b** rechts: keine Niere erkennbar, „zystische" Struktur.
Diagnose: „radiologische
stumme" Schrumpfniere rechts
mit kompensatorischer Hypertrophie der linken Niere

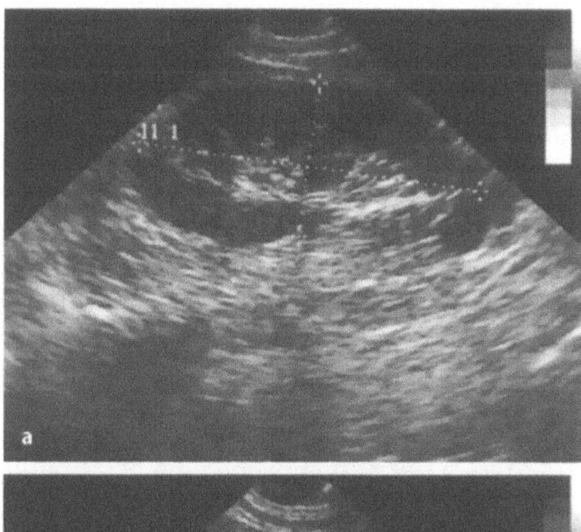

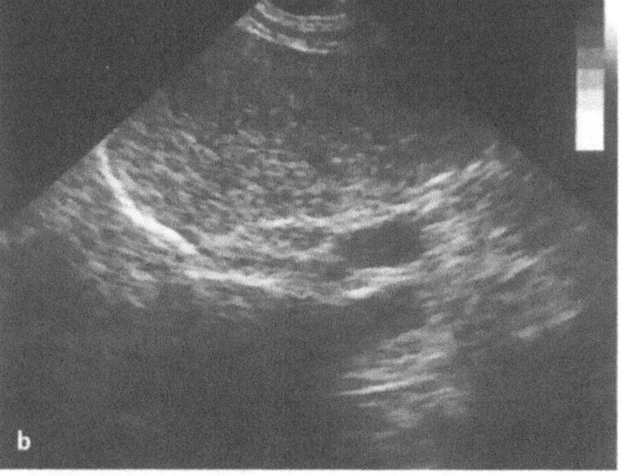

Durch Demarkierung lokaler Entzündungsherde kann sich ein Abszess ausbilden.
Die Morphogenese dieser subtilen Reaktionsformen des Nierengewebes kommt im
Ultraschallbild nur bedingt zum Ausdruck, d. h. für wenige entzündliche Nieren-
erkrankungen (Tabelle 3.25) gibt es ein relativ charakteristisches sonomor-

**Tabelle 3.25.** Sonographische Differentialdiagnose wichtiger Nierenparenchymerkrankungen.
↑↑↑ deutlich vergrößert, ↑↑ mäßig vergrößert, ↑ gering vergrößert, ⇒ unverändert, ↓ verringert,
↓↓↓ deutlich verringert

| Diagnose | Organgröße | Parenchymsaum | Bemerkungen |
| --- | --- | --- | --- |
| Diabetische Nephropathie (Frühstadium) | ↑↑↑ | Echoarme Markpyramiden | Mikroalbuminurie (Frühstadium) |
| Akute Pyelonephritis | ↑↑ | Einseitig, echoarm | Ausschluss: Harnstauung (Prostataadenom, Ureterobstruktion, Refluxnephropathie, Schwangerschaft) |
| Schrumpfniere | ↓↓↓ | ↓↓↓ | Organdestruktion, narbige Einziehungen, schlechte Abgrenzbarkeit, Atemverschieblichkeit ↓ |
| Analgetikanephropathie | ⇒/↓↓↓ | Inhomogen, echoreich | Papillenverkalkung, Zysten |
| Chronische Glomerulonephritis | ↓↓↓ | Echoreich, ↓↓↓, verwaschene ParenchymPyelon-Grenze | Klinik, Urinstatus, Nierenbiopsie |
| Zystenniere | ↑↑↑ | Nicht abgrenzbar | Pyelonkomplex nicht darstellbar |

phologisches Korrelat (z. B. diabetische Nephropathie [Abb. 3.52], Schrumpfniere,
Nierenabszess). Umgekehrt kann eine bereits fortgeschrittene Nierenerkrankung mit
eingeschränkter Funktion bei unauffällligem Ultraschallbild vorliegen.

**!** **Merke:** Die sonographische Beschreibung eines Nierenbefundes muss auf definierte Kriterien der Sonomorphologie beschränkt bleiben (Größe, Kontur, Atemverschieblichkeit des Organs, Abgrenzbarkeit zur Umgebung, Echogenität von
Parenchym und Pyelonreflex, fokale Läsionen etc.). Das Ultraschallbild erlaubt
keine Aussagen zur Funktionsleistung der Niere.

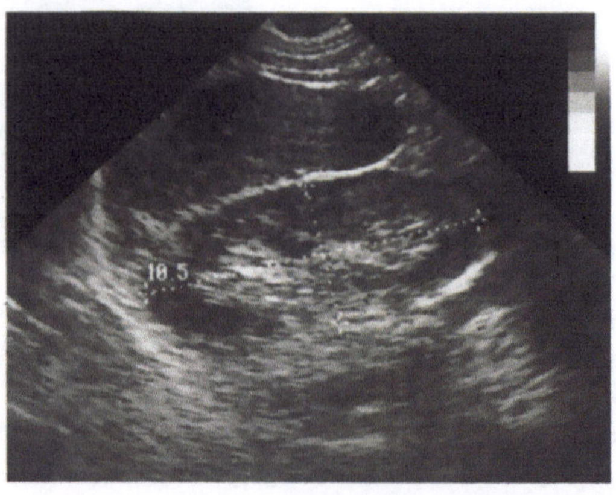

**Abb. 3.52.**
Flankenschnitt links. Große
Niere mit echoarmem Parenchymsaum.
Diagnose: diabetische Nephropathie

### 3.4.3.2
### Gefäßerkrankungen

Das Bauchaortenaneurysma ist eine Erkrankung, die häufig asymptomatisch verläuft. Symptomatische Erweiterungen der Hauptschlagader können entweder als akut einsetzender „Rückenschmerz" oder unter dem Krankheitsbild eines akuten Abdomens (s. 3.6) auftreten.

### 3.4.3.3
### Retroperitoneale Raumforderungen

Retroperitonealraum und Bauchhöhle (s. 3.2 und 3.5) grenzen eng aneinander. Der Retroperitonealsitus enthält die großen Bauchgefäße (Aorta, V. cava inferior), Nieren (NB: Hufeisen- und Beckenniere) und Harnleiter, paravasale Lymphknoten, die Bauchspeicheldrüse und den M. iliopsoas als markante Leitstrukturen, weiter kaudal im kleinen Becken Harnblase und innere Genitalorgane mit ihren regionären Lymphknoten.

Aufgrund der komplizierten, anatomischen Lagebeziehungen und oft eingeschränkten Untersuchungsbedingungen (Meteorismus) ist der Retroperitonealraum schlecht einsehbar und die topographische Zuordnung pathologischer Prozesse schwierig. Primäre retroperitoneale Tumoren und die idiopathische Retroperitonealfibrose (Morbus Ormond) sind außerordentlich selten. Sekundäre Raumforderungen kommen häufig als Metastasen in Zusammenhang mit bösartigen Erkrankungen aller Urogenital- und Intestinalorgane (Uterus, Ovar, Prostata, Hoden, Blase, Kolon), entzündlichen Lymphknotenvergrößerungen und bei lymphoproliferativen Erkrankungen (Non-Hodgkin-Lymphome, Hodgkin-Lymphome) vor. Sie werden im fortgeschrittenen Stadium von einer Peritonealkarzinose mit malignem Aszites begleitet, was zu einer „flottierenden" Bewegung des Dünndarms auf dem pathologischen Flüssigkeitsspiegel führt (sog. Seetangphänomen). Transsudate werden z. B. bei Leberzirrhose, Pankreatitis und dekompensierter Rechtsherzinsuffizienz beobachtet.

Retroperitoneal auffällige Strukturen komplexer Echogenität können die verschiedensten Ursachen haben. Ihre Genese muss im Hinblick auf spezifische Grunderkrankungen (akutes Abdomen durch Bauchaortenaneurysma [s. 3.6], spontane Abszesse als Komplikation einer Appendizitis, Sigmadivertikulitis, Adnexitis, Medikamentenanamnese [Antikoagulanzienblutung]), vorausgegangene operative Eingriffe (iatrogene Abszesse, Organperforation [s. 3.5 und 3.7]), Bauchtraumen (z. B. Pankreaspseudozyste) und ein akutes Abdomen (freie Luft, freie Flüssigkeit bei Extrauteringravidität und Organruptur) beurteilt werden.

### 3.4.4
### Kasuistik

Eine 36-jährige Frau stellte sich wegen anhaltender, belastungsabhängiger Kreuzschmerzen vor, die innerhalb kurzer Zeit an Intensität zugenommen hätten und nun auch bis in den rechten Unterschenkel ausstrahlen würden. Die vermutlich

„wirbelsäulenbedingten" Beschwerden, die seit ca. 2 Jahren unverändert bestünden, orthopädisch geklärt worden seien und bisher auf „Schmerzmittel" und „Spritzenbehandlung" einigermaßen angesprochen hätten, würden neuerdings auch begleitet von Missempfindungen und Kältegefühl im Bein. Die schmerzarme Gehstrecke habe sich immer weiter verkürzt und sie müsse aufgrund der Schmerzen zwischendurch Gehpausen einlegen, was ihr Erleichterung verschaffe. Sie sei bisher immer gesund gewesen. Große Probleme bereite ihr jedoch eine chronische Migräne, an der sie seit über 10 Jahren leide und die bereits mit allen gängigen „Kopfschmerzmitteln" ($\beta$-Blocker, Methysergid u. a.) erfolglos behandelt worden sei. Risikofaktoren seien nicht bekannt. Bei der Beobachtung der schlanken Frau fielen ein Schonungshinken rechts und eine fixierte Fehlhaltung der LWS auf. Außer einem Muskelhartspann der unteren Rückenmuskulatur und einem Druckschmerz über dem rechten Iliosakralgelenk konnte kein krankhafter Befund erhoben werden. Die peripheren Pulse schienen rechts etwas abgeschwächt tastbar zu sein. Die neurologische Untersuchung war unauffällig. Die Fremdbefunde einschließlich der Rheumaserologie zeigten außer einer BKS-Beschleunigung von 38/94 keine Auffälligkeiten. Aufgrund des regionalen Syndroms wurden beide Nieren sonographiert. An der linken Niere (Abb. 3.53) kam der Befund einer Harnstauungsniere (Emmet 3) zur Darstellung. Bei der erweiterten Labordiagnostik wurde die Konstellation einer chronischen Entzündung festgestellt ($CRP_q$ = 1,84 mg/dl [– 0,6], Kupfer = 290 mg/dl [4–122], elektrophoretisch leichte Gammaglobulinerhöhung mit 21,7% [10,0–19,0]). Die i.v.-Urographie zeigte eine langstreckige, distale Ureterstenose mit Medialverlagerung des rechten Harnleiters. Im Abdomen-CT stellte sich als Ursache der proximalen Harnstauung eine breitflächige, hyperdense Raumforderung ventral der LWS heraus. Bei der Operation wurde die Verdachtsdiagnose einer primären Retroperitonealfibrose (Morbus Ormond) histologisch bestätigt gefunden. Als organisches Korrelat der intermittierenden Klaudikatio wurde angiographisch eine Kompression der rechten Iliakalarterie diagnostiziert.

Rückenschmerzen sind in der Praxis ein häufiges und vieldeutiges Symptom. Die meisten dieser Beschwerdebilder beruhen auf unspezifischen, pseudoradikulären BWS- und LWS-Syndromen, die klinisch diagnostiziert werden. Diskogene Ursa-

**Abb. 3.53.**
Flankenschnitt links. Aufspreizung des zentralen, echofreien Pyelonreflexes, der nur noch als Saum erkennbar ist.
Diagnose: Harnstauungsniere (Emmet 3) als Folge einer extrinsischen Ureterkompression (Morbus Ormond)

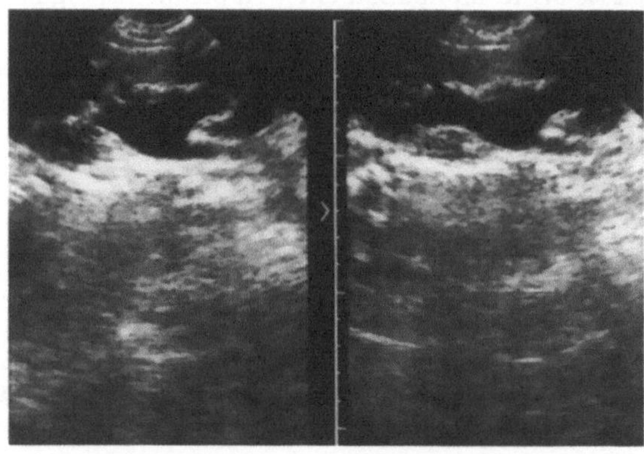

chen mit radikulärer Schmerzausstrahlung sind selten. Differentialdiagnostisch kommen bei akuten und chronischen Dorsolumbalgien mit und ohne Unterbauchschmerzen vor allem gynäkologische und urologische Erkrankungen in Betracht. Bei unauffälligem Wirbelsäulenbefund ist die Sonographie ein geeignetes Eingangsverfahren, mit dem Nieren, ableitende Harnwege, Genitalorgane, Gefäße etc. untersucht werden können. Eine Harnstauungsniere stellt dabei einen der markantesten Befunde dar, der auch einmal lumbalgiforme Beschwerden verursachen kann. Wichtige Ursachen der Hydronephrose sind akute Abflussstörungen z. B. aufgrund von Harnleitersteinen und Raumforderungen, die im kleinen Becken zu einer extrinsischen und intrinsischen Ureterkompression führen. Durch gezielte urologische oder gynäkologische Folgediagnostik ist es in den meisten Fällen möglich, die spezifische Ursache für die Beschwerden herauszufinden. Hierzu gehört auch die Abklärung sehr seltener Erkrankungen, deren Symptomatik anfangs uncharakteristisch ist. Häufig treten im weiteren Verlauf Symptomkomplexe („neurovaskulär-ureterales Kompressionssyndrom") auf, die durch gleichzeitige Beteiligung mehrerer Organsysteme am Krankheitsprozess entstehen und durch die topographische Anatomie (s. 3.3.1) erklärt werden können.

### 3.4.5
### Zusammenfassung

Wegweisende Leitsymptome, wie sie etwa für spezifische Baucherkrankungen geläufig sind und die Differentialdiagnose fokussieren können, fehlen bei retroperitonealen Krankheitsprozessen weitgehend. Viele Krankheitsbilder im Retroperitonealraum sind asymptomatisch oder äußern sich nur in vieldeutigen Beschwerden wie z. B. Rückenschmerzen und uncharakteristischen Bauchbeschwerden. Die rationale Diagnostik dieser unklaren Syndrome ist daher oft schwierig und häufig mit Fehldeutungen verbunden, wenn keine systematische Untersuchung erfolgt. Häufige und wichtige Erkrankungen dieser anatomischen Region betreffen die Niere, das harnableitende System, die Bauchaorta (z. B. Bauchaortenaneurysma) und die autochthonen Inhaltsgebilde dieses spaltförmigen Bindegewebsraumes (z. B. solide Raumforderung), der sich bis ins kleine Becken ausdehnt. Sonographisch können die meisten dieser Erkrankungen erkannt werden, entweder unmittelbar aufgrund ihrer charakteristischen Sonomorphologie oder indirekt durch Sekundärveränderungen, wie z. B. Verlagerung von Organen (Niere) oder eine auffällige Kontur- und Formunregelmäßigkeit retroperitoneal gelegener anatomischer Strukturen (z. B. Psoashämatom).

### Literatur

Adelman A (1987) Abdominal pain in the primary care setting. J Fam Pract 25: 27–32
Barwitz HJK (1999) Brennen beim Wasserlassen. Rationales Vorgehen in der Allgemeinarztpraxis. Münch Med Wochenschr 141, 12: 142–146
Brooks D (1990) The management of suspected urinary tract infection in general practice. Br J Gen Pract 40: 399–402
Dawson C (1996) Urological emergencies in general practice. Br Med J 312: 838–840
Decrey H, Verdon F, Burnand B, Pecoud A, Burnier M (1998) Evaluation of the use of ultrasonography in primary care. Eur J Pbl Hlth 8: 140–142

Dörrler J, Hoffmann G (1989) Das infrarenale abdominelle Aortenaneurysma. Dtsch Ärztebl 86: 1031–1037
Frear D, Tilyard MW, Gurr E (1997) Abdominal pain in New Zealand general practice. N Z Med J 110 (1051): 333–334
Klinkman MS (1996) Episodes of care for abdominal pain in a primary care practice. Arch Fam Med 5: 279–285
Knorr HM (1982) Stellenwert der Ultraschalldiagnostik in einer Allgemeinarztpraxis. Med Diss, Düsseldorf
Köhler H, Weber M, Wandel E, Marx M, Dumann H (1989) Diagnostik des akuten Harnwegsinfektes. Therapiewoche 39: 2270–2275
Leusmann DB (1995) Harnsteinanalysen. Methoden und Stellenwert im Zeitalter der minimal-invasiven Steinentfernung. Dtsch Med Wochenschr 120: 841–844
Muris J, Starmans R, Fijten GH, Crebolder FJM, Krebber FWA, Knotternus JA (1993) Abdominal pain in general practice. Fam Practice 10 (4): 387–390
Rohen JW (1984) Funktionelle Anatomie des Menschen. Schattauer
Schnur St (1990) Abdominelle Sonographie. Ihre Bedeutung in der Allgemeinarztpraxis. Z Allg Med 66: 760–762
Siebenmann RP, Turina M (1989) Diagnose des inflammatorischen Bauchaortenaneurysmas. Dtsch Med Wochenschr 114: 1079–1081
Völter D (1984) Urolithiasis. Therapiewoche 34: 2775–2788

## 3.5
## Ultraschall in der Diagnostik des Unterbauchsyndroms

### 3.5.1
### Das Krankheitsspektrum in der Allgemeinarztpraxis

2–4% aller Beratungen beim Allgemeinarzt erfolgen wegen Bauchschmerzen (Frear 1997). In der Sprechstunde wird dieser vieldeutige Symptomkomplex im Durchschnitt öfter von Frauen im Alter von 16–45 Jahren als von Männern der gleichen Altersgruppe angegeben. Umschriebene Abdominalbeschwerden treten vorwiegend im Epigastrium auf, gefolgt von Ober- (OB-) und Unterbauchbeschwerden (UB)[31] und diffusen Schmerzen. Als Ursachen für Unterbauchsyndrome kommen geschlechtsspezifische, sog. typische Frauen- und Männerkrankheiten, aber auch extrapelvine Krankheitsbilder unterschiedlicher Genese in Betracht (Tabelle 3.26).

**Tabelle 3.26.** Häufigkeitsverteilung urologisch-gynäkologischer Krankheitsbilder in der Allgemeinarztpraxis. (Nach Muris 1993, n = 578; Klinkman 1996, n = 210; Frear 1997, n = 2511)

| Diagnose/Beschwerdebild | Häufigkeit (%) | Autor/Jahr |
| --- | --- | --- |
| Urologisch | 1,0[a] | Muris 1993 |
| Zystitis | 3,0[a] | Muris 1993 |
| Nierenerkrankung | 3,5 | Frear 1997 |
| Harnwegsinfekt | 5,6 | Frear 1997 |
| Erkrankung des weiblichen Genitale | 2,0 | Klinkman 1996 |
| Gynäkologisch | 2,4 | Klinkman 1996 |
| Ovarialzyste | 3,3 | Klinkman 1996 |
| Gynäkologisch | 7,2 | Frear 1997 |

[a]Beschwerdedauer ≤7 Tage

---

[31] UB > OB (49% vs. 44%, Muris 1993), UB > OB (44,9% vs. 35,0%, Adelman 1987), OB > UB (48% vs. 39,9%, Frear 1997).

Die Gründe dafür, weshalb gerade Erkrankungen im kleinen Becken häufig diagnostische Schwierigkeiten bereiten, hängen einmal mit den besonders unübersichtlichen Untersuchungsbedingungen (z. B. Darmluft) zusammen, können aber auch mit der komplizierten Anatomie, Funktionstopographie und Entwicklungsgeschichte der Beckenorgane erklärt werden.

Der Beckenraum enthält als wichtigste Funktionselemente zahlreiche, morphologisch unterscheidbare Organsysteme wie Harn-, Genital-, Intestinaltrakt und zusätzlich Fett- bzw. Bindegewebsräume (z. B. Douglas-Raum), Nerven, Gefäße, Lymphbahnen (z. B. Plexus lumbosacralis, Venenplexus, Gefäßkreuzungen) sowie Weichteilgebilde der Bauchdecke. Diese anatomischen Strukturen grenzen unmittelbar aneinander und können isoliert (primär) und gemeinsam von einem Krankheitsprozess betroffen sein (Beispiel: rektovesikale Fistel, alleinige urologische Symptomatik einer Appendizitis). Gleichzeitig ist jedes Beckenorgan durch aszendierend und deszendierend verlaufende Leitungsbahnen mit dem Oberbauch, oberen Retroperitonealraum und der unteren Extremität verbunden (transversal-vertikale Orientierung[32]). Beide Systeme zusammen bilden das organische Substrat für lokalisierte und fortgeleitete Syndrome, deren Ursachen in prinzipiell jedem Abschnitt eines der Leitungssysteme (proximal, intermediär, distal) liegen und die symptomatisch daher nicht immer eindeutig auf ein einzelnes Organ bezogen werden können (Beispiel 1).

> **Beispiel 1:**
> - Harnleiter: Harnleiterstein? → Harnaufstau → Kolik
> - Adnexe: Ovarialtumor? → Lymphstau → Beinschwellung
> - Dickdarm: Kolontumor? → Koprostase → Ileus
> - Venen: Nierentumor? → Venenerweiterung → Varikozele testis
> - Arterien: Bauchaortenaneurysma? → Kompression der Spinalnerven → Rückenschmerzen
> - Nerven: Adnextumor? → Kompression des Plexus lumbosacralis → Kreuzschmerzen.

Das Becken wird kaudal durch die extraperitoneal gelegene Harnblase begrenzt. In maximal gefülltem Zustand (sog. Full-Bladder-Technik) ist sie zugleich Leitstruktur und Schallfenster für alle angrenzenden Unterbauchorgane. Intravesikale Fremdkörper (z. B. Papillome, Steine) heben sich durch den Impedanzsprung einer „vollen" (transsonischen) Blase zu echoreicheren Gewebestrukturen manchmal gut ab.

Im Querschnitt hat sie eine Trapez-, im Längsschnitt eine Dreiecksform (Volumen 300–500 ml). Das Blasenvolumen kann mit einer Fehlabweichung von ca. ± 15–20% in der jeweiligen Schnittebene nach folgender Formel berechnet werden:

$$V \, (ml) = 0{,}6 \times A \times B \times C$$

---

[32] Dimension (oben/unten), trennende Ebene (transversale, vertikale), Gestaltungsprinzip (Polarität), Begriffspaare (kranial/kaudal, Rohen 1984).

A = größter, kraniokaudaler Durchmesser, B = ventrodorsaler Durchmesser, C = transversaler Durchmesser.
Ein Restharnvolumen (V = Breite × Höhe × Länge × 0,52) von 10–30 ml nach spontaner Miktion gilt als physiologisch, Volumina > 80 ml als sicher pathologisch.

**Merke:** Die Unterbauchsonographie kann nur bei maximaler Blasenfüllung und nach Darmentleerung ein aussagekräftiges Bild liefern!

Die Harnblase wird in ihrer kraniolateralen, linken Portion unter physiologischen Bedingungen von der Prostata imprimiert. Die Gebärmutter liegt als echoreiches Organ zwischen Blase und Rektum. Das Endometrium imponiert sonographisch als typischer, echoreicher Querstrich (Abb. 3.54). Die Tuben sind transabdominal nicht sicher darstellbar, beide Ovarien haben im Längsschnitt eine ovaläre Form mit echoinhomogener Binnenstruktur. Die Echogenität des Endometriums verändert sich zyklusabhängig und weist nach der Ovulation einen Flüssigkeitssaum auf (sog. Endometriumringzeichen), der im Douglas-Raum als freie Flüssigkeit nachweisbar ist. Bisher gibt es keine standardisierten Normalwerte für das Volumen dieser freien Peritonealflüssigkeit. Meist wird die physiologisch vorhandene Flüssigkeitsmenge, die zwischen 0,5 ml und maximal 43 ml schwankt (durchschnittlich 11,2 ml [Schellpfeffer 1995]) sonographisch unterschätzt. Zwischen Blase, Diaphragma urogenitale und Rektum befindet sich die Prostata mit den Samenbläschen, die den Blasenboden nur bei einer Vergrößerung anhebt. Sie imponiert sonographisch als glatt begrenztes, echoreiches Gebilde. Ihr Volumen beträgt ca. 10–20 ml. Geräte mit hohem Auflösungsvermögen zeigen gelegentlich multiple, echofreie Einschlüsse, die ektatischen Drüsenschläuchen entsprechen. Intrakapsuläre, helle Reflexe mit Schallschatten sind auf Prostataverkalkungen (sog. Prostatasteine, Corpora amylacea) zurückzuführen.

Aufgrund der anatomischen Lagebeziehungen zwischen den Beckenorganen entstehen eine Reihe von Verwechslungsmöglichkeiten, die durch einfache Manipulationen ausgeschlossen werden können (Tabelle 3.27).

Urologische Krankheitsbilder im weiteren Sinne repräsentieren ca. 15% aller Diagnosen in der Allgemeinarztpraxis (Beispiel 2), Erkrankungen des weiblichen

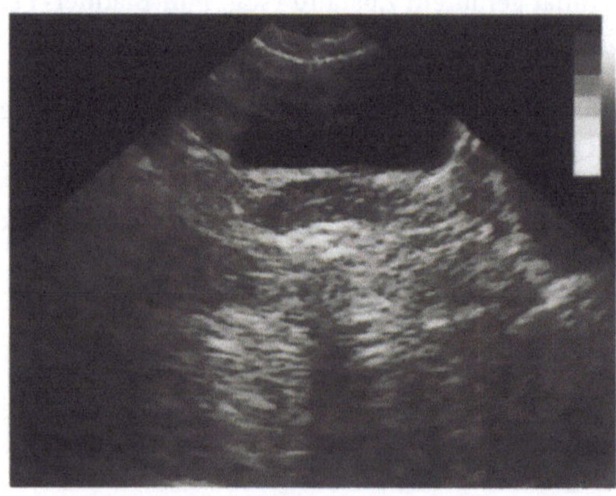

**Abb. 3.54.**
Unterbauchquerschnitt. Darstellung von Uterus und Harnblase, das Endometrium ist als echoreicher „Querstrich" erkennbar.
Diagnose: Normalbefund von Uterus und Harnblase

**Tabelle 3.27.** Verwechslungsmöglichkeiten von Unterbauchorganen mit „Pseudotumoren" und anderen Organen

| Organ/Struktur | Fehlbeurteilung | Abhilfe/Kennzeichen |
| --- | --- | --- |
| Volle Harnblase | Ovarialzyste | Blasenentleerung |
| Uterus | „Unterbauchtumor" | Typische Anatomie, Blasenfüllung |
| Linke Adnexe | Sigmaschlinge | Abführmaßnahme, Peristaltik |
| Prostata | Stuhlgefüllte Rektumampulle | Abführmaßnahme |
| Rektum | Uterus | Abführmaßnahme |
| Beckenniere | Dünndarmschlinge | Fehlende Peristaltik |
| Bauchaortenaneurysma | Harnblase | Blasenentleerung, Pulsation |
| Psoas | Ovar | Beugemanöver der Hüfte |

Genitale bis zu 7% (Knorr 1982; Frear 1997). Viele dieser Erkrankungen sind im Frühstadium ihrer Entwicklung asymptomatisch und können leicht übersehen werden:

## Spektrum der Ätiopathogenese von Urogenitalerkrankungen

- Hormonell bedingte Funktionsstörungen (z. B. Dysmenorrhö)
- Angeborene Fehlbildungen und Lageanomalien (z. B. Beckenniere)
- Entzündungen (z. B. chronischer HWI)
- Tumoren (z. B. Adnextumor)
- Traumen (z. B. Hodentorsion)
- Steinerkrankungen (z. B. Urolithiasis)

**Beispiel 2:** Zystitische Symptome und pathologische Urinbefunde sind gerade bei der Frau häufig. Treten die Beschwerden jedoch chronisch-rezidivierend auf, muss ein symptomatischer Harnwegsinfekt ausgeschlossen werden (z. B. anatomisches Abflusshindernis, Reflux, rektovesikale Fistel [Mohnkörner-Test]).

In der Praxis am wichtigsten und häufigsten sind Urogenitalinfekte. Ihre durchschnittliche Inzidenz beträgt 2–3%. Das weibliche Geschlecht ist vorwiegend betroffen (Brooks 1990). So ist z. B. die unspezifische Vulvovaginitis eines der häufigsten gynäkologischen Probleme bei Mädchen in der Vorpubertät. Sie beruht selten auf exogenen Faktoren (z. B. intravaginale Fremdkörper, Manipulation), sondern wird am häufigsten durch Mischinfektionen mit Fäkalkeimen verursacht (Jones 1996). Ihre Einjahresinzidenz in der Allgemeinarztpraxis liegt bei ca. 5‰. Die jährliche Häufigkeit weiblicher dysurischer Symptome beträgt 63‰ (Brooks 1990; Olesen 1995). Urethralsyndrome verlaufen oft selbstlimitierend und ca. 50% erwachsener Frauen (Jolleys 1991; Dekker 1993) mit Dysurie oder unspezifischen Vaginalsymptomen (Fluor, Pruritus, [Dekker 1993]) haben keinen auffälligen Urin- bzw. gynäkologischen Tastbefund.

Von den primären, vorwiegend aszendierend verursachten Infekten werden komplizierte Entzündungen unterschieden, d. h. alle febrilen und chronisch-rezidivierenden Erkrankungen, denen bestimmte Prädispositionsfaktoren zugrunde liegen (Köhler 1989):

**Lokale und systemische Prädispositionsfaktoren
für einen komplizierten Harnwegsinfekt (Barwitz 1999)**

- Schwangerschaft
- Diabetes mellitus
- Immunsuppression
- Diaphragma
- Neurogene, funktionelle oder anatomische Obstruktion der ableitenden Harnwege
- Zustand nach Eingriffen an den Harnwegen
- Analgetika-Abusus
- Niereninsuffizienz
- Urolithiasis
- Dauerkatheter

Häufige Ursachen sind angeborene und erworbene Abflusshindernisse der ableitenden Harnwege, die durch Kompression von außen und innen entstehen oder durch einen Reflux verursacht werden. Prinzipiell kann jede Erkrankung mit Urostase, aber auch eine Neoplasie (z. B. Blasentumor) mit einem sekundären Infekt einhergehen, der oft das einzige Symptom der Grunderkrankung darstellt. Unerkannt können diese Krankheitsbilder zu irreversiblen Organschäden führen (Urosepsis, Niereninsuffizienz).

Primäre Krankheitsursachen (z. B. Stein, Prostataadenom, Beispiel 3) oder ihre Folgeschäden (z. B. chronische Harnstauung) können sonographisch sicher und rasch erkannt werden (Abb. 3.55). Ergänzende Untersuchungen sind die transrektale Prostatasonographie (TPS), i.v.-Urographie, Miktionszysturethrographie und urodynamische Verfahren beim Mann oder die gynäkologische Diagnostik einschließlich einer transvaginalen Sonographie.

> **Beispiel 3:** Unterbauchschmerzen beim älteren Mann haben verschiedene Ursachen. Bei jeder akuten Symptomatik kann sonographisch eine gefüllte Harnblase aufgrund eines akuten Harnverhaltes (z. B. Prostataadenom) sofort als Beschwerdeursache erkannt und durch Einmalkatheterismus behandelt werden. Unnötige Diagnostik und ungezielte Überweisungen (z. B. Chirurgie) können damit vermieden werden.

Bei keinem anderen Organsystem sind die einfachen Kriterien „Alter" und „Geschlecht" (Beispiel 4) des Patienten so eng mit dem spezifischen Ursachenspektrum verknüpft wie bei Urogenitalerkrankungen. Sie erfüllen in der Praxis die Funktion des wichtigsten differentialdiagnostischen Selektions- und Leitkriteriums (Tabelle 3.28).

**Abb. 3.55.**
Ursachenkomplexe des sympto-
matischen Harnwegsinfektes
(HWI)

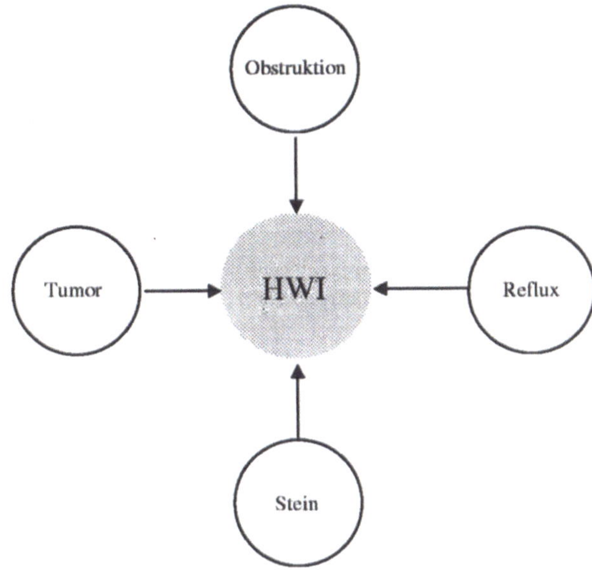


**Tabelle 3.28.** Relative alters- und geschlechtsabhängige Krankheitshäufigkeit von Urogenitalerkrankungen

| Kind (weiblich) | Frau (< 40–50 Jahre) | Mann (< 40–50 Jahre) | Kind (männlich) | Frau (> 50 Jahre) | Mann (> 50 Jahre) |
|---|---|---|---|---|---|
| Rezidivierender, febriler HWI, Enuresis nocturna, kongenitale Zystenniere, Beckenniere, Vulvovaginitis, Wilms-Tumor | Rezidivierender HWI (häufig), unspezifisches Schmerzsyndrom[a], Dysmenorrhö, Kolpitis, Adnexitis, funktionelle Ovarialzysten, Zervixkarzinom, Endometriose, Nephrolithiasis (selten) | HWI (selten), unspezifisches Schmerzsyndrom[a], Leistenhernie, Varikozele testis, Nephrolithiasis | Maldeszensus testis, Leistenhernie, kongenitale Zystenniere, Beckenniere, Hypospadie, Wilms-Tumor | Rezidivierender HWI, Inkontinenz, Beckenbodeninsuffizienz mit Rektozele, Zystozele, Uterozele, Korpuskarzinom, Ovarialkarzinom | Prostataadenom, Prostatakarzinom, Blasentumor |

[a]sog. vegetatives Urogenitalsyndrom.

**Beispiel 4:** Eigenständige Erkrankungen der Urogenitalorgane sind beim Kind eher selten. Ca. 3% der Mädchen und 1% der Jungen im Alter unter 10 Jahren erkranken an symptomatischen Harnwegsinfektionen. Bei 60% betroffener Kinder lassen sich keine Harnwegsanomalien feststellen; in 10% der Fälle liegt ein chirurgisch behandlungsbedürftiges Krankheitsbild vor wie z. B. ein vesikoureteraler Reflux (30%), der in 10–14% chronisch-entzündliche Nierenschäden (chronische Pyelonephritis) verursacht. Bei 1/4 entzündlich vorgeschädigter Nieren entwickelt sich im Verlauf von 10 Jahren eine renale Hypertonie, die in 6% zur dialysepflichtigen Niereninsuffizienz führt (Brooks 1990).

## 3.5.2
## Indikationen

Die sonographische Diagnostik des gesamten Unterbauchs bei Erwachsenen und Kindern ist in folgenden Fällen indiziert:

**Bei der Frau**

- Anamnese (z. B. familiäre Häufung gynäkologischer Erkrankungen)
- Symptomatik (z. B. Unterbauchschmerzen, „Verdauungsbeschwerden", irreguläre Blutung)
- Klinik (z. B. schmerzhafte Resistenz, Lymphödem)
- Diagnostik (z. B. BKS-Beschleunigung)

**Beim Mann**

- Anamnese (z. B. familiäre Häufung von Prostataerkrankungen)
- Symptomatik (z. B. atypischer Harnwegsinfekt, akuter Harnverhalt, Hämaturie)
- Klinik (z. B. tastbarer Unterbauchtumor, tiefe Beinvenenthrombose)
- Diagnostik (z. B. PSA-Erhöhung)

## 3.5.3
## Allgemeinmedizinisch bedeutsame Befunde
## bei Erkrankungen der ableitenden Harnwege und Genitalorgane

Die Unterbauchsonographie wird in der Allgemeinarztpraxis seltener als die Ultraschalluntersuchung des Oberbauchs durchgeführt (27 vs. 75% [Decrey 1998], 11 vs. 33% [Muris 1993]). Sie wird in der Urogenitaldiagnostik folgender Organerkrankungen angewendet:
- ableitende Harnwege (Nierenbecken, Harnleiter, Harnblase, Harnröhre),
- Genitalorgane
  - Uterus und Adnexe,
  - Prostata, Hoden und Nebenhoden.

### 3.5.3.1
### Erkrankungen der ableitenden Harnwege

Erkrankungen der ableitenden Harnwege können lange Zeit asymptomatisch verlaufen. Treten Symptome einer Erkrankung dieses kommunizierenden Ausscheidungssystems auf, kann aus den unspezifischen Einzelbefunden kein Hinweis für die Ursache und anatomische Lokalisation der Beschwerden gewonnen werden, d. h. relativ gleichförmige Symptome werden durch unterschiedliche Syndrome an verschiedenen Stellen des Harntraktes verursacht. Wichtige urologische Leitsymptome sind:

- Hämaturie (z. B. intermittierende, schmerzlose Makrohämaturie mit blutungs-freiem Intervall → Blasentumor?, Kolik mit Abgang von „wurmförmigen" Ko-ageln → Nierentumor?, Prostatarandblutung bei Adenom);
- Infekt der unteren Harnwege (Tumornekrose?, benigne Prostatahyperplasie mit Restharnbildung?);
- organbezogener Schmerz (z. B. Blasentenesmen, Strangurie, Flankenschmerz).

Für diese Symptomkomplexe kommen grundsätzlich folgende Erkrankungen in Betracht:
- Blasenentleerungsstörung bei gut- oder bösartiger Prostataerkrankung (z. B. Überlaufblase, ein- oder beidseitige Harnstauungsniere);
- Steinerkrankung mit Abflussbehinderung (z. B. Harnstauung bei Harnleiterstein, Blasenstein bei benigner Prostatahyperplasie);
- Tumorerkrankung[33] der Niere und des Urothels.

Von den ableitenden Harnwegen sind sonographisch nur die Harnblase (maxi-maler Füllungszustand) und der dilatierte Ureter in seinem proximalen und distalen Abschnitt darstellbar. Bei maximal gefüllter Harnblase kann ein großer, intraluminal wachsender Tumor manchmal sonographisch erkannt werden (Abb. 3.56). Blasen-steine zeigen einen typischen Reflex mit Schallauslöschung, Harnblasendivertikel imponieren als Aussackungen der Blasenwand. Die im Unterbauch tastbare Ver-größerung der Harnblase mit und ohne Wandveränderung („Balkenblase") als Folge einer subvesikalen Abflussstörung (z. B. benigne Prostatahyperplasie, weibliche Harnröhrenstriktur) ist im Ultraschall gut sichtbar (Abb. 3.57).

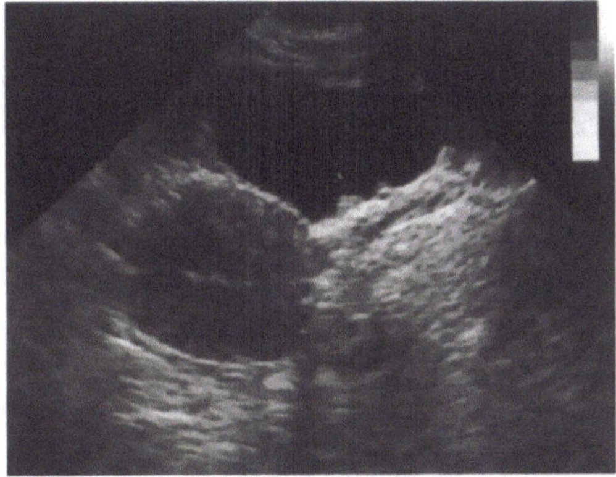

**Abb. 3.56.**
Unterbauchquerschnitt, Harn-blase und Uterus. Am Blasen-boden 2 echoreiche, ins Lumen vorragende, polypoide Fremd-strukturen (lagekonstant, kein Schallschatten).
Diagnose: Blasentumor
(Papillom)

---

[33] Die „Schleimhaut" von Nierenbecken, Harnleiter und Blase besteht aus Übergangsepithel (sog. Urothel). Präkanzerosen wie das Carcinoma in situ und das Ureter- bzw. Harnblasenkarzinom ge-hen vom Urothel aus. Sie können solitär, multilokulär („Papillomatose"), ein- und beidseitig und metachron auftreten (Systemerkrankung!). Da sie häufig rezidivieren, muss immer der gesamte obere und untere Harntrakt untersucht und regelmässig kontrolliert werden.

**Abb. 3.57.**
Unterbauchquerschnitt. Echofreie, maximal gefüllte weibliche Harnblase.
Diagnose: akute (symptomatische) Harnretention

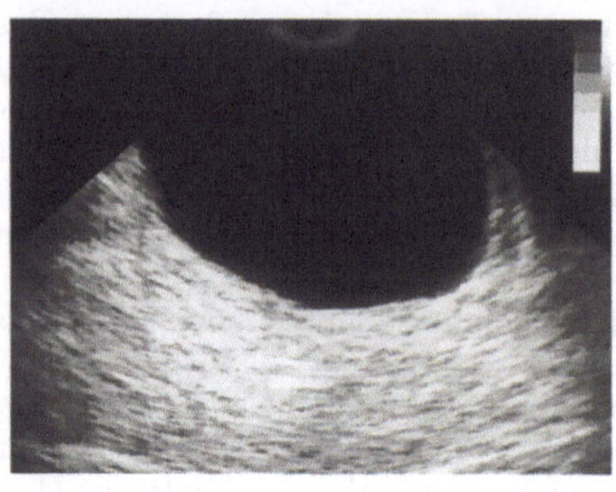

## 3.5.3.2
## Genitalerkrankungen

### Uterus und Adnexe

Weibliche Genitalerkrankungen treten in einzelnen Altersgruppen mit unterschiedlicher Häufigkeit auf (Tabelle 3.29). So überwiegen vor der Menopause funktionelle und entzündliche Krankheitsbilder und Neoplasien nehmen mit steigendem
Lebensalter der Frau zu. Alle Beckenerkrankungen können mit organspezifischen
Leitsymptomen (z. B. irreguläre Blutung, sanguinolenter Fluor vaginalis [s. Tabelle 3.29]) oder einem uncharakteristischen Beschwerdebild beginnen (z. B. diffuse
Missempfindungen im Unterbauch, Kreuzschmerzen [Bhan 1986; Krone 1989; Pfleiderer 1989; Steiner 1989]). Sichtbare Symptome wie z. B. eine abnorme Vaginalblu-
tung lenken dabei den Verdacht unmittelbar auf eine Erkrankung der weiblichen
Geschlechtsorgane (Abb. 3.58 u. 3.59). Fehlen diese eindeutigen, klinischen Zeichen
für einen gynäkologischen Krankheitsprozess („Verdauungsstörung", Tabelle 3.30),
muss eine systematische sonographische Untersuchung des gesamten Bauchraumes
(s. 3.2) den Ausgangspunkt der Differentialdiagnostik bilden.

Ungezielte regionale Untersuchungen (z. B. Röntgen der Wirbelsäule, Endoskopie, Kernspintomographie etc.) können damit vermieden werden (Überweisung
zum Gynäkologen).

Neben der Basisdiagnostik der weiblichen Genitalorgane (bimanuelle Tastuntersuchung, Kolposkopie mit Abstrichentnahme) gehört die Sonographie zu den gynä-

**Tabelle 3.29.** Altersspezifische Häufigkeitsverteilung weiblicher Beckenerkrankungen

| Alter | Diagnose | Leitsymptome |
|---|---|---|
| Prämenopausal | Adhäsionen | Unterbauchschmerzen |
| | Adnexitis | Unterbauchschmerzen |
| | Extrauteringravidität | Akutes Abdomen |
| | Funktionelle Ovarialzyste | Asymptomatisch |
| | Endometriose | Unterbauchschmerzen |
| | Zervixkarzinom | Irreguläre Blutung |
| 40–60 Jahre | Myome | Asymptomatisch |
| | Korpuskarzinom | Irreguläre Blutung |
| >60 Jahre | Ovarialkarzinom | Bauchschmerzen |
| | Korpuskarzinom | Irreguläre Blutung |

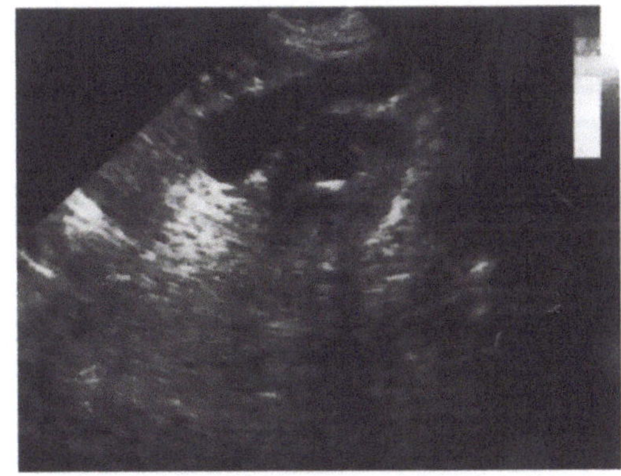

**Abb. 3.58.**
Unterbauchlängsschnitt, Harnblase und Uterus. Scharf begrenzte, ovaläre Raumforderung des Uterus mit zentralem, hellen Reflex und Schallschatten. Diagnose: verkalktes Uterusmyom

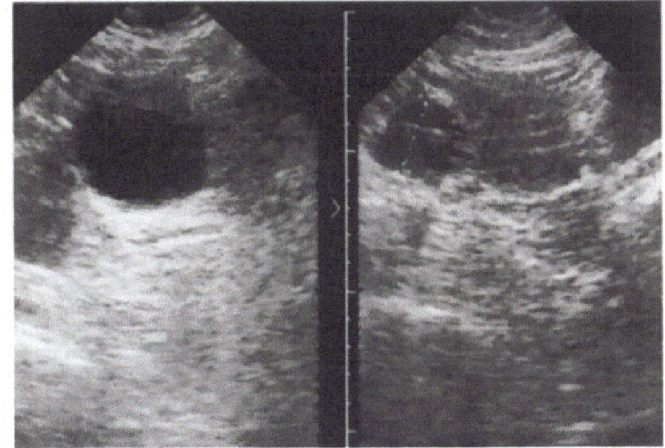

**Abb. 3.59.**
Links paramedianer Unterbauchlängsschnitt. Runde echofreie Raumforderung mit Schallverstärkung. Diagnose: Ovarialzyste

**Tabelle 3.30.** Symptomatik beim Ovarialkarzinom. (Mod. nach Pfleiderer 1986)

| Symptom | Patienten (n) | % |
| --- | --- | --- |
| Bauchschmerzen[a] | 1067 | 50,8 |
| Zunahme des Bauchumfanges | 1041 | 49,5 |
| Gastrointestinale Beschwerden[a] | 454 | 21,6 |
| Obstipation | 123 | 5,8 |
| Gewichtsabnahme | 369 | 17,5 |
| Abnorme Blutung | 360 | 17,1 |
| Miktionsbeschwerden | 345 | 16,4 |
| Druckgefühl im Becken | 106 | 5,0 |
| Kreuzschmerzen | 104 | 4,9 |
| Selbsttastung eines Tumors | 60 | 2,8 |
| Keines | 9 | 0,4 |

[a]Übelkeit, Völle- und Druckgefühl, Dyspepsie, Verdauungsstörungen, Flatulenz, Inappetenz

kologischen Standarduntersuchungen, die im Rahmen der Früherkennungsmaßnahmen, Schwangerenbetreuung und beim Screening zur Anwendung kommen. Sie wird transabdominal bei gefüllter Harnblase und transvaginal durchgeführt. Die transvaginale Methode ist heute in der Praxis des Frauenarztes am weitesten verbreitet und ergänzt die konventionelle Technik (z. B. bauchdeckennahe Prozesse).

## Anwendungsspektrum der Sonographie
## bei gynäkologischen Fragestellungen in der Praxis

- Tumordiagnostik und Tumornachsorge (z. B. Zervixkarzinom, Ovarialtumor [Bhan 1986])
- Differentialdiagnose des akuten Abdomens (z. B. Extrauteringravidität, stiehlgedrehte und rupturierte Ovarialzyste)
- Differentialdiagnose akuter und chronischer Unterbauchschmerzen (z. B. Endometriose, DD: Adnexitis/Appendizitis, Dermoid, Ovarialtumor)
- Lagekontrolle von Intrauterinpessaren (IUP)
- Ultraschallscreening in der Schwangerschaft nach den Mutterschaftsrichtlinien (Bestimmung des Gestationsalters, Früherkennung der Mehrlingsschwangerschaft, Erkennung fetaler Fehlbildungen, Kontrolle der somatischen Fetalentwicklung, Kontrolle der physiologischen Pyelektasie in der Schwangerschaft [Abb. 3.60])

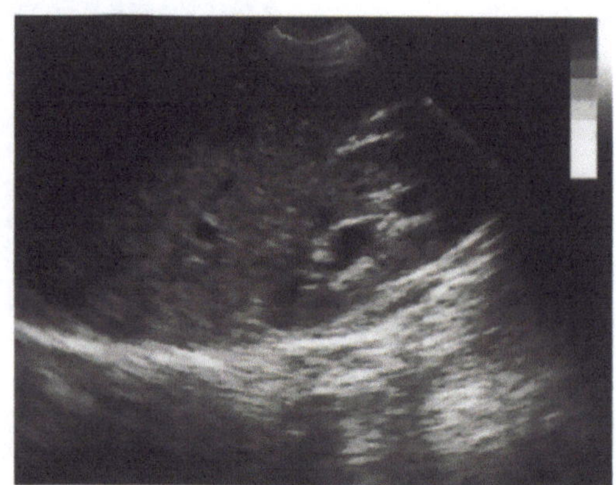

**Abb. 3.60.**
Flankenschnitt rechts. Rechte Niere mit 2 echofreien „Aussparungen" innerhalb des zentralen Echokomplexes.
Diagnose: physiologische Pyelektasie in der Schwangerschaft (23. SSW)

Unter optimalen Untersuchungsbedingungen (gefüllte Harnblase, Stuhlentleerung, Darmentblähung) kann eine gynäkologische Raumforderung im kleinen Becken (Tabelle 3.31) mit einer Empfindlichkeit von 91% (CT 96%, Sanders 1983) erkannt werden. Für maligne Adnextumoren beträgt die Sensitivität der Sonographie 81,7 und die Spezifität 67,8% (positiver prädiktiver Wert 47,5%, negativer prädiktiver Wert 91,2%, Schramm 1989). Die genaue Organzuordnung (Abb. 3.61) eines pathologischen Prozesses zu Uterus oder Ovar ist mit der transabdominalen Sonographie nur in 70% möglich (Terinde 1986; Cacciatore 1989). Die Dignität eines auffälligen Befundes kann sonographisch nicht sicher beurteilt werden (Abb. 3.62). Sonographische Kriterien für Gut- oder Bösartigkeit sind in keinem Fall so repräsentativ wie das Ergebnis einer histologischen Untersuchung.

In unmittelbarem Zusammenhang mit der sonographischen Diagnose eines primären Krankheitsherdes an den Genitalorganen muss im gesamten Bauch- und Retroperitonealraum systematisch nach Zweitbefunden gesucht werden:

**Tabelle 3.31.** Sonographische Differentialdiagnose wichtiger gynäkologischer Erkrankungen

| Organ | Diagnose | Reflex-muster | Begren-zung | Bemerkungen |
|---|---|---|---|---|
| Uterus | Myom | Homogen Echoarm | Glatt | Verkalkung Verdrängung der Harnblase |
| | Schwangerschaft | „Zystisch" | | β-HCG (Serum, Urin) |
| Endometrium | Zervixkarzinom | Inhomogen | Unscharf | Invasion des Myometriums |
| Tube | Extrauterin-gravidität | Inhomogen | Irregulär | „Adnextumor", Fehlen des intrauterinen Gestationssackes, Pseudogestationssack, Vergröße-rung der Endometriallinie, freie Flüssigkeit (Douglas-Raum), extrauterines „Ringecho", Klinik, β-HCG (Serum, Urin) |
| | Abszess | Inhomogen | Unscharf | Sichtpalpation |
| Ovar | Ovarialzyste | Echofrei | Glatt | Funktionelle Zyste (sehr häufig), Impression der Harnblase, Einblutung, Stiehldrehung, Ruptur, Harnstauungsniere |
| | Ovarialkarzinom | Inhomogen Solide, zystisch | Unscharf | Cave: zystischer Ovarialtumor Tumormarker[a], Harnstauungs-niere, Aszites |
| Bauchhöhle | Aszites | Echofrei | Keine | Lageabhängig, Menge > ca. 200 ml, Ovarialtumor |
| | Freie Flüssigkeit | Echofrei | Keine | Extrauteringravidität, rupturierte Ovarialzyste |
| | Raumforderung | Inhomogen | Unscharf | Primär (selten), Metastasen (häufig) |
| | Lymphome | Inhomogen | | Malignes Lymphom |
| Retro-peritoneum | Raumforderung | Solide, zystisch | Unscharf | Metastase (häufig), primär (sel-ten), DD: Bauchaortenaneurysma, primäre und sekundäre retroperi-toneale Fibrose, antikoagulanzien-bedingte Blutung, Abszess |
| | Lymphom | Variabel | Unscharf | Malignes Lymphom, Lymph-knotenmetastasen |

[a] z. B. $\alpha$-1-Fetoprotein, β-HCG, CEA, CA 12-5, LDH-Isoenzyme

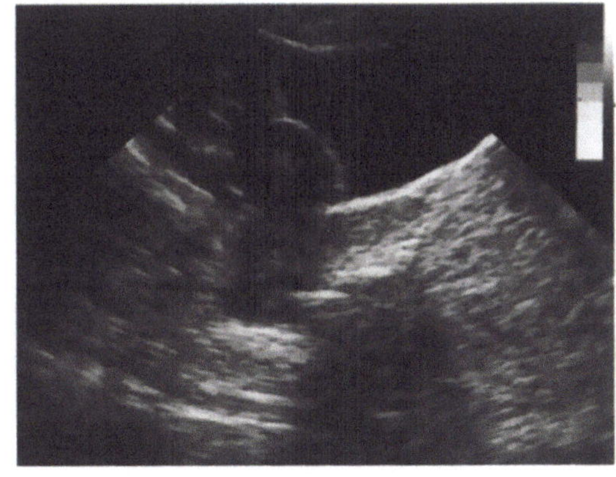

**Abb. 3.61.**
Unterbauchquerschnitt. Rechtes Ovar und Harnblase. Im Bereich des rechten Ovars zentral echo-reiche Raumforderung mit echo-freiem Randsaum.
Diagnose: eingeblutete Ovarial-zyste („Schokoladenzyste")

**Abb. 3.62.**
Unterbauchquerschnitt. Raumforderung mit echoinhomogenem („flockigem") Inhalt und echoreicher, wandständiger Fremdstruktur.
Diagnose: Ovarialkarzinom

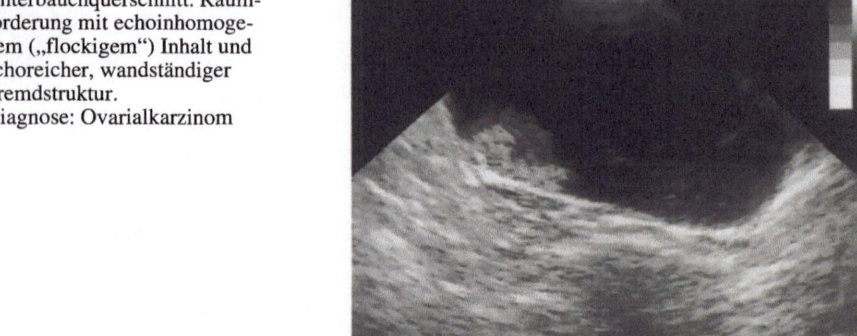

**Abb. 3.63.**
Flankenschnitt links. Linke Niere mit zentral, echofreiem Areal innerhalb des Pyelonreflexes.
Diagnose: Harnstauungsniere (Emmet 2) bei Beckentumor

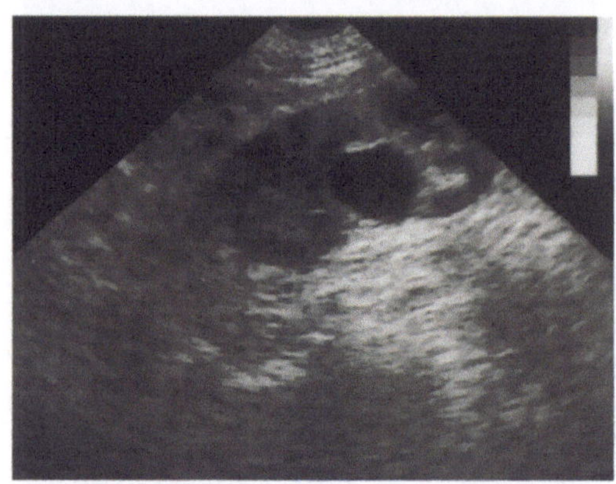

**Abb. 3.64.**
Unterbauchquerschnitt. Echofreie Flüssigkeit mit „flottierenden" Dünndarmschlingen.
Diagnose: Aszites bei Ovarialkarzinom

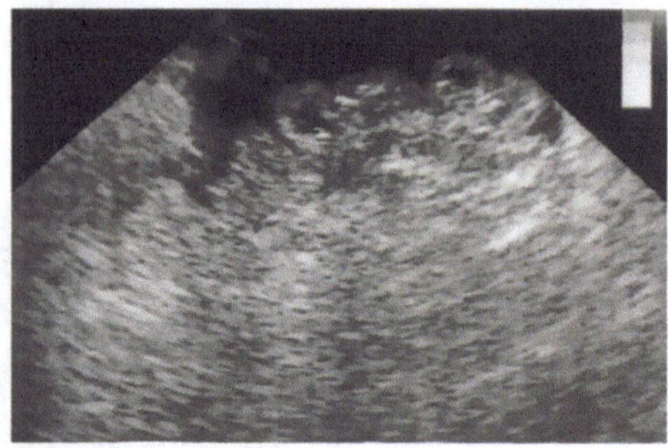

- Ableitende Harnwege (ein- und beidseitige Harnstauungsniere [Abb. 3.63]),
- Leber (Metastasen),
- Retroperitoneum (Lymphknotenmetastasen),
- Bauchhöhle (Aszites [Abb. 3.64]).

## Prostata, Hoden und Nebenhoden

Die benigne Prostatahyperplasie (BPH) ist die häufigste Ursache für eine Blasenentleerungsstörung beim älteren Mann. Sie führt zu irritativen Symptomen (erhöhte Miktionsfrequenz, imperativer Harndrang) des unteren Harntraktes und kann obstruktive Miktionsbeschwerden mit komplizierten Harnwegsinfekten (Restharnbildung) verursachen (Abb. 3.65). Jede rektal tastbar vergrößerte, palpatorisch auffällige Vorsteherdrüse sollte Anlass zu einer Vorsorgeuntersuchung sein (PSA-Bestimmung, abdominale Sonographie mit Beurteilung der Nieren und Restharnbestimmung, transrektale Prostatasonographie mit Sextantenpunktion). Dem Ausschluss einer Miktionsstörung bei benigner Prostatahyperplasie und dem Prostatakarzinom kommt dabei die größte Bedeutung zu. Sonographisch kann ein Prostatakarzinom nicht sicher von einem Prostataadenom unterschieden werden.

Jede Hodenvergrößerung ist bis zum Beweis des Gegenteils verdächtig auf einen Hodentumor. Sonographisch kann ein solider Tumor sicher von einem zystischen Prozess abgegrenzt werden. Akute Hodenschmerzen mit dem Bild eines akuten Abdomens (s. 3.6) werden häufig durch eine Hodentorsion (farbkodierte Duplexsonographie!) oder eine Epididymitis verursacht, die bei typischer Anamnese und Klinik sonographisch bestätigt werden kann. In Zweifelsfällen ist immer eine operative Freilegung notwendig (Hodennekrose (!), „6-h-Grenze").

## 3.5.4
## Kasuistik

Eine 38-jährige Patientin kam wegen gelegentlich auftretender rechtsseitiger Unterbauchschmerzen in die Sprechstunde. Die Beschwerden hätten sich ohne erkennbaren Anlass allmählich entwickelt, Übelkeit und Erbrechen seien nicht aufgetreten. Das Gewicht sei unverändert, Appetit, „Verdauung" und Blasenentleerung ungestört, ein Nachlassen der körperlichen Belastbarkeit sei von ihr nicht bemerkt worden. Ein Ausfluss aus der Scheide sei nicht vorhanden. Menarche mit 13 Jahren, unauffällige Zyklusanamnese, Nullipara, Antikonzeption seit dem 19. Lebensjahr mit der „Pille". Bis auf eine subklinische Hyperthyreose sei-

**Abb. 3.65.**
Unterbauchquerschnitt. Echoreiche, homogene Raumforderung mit Anhebung des Blasenbodens und Verdickung der Blasenwand („Balkenblase").
Diagnose: Prostataadenom

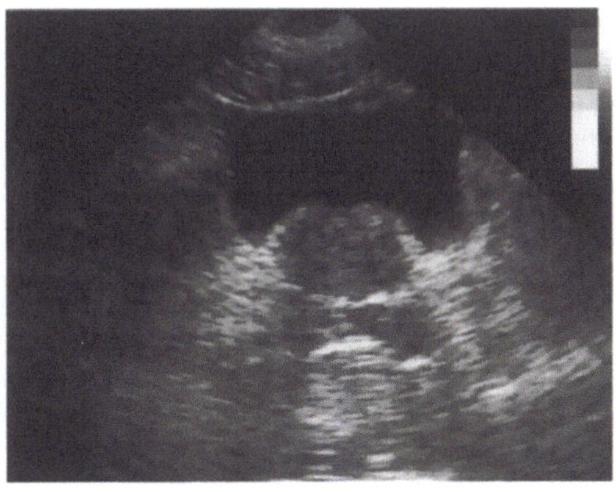

nen keine weiteren Erkrankungen bekannt. Der Allgemeinstatus war unauffällig, bei der regionalen Untersuchung des Unterbauchs fiel eine elastische, druckempfindliche Resistenz im rechten Unterbauch auf. Eine lokale Abwehrspannung lag nicht vor, die Darmgeräusche waren regelrecht auskultierbar, beide Nierenlager frei. Die Routineserumwerte waren im Normbereich, insbesondere fanden sich keine Entzündungszeichen, unauffälliger Urinstreifentest. Die Sonographie des rechten Unterbauchs zeigte folgenden Befund (Abb. 3.66): ca. 8 × 4,5 cm große, ovaläre Raumforderung mit inhomogenem Binnenreflexmuster (disseminierte, z. T. helle Reflexe mit Schallverstärkung). Die gynäkologische Untersuchung (transvaginale Sonographie) bestätigte einen glatt abgrenzbaren, zystischen „Ovarialtumor" rechts. Unter der Verdachtsdiagnose einer Dermoidzyste wurden regelmäßige Kontrolluntersuchungen empfohlen und die Notwendigkeit einer operativen Behandlung erörtert. Ein Dermoid ist eine überwiegend gutartige, teratoide Neubildung des Ovars, die relativ häufig bei Frauen im jüngeren und mittleren Lebensalter vorkommt und innerhalb eines Hohlraumes (Dermoidzyste) unterschiedliche Gewebearten (z. B. Fettgewebe, in seltenen Fällen Schilddrüsengewebe [sog. Struma ovarii!]) enthalten kann.

Die Differentialdiagnose von Unterbauchbeschwerden stellt eine der schwierigsten Aufgaben ärztlicher Tätigkeit dar, weil außer organischen Erkrankungen des Intestinaltraktes (Appendizitis, Ileitis terminalis, Divertikulitis, Kolontumoren etc.) auch zahlreiche Urogenitalerkrankungen im kleinen Becken relativ gleichförmige und einander ähnliche Symptome (DD: Appendizitis, Adnexitis!) hervorrufen können. Gleichzeitig ist der Unterbauch – vor allem bei der Frau – ein bevorzugtes Projektionsfeld für funktionelle, „psychosomatische" Störungen (vegetatives Urogenitalsyndrom, Parametropathia spastica) und LWS-Affektionen (Iliosakralsyndrom). Auffällige objektive Befunde (Bluttests, Endoskopie etc.) fehlen bei funktionellen Syndromen definitionsgemäß immer, während sie bei primär entzündlichen Prozessen oder Neoplasien fakultativ und auch im fortgeschrittenen Stadium nur diskret vorhanden sein können. Aufgrund des weiten Ursachenspektrums unklarer Unterbauchschmerzen – wie im vorliegenden Fall – können das Krankheitsbild sonographisch eingegrenzt und die diagnostische Vorgehensweise verkürzt werden.

**Abb. 3.66.**
Paramedianer Unterbauchquerschnitt rechts. Echoinhomogene Raumforderung im Bereich des Ovars (Binnenreflexe!).
Diagnose: Dermoidzyste des Ovars

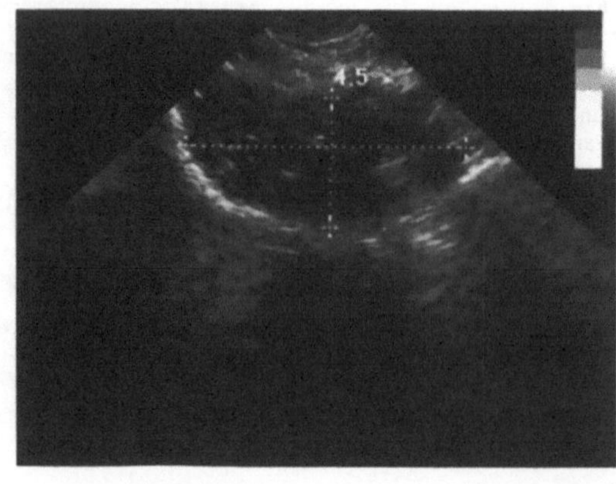

## 3.5.5
### Zusammenfassung

Unterbaucherkrankungen stellen in der Praxis oft ein differentialdiagnostisches Problem dar, vor allem, wenn charakteristische Symptome (z. B. Makrohämaturie, irreguläre Blutung) fehlen, die auf eine Erkrankung dieser Körperregion hindeuten. So kann manche zunächst als vertebragen oder gastrointestinal interpretierte Symptomatik ein organisches Korrelat haben, das durch einen lokalen Krankheitsherd im kleinen Becken (z. B. Ovarialtumor) verursacht wird oder in den Unterbauch (z. B. Harnstauungsniere) ausstrahlt. Die wichtigsten Leitkriterien für eine rationelle Vorgehensweise sind einfache Merkmale wie Alter und Geschlecht, weil dadurch Patienten mit hohem und niedrigen Morbiditätsrisiko (sog. altersgebundene Erkrankungen) selektiert und für die Differentialdiagnose eine bestimmte Zielrichtung anvisiert werden kann. Die Sonographie des Harntraktes und der Genitalorgane erfüllt in der Differentialdiagnose von Unterbaucherkrankungen die Funktion einer wichtigen Komplementäruntersuchung, die nicht in jedem Fall eine Artdiagnose der Grunderkrankung und ihrer Ätiopathogenese begründen kann, zumeist aber eine „Weichenstellung" zur Abklärung akuter und prognostisch unterschiedlich zu bewertender Krankheitsbilder einleitet. Beispiele hierfür sind Raumforderungen im kleinen Becken, akute und chronisch-rezidivierende Schmerzsyndrome und therapieresistente Urogenitalinfekte, hinter denen sich eine Fülle anatomischer (z. B. Obstruktion) und funktioneller (z. B. Reflux) Krankheitsprozesse verbergen kann.

## Literatur

Adelman A (1987) Abdominal pain in the primary care setting. J Fam Pract 25: 27–32
Barwitz HJK (1999) Brennen beim Wasserlassen. Rationales Vorgehen in der Allgemeinarztpraxis. Münch Med Wochenschr 141, 12: 142–146
Bhan V, Campbell S (1986) Ultraschall als Screening-Verfahren zur Entdeckung von Ovarialtumoren. Gynäkologe 19: 135–141
Brooks D (1990) The management of suspected urinary tract infection in general practice. Br J Gen Pract 40: 399–402
Cacciatore B, Lehtovirta P, Wahlström T, Ylöstalo P (1989) Preoperative sonographic evaluation of endometrial cancer. Am J Obstet Gynecol 160: 133–137
Dawson C (1996) Urological emergencies in general practice. Br Med J 312: 838–840
Decrey H, Verdon F, Burnand B, Pecoud A, Burnier M (1998) Evaluation of the use of ultrasonography in primary care. Eur J Pbl Hlth 8: 140–142
Dekker JH, Boeke AJP, Janssens J, Van Eijk JTM (1993) Vaginal symptoms of unknown aetiology: a study in Dutch general practice. Br J Gen Pract 43: 239–244
Frear D, Tilyard MW, Gurr E (1997) Abdominal pain in New Zealand general practice. N Z Med J 110 (1051): 333–334
Jolleys JV (1991) Factors associated with regular episodes of dysuria among women in one rural general practice. Br J Gen Pract 41: 241–243
Jones R (1996) Childhood vulvovaginitis and vaginal discharge in general practice. Fam Practice 13: 369–372
Klinkman MS (1996) Episodes of care for abdominal pain in a primary care practice. Arch Fam Med 5: 279–285
Knorr HM (1982) Stellenwert der Ultraschalldiagnostik in einer Allgemeinarztpraxis. Med. Diss. Düsseldorf
Krone S, Wisser J, Anthuber C (1989) Sonographische Diagnostik in der Kinder- und Jugendgynäkologie. Arch Gynecol Obst 245: 116–117

Köhler H, Weber M, Wandel E, Marx M, Dumann H (1989) Diagnostik des akuten Harnwegsinfektes. Therapiewoche 39: 2270–2275

Leusmann DB (1995) Harnsteinanalysen. Methoden und Stellenwert im Zeitalter der minimal-invasiven Steinentfernung. Dtsch Med Wochenschr 120: 841–844

Muris J, Starmans R, Fijten GH, Crebolder FJM, Krebber FWA, Knotternus JA (1993) Abdominal pain in general practice. Fam Practice 10 (4): 387–390

Olesen F (1995) Patients with urinary tract infection: proposed management strategies of general practitioners, microbiologists and urologists. Br J Gen Pract 45: 611–613

Pfleiderer A (1986) Die Diagnostik des Ovarialkarzinoms. Gynäkologe 19: 142–150

Rohen JW (1984) Funktionelle Anatomie des Menschen. Schattauer

Sanders RC, McNeil BJ, Finberg HJ et al. (1983) A prospective study of computed tomography and ultrasound in the detection and staging of pelvic masses. Radiology 146: 439–442

Schellpfeffer MA (1995) Sonographic detection of free pelvic peritoneal fluid. J Ultrasound Med 14: 205–209

Schnur St (1990) Abdominelle Sonographie. Ihre Bedeutung in der Allgemeinarztpraxis. Z Allg Med 66: 760–762

Schnur St, Keuler FU (1996) Benigne Prostatahyperplasie: Diagnostik in der Hausarztpraxis. Fortschr Med 31: 412–415

Schramm T, Pröbstl R, Mayr B, Baltzer J (1989) Validierung moderner bildgebender Verfahren in der präoperativen Diagnostik von Adnextumoren. Arch Gynecol Obst 245: 368–369

Steiner RA, Rotta F, Schreiner E (1989) Laparaskopische Befunde bei unklaren Unterbauchbeschwerden. Arch Gynecol Obst 245: 370–371

Terinde R (1986) Aussagemöglichkeiten der bildgebenden Verfahren bei Adnextumoren. Gynäkologe 19: 151–158

Völter D (1984) Urolithiasis. Therapiewoche 34: 2775–2788

## 3.6
## Ultraschall in der Diagnostik des akuten Abdomens

### 3.6.1
### Das Krankheitsspektrum in der Allgemeinarztpraxis

Bauchschmerzen werden nach verschiedenen Gesichtspunkten eingeteilt:

- Ätiologie (z. B. spezifisch, unspezifisch [s. 3.2]),
- Pathogenese (z. B. Entzündung, Obstruktion),
- Lokalisation und Funktionstopographie (s. 3.3, 3.4, 3.5 [nach Rohen 1984])
  - Oberbauchsyndrom („sagittale" Orientierung, „Symmetrie"),
  - Dorsolumbalsyndrom („frontale" Orientierung, „Metamerie"),
  - Unterbauchsyndrom („vertikal-transversale" Orientierung, „Polarität"),
- Symptomatik (z. B. „Kolikschmerz", „Dauerschmerz"),
- zeitlicher Verlauf (z. B. akut, intermittierend).

Anhand dieser Systematik kann fast jedes abdominelle Krankheitsbild vollständig beschrieben werden. Soll der appellative Charakter des Notfalles besonders herausgestellt werden, wird der klinische Begriff des akuten Abdomens[34] für alle Beschwerdenkomplexe verwendet, die plötzlich („schlagartig", „aus voller Gesundheit") auftreten und als deren Ursache eine gravierende Erkrankung im Bauchraum

---

[34] Der Begriff des akuten Abdomens wird in der medizinischen Literatur kritisch diskutiert; trotz mancher Einwände („irreführend", „keine verbindliche Definition", „unscharfer Sammelbegriff") ist er immer noch im klinischen Sprachgebrauch vorhanden. Nach der klassischen Definition von Dick aus dem Jahre 1952 wird diese „vorläufige, durch Zeitnot diktierte Bezeichnung" für „Krankheitsfälle" in der Bauchregion „bis zu deren diagnostischer Klärung" verwendet (zitiert nach Kern 1979).

vermutet wird. Die Symptomatik steht dabei oft in einem nicht genau abschätzbaren Verhältnis zur Gefährlichkeit des Krankheitsprozesses („Eilfall"), d. h. hinter uncharakteristischen („atypischen", „abortiven") Verlaufsformen können sich prognostisch ernste Erkrankungen verbergen. Umgekehrt ist das Ausmaß subjektiver Beeinträchtigung z. B. durch Schmerzen nicht immer ein hinreichendes Kriterium für die objektive Beurteilung des Schweregrades eines abdominellen Notfalles (z. B. „stille" Symptomatik bei Diabetes mellitus).

Alarmsymptome, die ein akutes Abdomen signalisieren können, sind Schmerzen unterschiedlicher Lokalisation und Qualität (somatisch, viszeral), Störungen der Darmperistaltik („Ileus"), Veränderungen des Allgemeinbefindens („Schüttelfrost") und Kreislaufreaktionen („Schock"). Diese klinisch unverwechselbaren, manchmal aber differentialdiagnostisch unsicheren[35] Symptome (Abb. 3.67) kennzeichnen ein absolut vitalbedrohliches Krankheitsstadium („Vollbild"), das sich aus einem scheinbar stabilen Gesundheitszustand heraus entwickelt, rasch dekompensieren kann und eine unverzügliche Abklärung und Therapie verlangt. Die Übergänge dieser zeitlich definierten Dringlichkeitsstufen (perakut, akut, subakut) sind fließend.

Von den über 200 bekannten Ursachen eines akuten Abdomens treten in der Allgemeinarztpraxis nur einige Krankheitsbilder regelmäßig häufig, d. h. mit einer

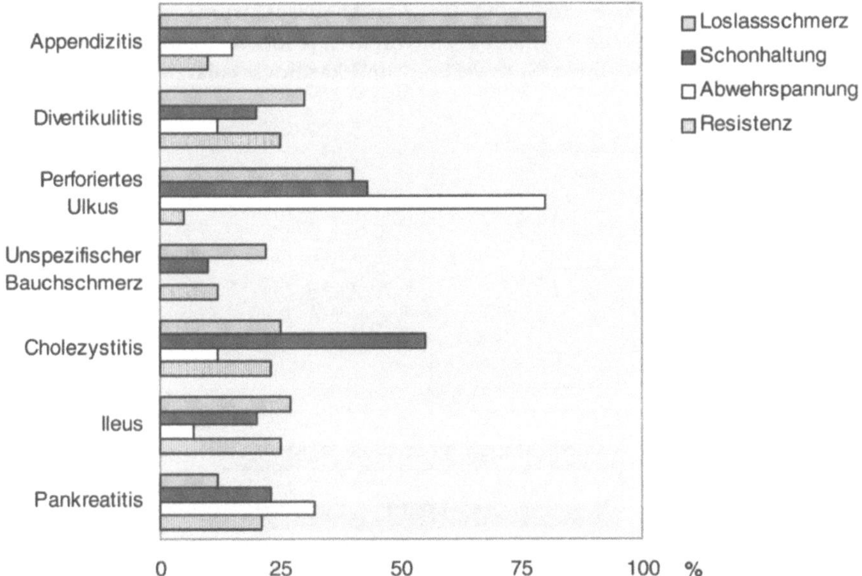


**Abb. 3.67.** Klinische Befunde bei Erkrankungen mit akutem Abdomen. (Mod. nach Staniland 1972, n = 600)

---

[35] Diese Symptome können auch bei Erkrankungen ohne organisches Substrat, sog. unspezifischen Abdominalschmerzen (UAS), vorhanden sein und selbst bei Krankheitsbildern mit einer konkreten Ursache treten sog. typische Befunde nur unregelmäßig häufig (60–70%) auf oder fehlen sogar völlig. Klinische Fehldiagnosen sind daher nicht ungewöhnlich. Sie kommen in 30–40% der Fälle vor und können nur durch Erfahrung, Intuition und systematische Untersuchungstechnik mit kontinuierlicher Verlaufsbeobachtung zumindest teilweise ausgeschaltet werden (Staniland 1972).

durchschnittlichen Häufigkeit >3‰ auf. Die meisten dieser Erkrankungen (z. B. Reizdarmsyndrom, akuter Harnverhalt) haben einen unbedeutenden Anlass („Diätfehler", Medikamentennebenwirkungen, Fremdkörper, Beispiel 1) oder können ätiologisch nicht geklärt werden (sog. unspezifische Abdominalschmerzen[36], Tabelle 3.32; Abb. 3.68). Sie werden unterschieden von allen prognostisch ernsten Erkrankungen, die primär vom Bauchraum ausgehen oder in die Abdominalregion ausstrahlen (z. B. „Projektionsschmerz" bei Hinterwandmyokardinfarkt).

> **Beispiel 1:** Die habituelle Obstipation ist das typische Krankheitsbild des älteren Menschen, das durch Flüssigkeitsmangel, Fehlernährung und bei Bettlägerigkeit akut auftreten kann. Leitsymptome der durch Stuhlimpaktion (z. B. Bezoar[37], Skybala, Koprolithiasis) verursachten Passagestörung sind „kolikartige" Bauchschmerzen, Stuhlverhalt, vegetative Begleitreaktionen und der Befund eines „Trommelbauchs" Hierzu gehören als wichtigste chirurgische Krankheiten alle Verlaufsformen der akuten Appendizitis, steinbedingte Koliken der Gallen- und Harnwege und gastrointestinale Passagestörungen (Tabelle 3.33).

Internistische Notfälle mit akuter Bauchsymptomatik (z. B. Pseudoperitonitis diabetica, hämolytische Krise etc.) sind im Krankheitsspektrum einer allgemeinmedizinischen Praxis seltene Ausnahmen. Sie müssen jedoch bei zunehmender Verbreitung von Endokrinopathien, Stoffwechsel- und kardiovaskulären Erkrankungen

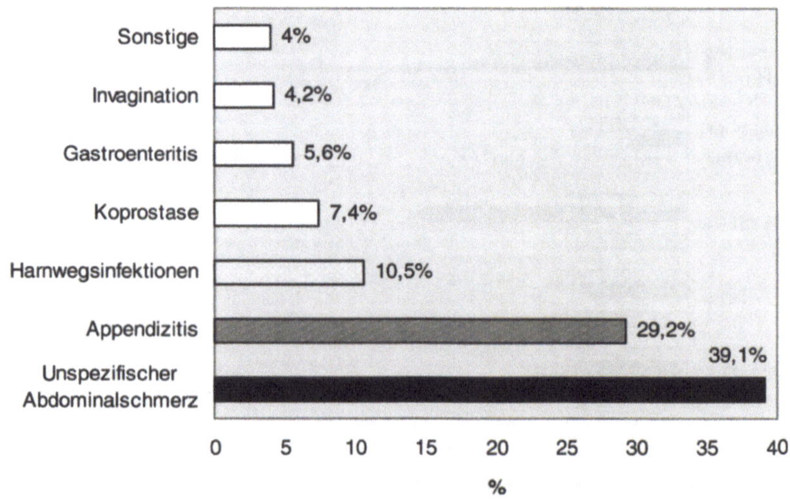


**Abb. 3.68.** Ursachenspektrum akuter Abdominalschmerzen bei Kindern vor der Pubertät. (Mod. nach Witzel 1998, n = 751)

---

[36] Kinder: 20–40% (Witzel 1998; Williams 1999), Erwachsene: bis zu 50% (Adelman 1987).

[37] Ein Bezoar ist ein frei beweglicher, kugelförmiger Fremdkörper unterschiedlicher Zusammensetzung (z. B. pflanzliche Bestandteile = Phytobezoar), der das Darmlumen verlegen und eine Ileussymptomatik verursachen kann.

**Tabelle 3.32.** Häufige abdominale und extraabdominale Ursachen für akute Bauchschmerzen in der Allgemeinarztpraxis

| Erkrankung/Zustand | Leitsymptome |
| --- | --- |
| Bauchmuskelzerrung | Anamnese, Schonhaltung, Schmerzprovokation durch Bewegung |
| Bauchwandhämatom | Druckschmerz, Schwellung, antikoagulanzienbedingte Blutung in die Rektusscheide |
| Akute Gastroenteritis | „Kolik", Übelkeit, Durchfall (im Anschluss an Bauchschmerz), „Coecalquatschen" |
| Reizdarmsyndrom | Vegetative Begleitsymptomatik, tastbare Walze im Unterbauch (sog. Cordon iliaque) |
| Roemheld-Syndrom | Blähbeschwerden, Meteorismus |
| Chilaiditi-Syndrom | Interposition des rechtsseitigen Colon transversum zwischen Leber und Diaphragma |
| Habituelle Obstipation | Frauen > Männer, geriatrisches Krankheitsbild, Flüssigkeitsmangel, Laxanzienabusus |
| Dysmenorrhö | Zyklusanamnese, „harter" Unterbauch |
| Akuter Harnverhalt | Tastbarer Unterbauchtumor, vegetative Begleitreaktion (RR-Steigerung, Tachykardie) |
| Akuter Harnwegsinfekt | Zystitische Symptome, Urinstatus |
| Hodentorsion | Alter (10.–16. Lebensjahr), beidseitiges (!) Vorkommen, DD: akute Epididymitis |
| Inkarzerierte Leistenhernie | Bruchpforten, Ileussymptomatik |
| Herpes zoster | Halbseitige „Überempfindlichkeit", Schmerzbeginn vor Auftreten einer Eruption |
| Akutes Iliosakralsyndrom | Kreuzschmerz mit Schmerzprojektion in den Unterbauch, Bewegungsabhängigkeit |
| Abdominale Migräne | Kopfschmerzanamnese, Durchfall und Polyurie nach dem Kopfschmerzereignis |
| Purpura Schoenlein-Henoch | Petechien an beiden Unterschenkeln, Auftreten nach den Bauchschmerzen (P. abdominalis) |
| Akute Rechtsherzinsuffizienz | Akute Stauungsleber (Kapseldehnungsschmerz), Schulterschmerz rechts (N. phrenicus) |
| Hinterwandmyokardinfarkt | Oberbauchbeschwerden, vegetative Begleitsymptome, EKG, Troponin I/T-Bestimmung |

(z. B. diabetische Gastroenteropathie, Mesenterialarterienverschluss) immer mehr in Betracht gezogen werden.

Insgesamt stellen abdominelle Notsituationen in der Allgemeinarztpraxis seltene Ereignisse[38] dar. In über 95% können sie durch eines der folgenden, pathologischen Grundphänomene charakterisiert werden (Weiss 1985):

- Entzündung eines parenchymatösen Organs oder Hohlorgans (z. B. eitrig abszedierende Appendizitis, akute hämorrhagische Pankreatitis),
- Obstruktion eines Hohl- oder Leitungsorgans (z. B. Ileus mit Sepsis),
- Perforation eines Hohlorgans (z. B. perforiertes Ulcus duodeni),
- Ruptur eines Hohl- oder Leitungsorgans (z. B. rupturiertes Bauchaortenaneurysma),
- Ischämie eines Leitungsorgans (z. B. Mesenterialinfarkt mit Gangrän und Durchwanderungsperitonitis).

---

[38] Häufigkeit in der Allgemeinarztpraxis (s. 3.2, s. Tabelle 3.33): Appendizitis (1,9%), Bauchaortenaneurysma (0,3%), Pankreatitis (0,1%), Organperforation (0,1%).

**Tabelle 3.33.** Einweisungsdiagnosen mit dem Bild eines akuten Abdomens. (Mod. nach Kern 1979, n = 63)

| Diagnose | Anzahl (n) | % |
|---|---|---|
| Akute Appendizitis | 14 | 22,2 |
| Perforierte Appendizitis | 5 | 7,9 |
| Verdacht auf Appendizitis (nicht operiert) | 12 | 19,0 |
| Akute Galle | 6 | 9,5 |
| Mechanischer Ileus | 4 | 6,3 |
| Sigma-Rektum-Perforation | 3 | 4,7 |
| Dickdarmperforation | 2 | 3,1 |
| Magenperforation | 2 | 3,1 |
| Milzruptur | 2 | 3,1 |
| Schwere gastrointestinale Blutung | 2 | 3,1 |
| Akute Pankreatitis | 2 | 3,1 |
| Verschlussikterus mit akuter Galle | 1 | 1,6 |
| Subphrenischer Abszess | 1 | 1,6 |
| Rupturiertes Leberzelladenom | 1 | 1,6 |
| Rupturierte Ovarialzyste | 1 | 1,6 |
| Purpura Schönlein-Henoch | 1 | 1,6 |
| Unklares akutes Abdomen (nicht operiert) | 4 | 6,3 |

## 3.6.2
## Indikationen

Grundsätzlich besteht bei jedem Verdacht auf ein akutes Abdomen die Indikation zur Sonographie (Knorr 1982). Vorher aber müssen immer der gesamte Bauchraum (einschließlich des Skrotums und der Bruchpforten) und angrenzende Regionen (z. B. Flanken, Thorax) klinisch untersucht werden, um einen ersten Eindruck von Hauptlokalisation, Schweregrad des Beschwerdebildes und wahrscheinlicher Organzuordnung zu gewinnen. In manchen Altersgruppen wie z. B. beim akut „kranken" Kind ist jedoch eine regionale Untersuchung alleine nicht ausreichend, weil gerade „bauchferne" Erkrankungen (z. B. Otitis media, Pneumonie) das klinische Bild des akuten Abdomens imitieren können (Ganzkörperstatus). Verdachtsmomente für ein akutes Abdomen können sich aus folgenden Gesichtspunkten ergeben:

- Anamnese (z. B. Operationen, Grunderkrankungen)
- Symptomatik (z. B. akute Bauchschmerzen unterschiedlicher Lokalisation, s. 3.2, 3.3, 3.4, 3.5, Stuhlverhalt, Miserere)
- Klinik (z. B. Schock, „brettharter" Bauch, „Totenstille" im Abdomen)
- Diagnostik (z. B. Lipaseerhöhung, Blutungsanämie)

Die Art der Erkrankung (z. B. akute Appendizitis) und Schmerztopographie (z. B. Schmerzen im rechten Unterbauch) stimmen nicht immer überein (Tabelle 3.34).

So tritt eine typische Symptomatik und Lokalisation nur in 2/3 der Fälle auf (Staniland 1972). Für die Sonographie bedeutet dies, dass alle Organe des Ober-, Mittel-, und Unterbauchs auch dann systematisch mituntersucht werden müssen (Übersichtssonographie), wenn keine bestimmte Verdachtsdiagnose auf eine definierte Organerkrankung (z. B. Bauchaortenaneurysma, Unterbauchtumor) naheliegt. Dies gilt insbesondere für unspezifische Beschwerdebilder, den kindlichen Bauchsitus, Schwangere und ältere Menschen, bei denen der „lehrbuchmäßige" Krankheitsver-

**Tabelle 3.34.** Diagnose und Schmerzlokalisation bei akutem Abdomen. (Mod. nach Staniland 1972, n = 600, Angaben in %). *ROQ, LOQ, RUQ, LUQ* rechter, linker, oberer, unterer Quadrant. *OB, UB* Ober-, Unterbauch. *RH, LH* rechte, linke Hälfte. *UAS* unspezifischer Abdominalschmerz

| Diagnose | Appen-dizitis | Diver-tikulitis | Perfo-riertes Ulkus | UAS | Chole-zystitis | Ileus | Pankreatitis |
|---|---|---|---|---|---|---|---|
| Anatomische Region | | | | | | | |
| ROQ | – | – | 2 | 1 | 38 | – | 6 |
| LOQ | – | – | – | 1 | 1 | – | – |
| RUQ | 74 | 7 | – | 29 | 4 | 4 | 2 |
| LUQ | – | 23 | – | 3 | – | – | 2 |
| OB | 1 | 3 | 35 | 11 | 34 | 8 | 38 |
| UB | 13 | 35 | 3 | 9 | 1 | 18 | 6 |
| RH | 3 | 3 | 6 | 7 | 5 | – | – |
| LH | – | – | – | 2 | – | – | 2 |
| Periumbilikal | 6 | 9 | 2 | 25 | 6 | 40 | 14 |
| Diffus | 2 | 10 | 52 | 9 | 8 | 26 | 29 |

lauf eine Ausnahme darstellt. Auch anatomische Varianten mit Fehllage der Organe (z. B. einseitig „leere" Nierenloge, DD: Nierenagenesie, Beckenniere), die selten vorkommen, können durch ein methodisches Vorgehen erkannt werden.

### 3.6.3
### Allgemeinmedizinisch bedeutsame Befunde bei akutem Abdomen

Die Diagnose eines akuten Abdomens und seiner vielfältigen Ursachen kann in den meisten Fällen durch gezielte Untersuchungen (z. B. Labor, Abdomenübersichtsaufnahme) eingegrenzt werden. Die Sonographie gehört inzwischen zu diesen Standarduntersuchungen in der ambulanten und klinischen Akutmedizin und hat den Stellenwert invasiver und risikoreicher Verfahren wie z. B. der Peritoneallavage (Komplikationsrate bis zu 6%) relativiert (Lutz 1979; Kohlberger 1989).

Die Treffsicherheit der Methode zur Erkennung diagnostisch relevanter Befunde wird mit ca. 90–100% angegeben (Braun 1984; Schölmerich 1984). Endgültige Diagnosen sind ausschließlich sonographisch in ca. 20% der Fälle möglich. Die Dringlichkeit einer unverzüglichen Diagnosestellung hängt von der Schwere der vermuteten Ursache ab (Tabellen 3.35 u. 3.36). So werden die meisten sofortigen Ultraschalluntersuchungen bei Verdacht auf akut vitalbedrohliche Erkrankungen mit Rupturgefahr (Abb. 3.69) und hämorrhagischem Schock wie stumpfe Abdominaltraumen (Leber, Milz, Pankreas), Bauchaortenaneurysmen und die Extrauteringravidität angefordert (vgl. Tabelle 3.40).

Eine akute Abdominalerkrankung tritt unter verschiedenen klinischen Erscheinungsformen (z. B. Schocksymptomatik, Erbrechen, Schmerzsyndrom) auf. Am häufigsten sind lokale oder ausstrahlende Schmerzsymptome (z. B. rechtsseitiger Unterbauchschmerz, Schulterschmerz, Hodenschmerz) oder diffuse Beschwerdebilder (z. B. Abwehrspannung), bei denen eine klare Organzuordnung (Abb. 3.70) fehlt und daher eine Vielzahl von Differentialdiagnosen erwogen werden müssen:
- diffuse, spezifische und unspezifische Bauchschmerzen (Bauchraum, oberer, mittlerer, unterer Retroperitonealraum),

**Tabelle 3.35.** Diagnosesicherheit durch sofortige Ultraschalluntersuchung eines akuten Abdomens (Erkrankungen mit höchster Dringlichkeitsstufe). (Nach Davies 1991, n = 152)

| Vermutungsdiagnose | Patienten (n) | Abschlussdiagnose | Sonographische Bestätigung (n) |
|---|---|---|---|
| Trauma | 3 | Nierenkontusion | – |
| | 1 | Milzruptur | 1 |
| | 1 | Rippenfraktur (C 12) | – |
| Bauchaortenaneurysma | 2 | Bauchaortenaneurysma | 1 |
| | 1 | Divertikelkrankheit | – |
| | 2 | Myokardinfarkt | – |
| | 1 | Schlaganfallsyndrom | – |
| Extrauteringravidität | 2 | Unspezifischer Abdominalschmerz | – |
| | 1 | Unklare Ursache | – |
| Invagination | 1 | Invagination | 1 |
| Nierenversagen | 1 | Benigne Prostatahyperplasie | 1 |

**Tabelle 3.36.** Organbezogene Aufschlüsselung sonographischer Diagnosen bei akutem Abdomen. (Mod. nach Braun 1984, n = 277)

| Organsystem | Symptome[a] | Diagnose | Anzahl (n) |
|---|---|---|---|
| Galleableitendes System | 164 | Cholelithiasis | 137 |
| | | Cholezystitis | 45 |
| | | Cholestasesyndrom | 37 |
| | | Gallenblasenhydrops | 29 |
| | | Gallengangszyste | 2 |
| | | Gallenblasenkarzinom | 2 |
| Pankreas | 20 | Akute Pankreatitis | 17 |
| | | Pankreastumor | 2 |
| | | Pankreaszyste | 1 |
| Darmtrakt | 12 | Ileus | 12 |
| Niere und harnableitende Organe | 12 | Harnstauungsniere | 12 |
| | | Nierenerkrankung | – |
| Gefäße | 7 | Bauchaortenaneurysma | 7 |
| Weibliche Genitalorgane | 12 | Adnextumor (entzündlich) | 5 |
| | | Extrauteringravidität | 4 |
| | | Douglas-Abszess | 1 |
| | | Uterus myomatosus acutus | 1 |
| | | Blasenmole | 1 |
| Bauchhöhle | 22 | Aszites | 22 |
| Varia | 28[b] | s. u. | 28 |

[a]Einzel- und Mehrfachsymptome. [b]Metastasenleber (n = 6), Leberabszess (n = 1), Echinokokkuszyste (n = 1), perityphlitischer Abszess (n = 2), Psoashämatom (n = 1), Nierentumor (n = 1), große Nierenzyste (n = 1), Beckenniere (n = 1), perisigmoidaler Abszess (n = 1), Bauchdeckenabszess (n = 1), nichtgynäkologischer Unterbauchtumor (n = 3), knöcherner Beckentumor (n = 1), Harnverhalt (n = 3), Milztumor (n = 2), Pleuraerguss (n = 2), Perikarderguss (n = 1)

- Oberbauchsyndrom (Brustraum, Bauchraum, oberer Retroperitonealraum),
- Unterbauchsyndrom (Bauchraum, unterer Retroperitonealraum),
- Dorsolumbalsyndrom (Retroperitonealraum).

**Abb. 3.69.**
Flankenschnitt links. Homogen echoreiche, vergrößerte Milz (ca. 12 × 9 cm).
Diagnose: Splenomegalie

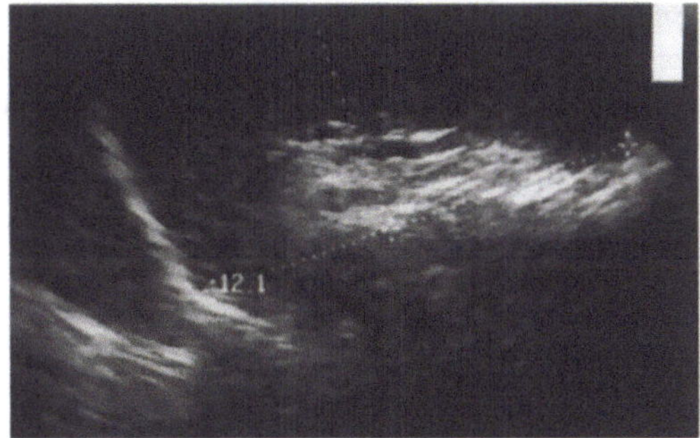

**Abb. 3.70.**
Flankenschnitt links. Dünndarmschlingen, die auf einem echofreien („transsonischen") Flüssigkeitsspiegel schwimmen.
Diagnose: Aszites

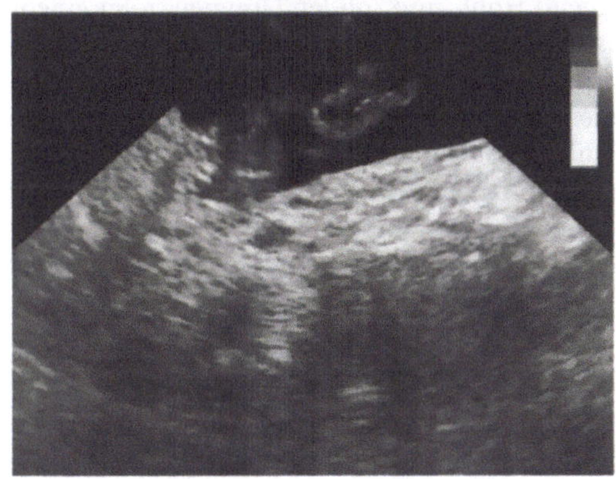

**Tabelle 3.37.** Allgemeine pathologische, klinische und topographische Charakteristika von wichtigen Organerkrankungen mit akutem Abdomen. *BS* Bauchschmerzen, *OS* Oberbauchsyndrom, *US* Unterbauchsyndrom, *DLS* Dorsolumbalsyndrom

| Pathologie/Klinik/Topographie | Diffuse BS | OS | US | DLS |
|---|---|---|---|---|
| Entzündung | Peritonitis | Cholezystitis, -lithiasis | Divertikulitis | Pankreatitis |
| Obstruktion | Ileus[a] | Akute Magendistension | Extrauteringravidität | Harnstauungsniere |
| Perforation | Freie Luft | Ulkus duodeni | Appendizitis | Sigma-, Rektumperforation |
| Ruptur | Freie Flüssigkeit[b] | Milzruptur | Ovarialzyste | Bauchaortenaneurysma |
| Ischämie | Mesenterialinfarkt[c] | Inkarzerierte Hiatushernie | Hodentorsion[d] | Niereninfarkt |

[a]Mechanischer Ileus. Paralytischer Ileus fast immer schmerzfrei. DD: Ogilvie-Syndrom (Pseudoobstruktion). [b]z. B. Blut, Aszites. [c u. d]Duplexsonographie

Jedes dieser Syndrome wird topographisch (z. B. Quadrantenlokalisation), pathogenetisch (z. B. Trauma) und klinisch-anatomisch eingeteilt (Tabelle 3.37). So können akute Krankheitsprozesse strukturell unterschiedliche Gewebeschichten und anatomisch definierte Räume mit ihren Inhaltsgebilden wie die ventrale bzw. dorsale

Bauchwand, Bauchhöhle und den Retroperitonealsitus (verzögerte und unklare Symptomatik!) betreffen. Schmerzen können in Abhängigkeit vom Lebensalter (Kleinkinder, Senioren) uncharakteristisch ausgeprägt sein oder sogar völlig fehlen (Diabetes mellitus).

Die Orientierung innerhalb dieser anatomischen Räume, ihre bildliche Darstellung und die Unterscheidung der einzelnen, zugrundeliegenden Krankheitsursachen bzw. deren Folgen ist sonographisch nicht für jedes Organ mit derselben Empfindlichkeit möglich. Strukturdefekte an parenchymatösen Organen (z. B. Leber) sind häufig sehr viel besser nachweisbar als intraluminale Prozesse in luftgefüllten Hohlorganen[39] (z. B. Magen-Darm-Trakt) (Tabelle 3.38). Jede krankhafte Gewebereaktion an einem der unterschiedlichen abdominellen Organsysteme, also vorwiegend Hohl- und soliden Organen, folgt einem stereotypen Grundmuster (z. B. Abszess = Ringstruktur = periphere Membran mit zentraler Eiteransammlung), für das es im Ultraschall ein definiertes, jedoch uneinheitliches Korrelat gibt. So führt z. B. die Entzündung eines Hohlorgans (Appendizitis, Cholezystitis, Divertikulitis) zur Funktionsstörung (z. B. vermindertes Kontraktionsvermögen, reduzierte Peristaltik) und morphologischen Läsion (z. B. ödematöse Wandverdickung). Beeinträchtigung von Dynamik (z. B. Ileus, Harnstauung) und struktureller Gestaltwandel können aufgrund sonographischer Bildelemente und Artefakte gleichzeitig erfasst werden. Eine sonographische Konfiguration wie z. B. eine pathologische Ringstruktur (atypische Kokarde) ist allerdings nicht spezifisch für eine einzelnes Krankheitsbild, sondern kann nur einen Hinweis auf eine Reihe von Differentialdiagnosen (z. B. zentrale Tumornekrose, DD: Abszess, älteres Hämatom) geben, die mit dem vorliegenden Befund vereinbar sind. Die endgültige Diagnose kann oft nur aus der

**Tabelle 3.38.** Sensitivität und Spezifität der Sonographie in der Diagnostik akuter Abdominalerkrankungen

| Diagnose | Sensitivität (%) | Spezifität (%) | Autor (Jahr) |
| --- | --- | --- | --- |
| Akute Appendizitis[a] | 73,9–88,2 | 96,3–97,0 | Uebel (1996) |
| Ileus[b] | +++ (?) | +++ (?) | – |
| Akute Cholezystitis | >90 | – | Schölmerich (1989) |
| Harnstauungsniere | 98 | – | Gölkel (1997) |
| Intraabdominelle Blutung | 95,5 | 97,5 | Kohlberger (1989) |
| Intraabdominelle, freie Luft[c] | ++ (?) | ++ (?) | – |
| Extrauteringravidität[d] | 22–25 | – | Bonilla-Musoles (1989); Schurz (1989) |
| Akute Divertikulitis | 79–90 | 80–92 | Blank (1990) |
| Bauchaortenaneurysma[e] | +++ (?) | +++ (?) | – |
| Pankreatitis[f] | >90 | >90 | Büchsel (1989) |

[a]Die sonographische Appendizitisdiagnostik ist in hohem Maße abhängig von der Erfahrung des Untersuchers und den Geräteeigenschaften. [b]Die Sonographie weist gerade im Frühstadium eine hohe Sensitivität auf. [c]Menge nicht genau definierbar (>ca. 20–30 ml), Validierung nicht möglich. [d]Die Sensitivität der transvaginalen Sonographie ist höher und beträgt 83,4–94,7% (Bonilla-Musoles 1989; Schurz 1989). [e]Validierung schwer möglich, weil es keine standardisierte Definition und Maßangabe des Bauchaortenaneurysmas gibt. [f]Im Frühstadium sonographisch nicht erkennbar (Meteorismus mit eingeschränkter Organdarstellbarkeit), Angaben beziehen sich auf die chronische Pankreatitis (z. B. akuter Schub)

---

[39] Durch Wasserfüllung des Darms (Hydrokolonsonographie) wird versucht, das Auflösungsvermögen für intraluminale Erkrankungen zu verbessern.

Zusammenschau von Klinik, ergänzenden Untersuchungen und – wo erforderlich – dem Ergebnis einer Gewebeprobe gestellt werden.

## 3.6.3.1
## Sonographische Charakteristika pathologischer Grundphänomene des akuten Abdomens

### Entzündung

Eine vermehrte Organdurchblutung kann dopplersonographisch (farbkodierte Duplexsonographie) durch Zunahme des Flussvolumens und den Nachweis pathologischer Vaskularisation (DD: Tumor) nachgewiesen werden (z. B. Ovar, Mamma, Schilddrüse, Leber, Niere). Aufgrund des zunehmenden Flüssigkeitsgehaltes kommt es zu einer diffusen Abnahme der Echogenität im entzündeten Gewebe, das Organ vergrößert sich insgesamt (Schwellung) und die Kontur wird unscharf. Bei Hohlorganen ist die Wandung aufgrund eines vasogenen Ödems verdickt und zeigt eine charakteristische „Dreischichtung" (von innen nach außen: echoarm – echoreich – echoarm), die im Querschnitt die Form einer atypischen („pathologischen") Kokarde (Beispiel 2) annimmt. Ein lokalisierter Entzündungsherd in einem soliden Organ oder innerhalb der freien Bauchhöhle (z. B. subhepatischer Abszess, „Schlingenabszess") erscheint als lagekonstante, echoinhomogene Formation (Pseudomembran), in einem vorgebildeten Hohlraum (z. B. Gallenblase, Harnblase) als echoinhomogene oder echofreie, lagerungsabhängige Flüssigkeit (Empyem, Sludge) und in einem luftgefüllten Leitungsorgan (z. B. Darm) als echoinhomogene, unscharf begrenzte Raumforderung (z. B. entzündlicher Adnextumor). Durch lokale Kompressionspalpation mit dem Schallkopf über dem Hauptschmerzpunkt kann eine Organzuordnung vorgenommen werden (z. B. Appendizitis). Entzündliche Begleitphänomene sind z. B. Flüssigkeitssäume um das Organ, eine begleitende regionale Lymphknotenschwellung (Lymphadenitis mesenterica), Nachweis freier Flüssigkeit, sekundäre Luftentwicklung (z. B. bakterielle Infektion mit anaeroben Keimen bei Diabetes mellitus) und die Beeinträchtigung der Funktion (z. B. eingeschränkte Kontraktilität, sekundäre Darmparalyse). Häufige entzündliche abdominelle Erkrankungen, die im Anfangs- oder fortgeschrittenen Stadium sonographisch diagnostiziert werden können, sind die akute Cholezystitis, Pankreatitis, Appendizitis (Abb. 3.71),

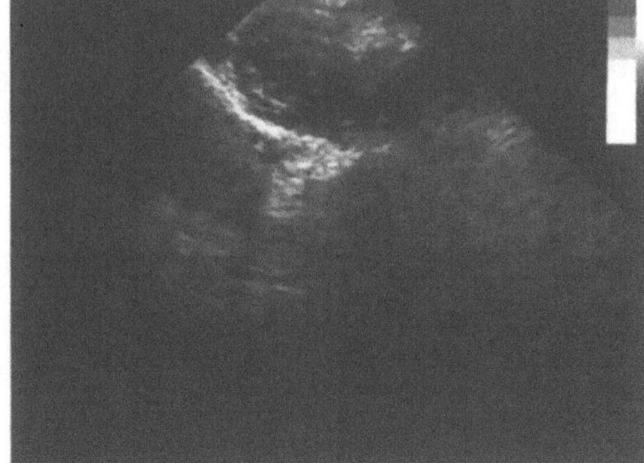

**Abb. 3.71.**
Unterbauchquerschnitt rechts. Dilatierter Wurmfortsatz mit echoarmem Zentrum und einzelnen intraluminal eingestreuten hellen Reflexen (z. B. Flüssigkeit) und ringförmigem, echofreiem Saum.
Diagnose: akute Appendizitis

Divertikulitis (Abb. 3.72), der entzündliche Adnextumor (DD: Karzinom) und intra-abdominelle Abszesse. Die Ursache der Entzündung kann im Ultraschall gelegentlich nachweisbar sein (z. B. Steinreflex bei akuter Cholezystitis [Abb. 3.73]).

**Beispiel 2:** Die akute Appendizitis ist die häufigste Ursache eines akuten Abdomens. Die Sicherheit der präoperativen, klinischen Diagnose dieser Erkrankung schwankt zwischen 70–78%. Aufgrund falsch-positiver Befunde werden allerdings immer noch 16,7–47,2% der Patienten mit einer akuten Unterbauchsymptomatik unnötig operiert. Andererseits resultiert ein gefährlicher Verlauf (Perforationsrate zwischen 9,6–35,2%, postoperativer Bridenileus, Adhäsionen), wenn die Diagnose verzögert gestellt oder eine Appendizitis nicht erkannt wird (zitiert nach Braun 1989). Bei entsprechender Erfahrung (!) des Untersuchers und hoher Gerätequalität kann die Sonographie in der Appendizitis-Diagnostik eine Sensitivität von annähernd 90% (s. Tabelle 3.378) erzielen (Uebel 1996). Sonographische Befunde der Appendizitis sind (modifiziert nach Braun 1989):

- Längsschnitt: fingerförmige, echoarme Struktur ohne Peristaltik,
- Querschnitt: echoarme, nicht kompressible Scheibe mit äußerem Durchmesser > 6 mm (atypische Kokarde),

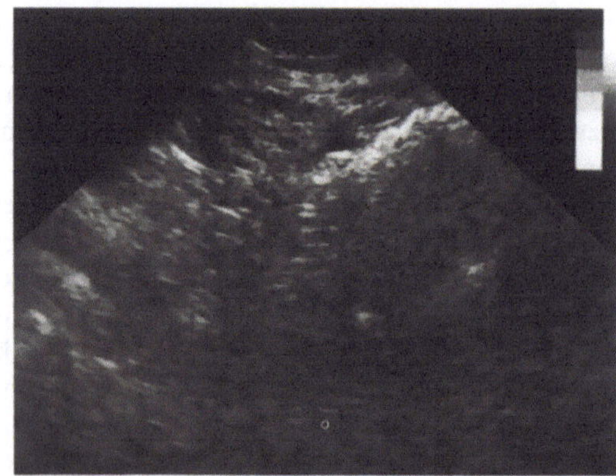

**Abb. 3.72.**
Unterbauchquerschnitt links. Kokardenstruktur (echoreiches Zentrum mit echoarmer, umgebender Ringstruktur, lokale Druckdolenz).
Diagnose: akute Divertikulitis

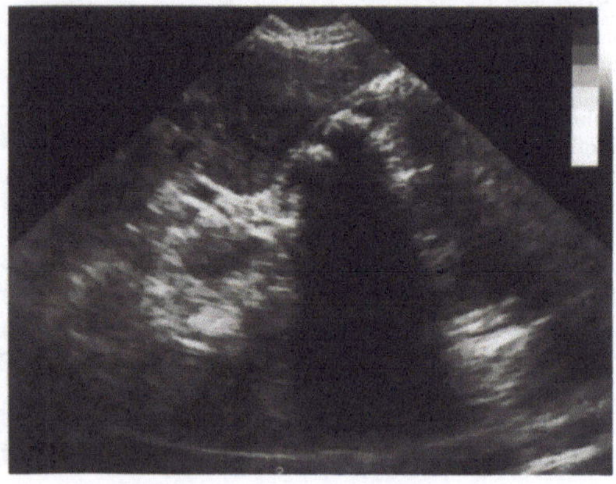

**Abb. 3.73.**
Subkostalschnitt rechts. Unscharf konturierte Gallenblase mit 2 „haubenförmigen", hellen Reflexen, lokale Druckdolenz.
Diagnose: akute, steinbedingte Cholezystitis

- lokaler Kompressionsschmerz,
- Nachweis intraluminärer Kotsteine,
- Begleitphänomene: Subileus, lokale Lymphknoten, lokalisierte Flüssigkeitsansammlung, entzündliche Darmwandverdickung (Zökum, Colon ascendens, terminales Ileum).

## Obstruktion

Ein Passagehindernis (z. B. Stein, Blutkoagel, Tumor, Fremdkörper [„Bezoar"]) in einem Hohl- und Leitungsorgan (Harnleiter, Eileiter, Gallenwege, Magen-Darm-Trakt) kann zu einem Verschluss[40] mit Aufweitung des prästenotischen Lumens führen. Die gestörte Dynamik (z. B. Stase, Pendelbewegung) kann sonographisch direkt beobachtet werden (Beispiel 3). Eine durch Resorptions- und Transportstörung verursachte pathologische Flüssigkeitsansammlung in einer tubulären (z. B. Harnleiter, Gallenwege, Darm, Eileiter), zystischen (z. B. Gallenblase) Struktur oder einem vorgebildeten Hohlraum (z. B. Nierenbecken) führt zu einer echofreien Konfiguration (Abb. 3.74) mit und ohne Schallverstärkung (Tabelle 3.39). Je nach Zusammensetzung und Beweglichkeit des Inhalts (mobil, immobil) entsteht ein inhomogenes Reflexmuster mit hellen Binnenechos (Abb. 3.75). Die Vergrößerung (z. B. Dilatation, Distension) des Organs und seiner Anhangsgebilde kann auch als unregelmäßig begrenzte, „tumorähnliche", echoinhomogene Raumforderung imponieren (z. B. „Adnextumor" = Extrauteringravidität [Goldhofer 1985], DD: Abszess etc.). Organabschnitte und -strukturen, die unter physiologischen Verhältnissen im Ultraschallbild nicht immer sicher sichtbar sind, wie z. B. das Nierenbeckenkelchsystem (DD: ampulläres NBKS, Diuresegrad), der proximale/distale Harnleiter, die Tuben, das Lumen von Dünn- und Dickdarm (Kerckring-Falten, Haustren) können dargestellt werden. Mögliche Verschlussursachen (z. B. Stein, Skybala, Tumor) sind manchmal nachweisbar. Eine länger bestehende Obstruktion kann eine Begleitent-

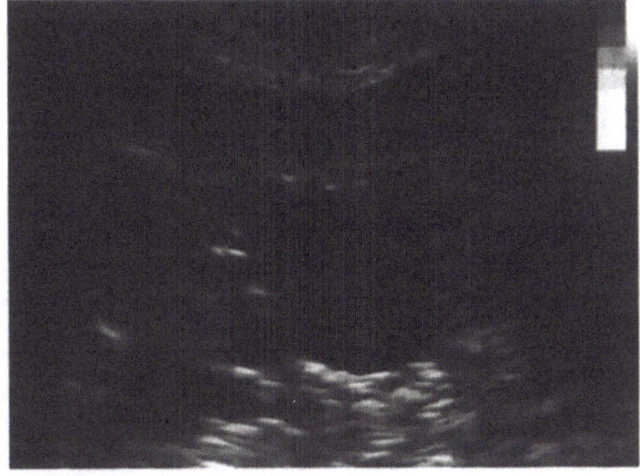

**Abb. 3.74.**
Unterbauchquerschnitt links.
Runde, echofreie Raumforderung mit unregelmäßiger Begrenzung.
Diagnose: zystischer Tumor unklarer topographischer Zuordnung (z. B. Ovar)

---

[40] Bei einer Obstruktion kann sich ein kurz- und langstreckiger, kompletter oder inkompletter Passagestop entwickeln. Eine prästenotische Dilatation muss jedoch nicht immer vorliegen, vor allem, wenn die Engstelle langsam entsteht und aufgrund eines temporären „Ventilmechanismus" (s. 3.3, Cholestasesyndrom) eine intermittierende Abflussstörung auftritt.

zündung (z. B. Sludge, Pankreatitis) und Organruptur (z. B. Nierenruptur, Tubarruptur) verursachen. Zugehörige Krankheitsbilder sind Cholestasesyndrom (Abb. 3.76), Ileus, Harnstauung (Abb. 3.77) und Extrauteringravidität.

**Tabelle 3.39.** Sonographische Differentialdiagnose obstruktiver Krankheitsbilder mit akutem Abdomen

| Organ/Struktur | Sonomorphologie | Diagnose |
| --- | --- | --- |
| Intra- und extrahepatische Gallenwege | Erweiterte, echofreie tubuläre Strukturen, „Astwerk knorriger Bäume", „Seenplatte", „Radspeichenstruktur", „Doppelflintenzeichen" | Cholestasesyndrom |
| Pankreas | Erweiterung und Kalibersprung des Ductus Wirsungianus = parallel zur V. lienalis verlaufende tubuläre Struktur | Cholestasesyndrom |
| Gallenblase | Vergrößerte, zystische Struktur mit Schallverstärkung, „helle" Einzelreflexe = Luftblasen | Hydrops, Empyem |
| Ableitende Harnwege | Erweiterte, echofreie Struktur im Pyelonreflex, „fingerförmige", polyzyklische Formation, „Kleeblattform" | Harnstauungsniere |
| Eileiter | Echoinhomogene, irregulär begrenzte Raumforderung („Adnextumor"), vergrößerter Uterus ohne Fruchtblase, Pseudogestationssack, extrauterines Ringecho, Vergrößerung der Endometriallinie, freie Flüssigkeit (Douglas-Raum) | Extrauteringravidität[a] |
| Magen | Dilatation mit Flüssigkeit und Speisepartikeln | Retentionsmagen |
| Dünndarm | Dilatation, Motilitätsstörung, intraluminäre, echoreiche, parallele Septen (Kerckring-Falten), „Klaviertasten- oder Leiterphänomen" | Ileus[b] |
| Dickdarm | Dilatation, Motilitätsstörung, intraluminäre, echoreiche Einziehungen (Haustren) | Ileus[b] |

[a]Diese sonographischen Zeichen sind unspezifisch. Sie müssen in Zusammenhang mit Klinik und Höhe des β-HCG-Spiegels im Serum bewertet werden. Bei β-HCG-Werten ab ca. 1000–1500 mIU/ml (DD: Zwillingsschwangerschaft, Blasenmole, Chorionepitheliom) ist die sonographische Nachweiswahrscheinlichkeit eines Embryos relativ hoch. Die transvaginale Sonographie ist der konventionellen Sonographie dabei überlegen. [b]Mechanisch: Pendelperistaltik, prästenotische Dilatation. Funktionell („paralytisch"): Atonie, generalisiert

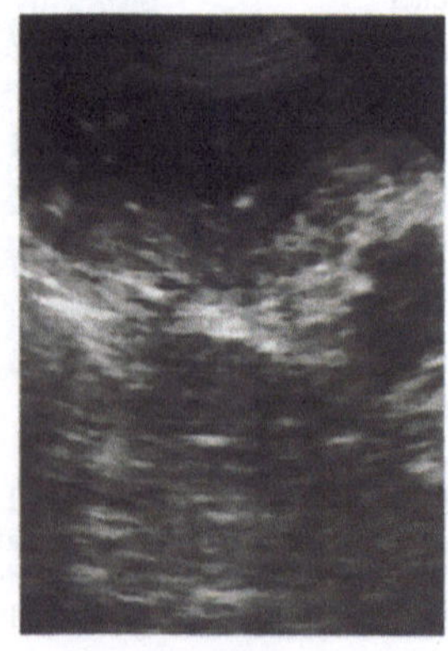

**Abb. 3.75.**
Oberbauchquerschnitt. Zentral echoarme, „peristaltikreiche" Struktur mit einzelnen, hellen Reflexen und echoreicherem Randsaum.
Diagnose: akuter Retentionsmagen

**Abb. 3.76.**
Subkostalschnitt rechts. Leber
mit „sternförmig" divergieren-
den tubulären Strukturen innerhalb des Parenchyms.
Diagnose: intrahepatische Cholestase

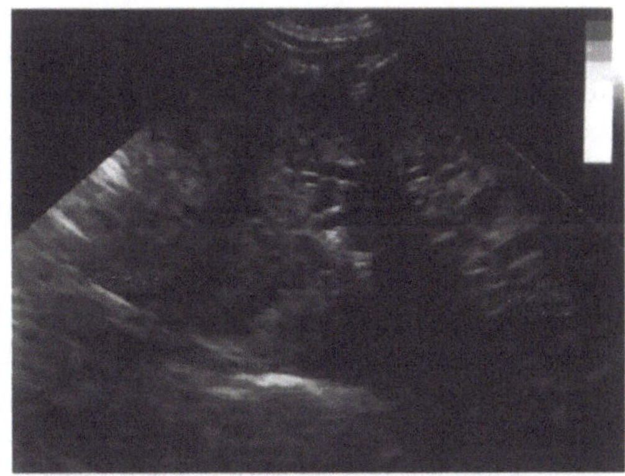

**Abb. 3.77.**
Flankenschnitt rechts. Linke
Niere mit Verschmälerung des
Parenchymsaumes und aufge-
weitetem, echofreiem zentralen
Pyelonreflex.
Diagnose: Harnstauungsniere
Stadium 3

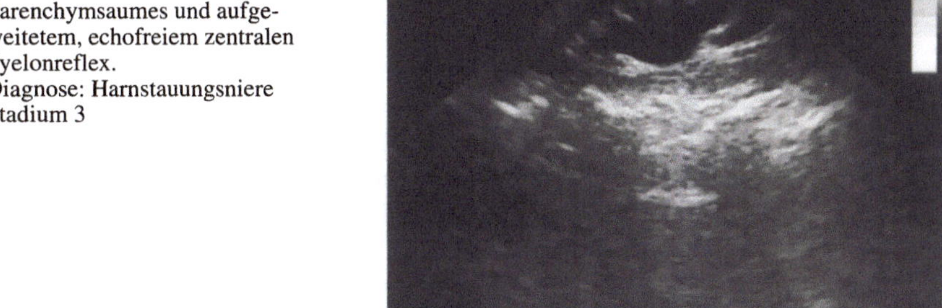

**Beispiel 3:** Die häufigsten Ursachen eines mechanischen Ileus im Dünndarm sind postoperative Briden, Adhäsionen und inkarzerierte Hernien, im Dickdarm kolorektale Tumoren und massive Stuhlimpaktion. Der funktionelle („paralytische") Ileus wird am häufigsten durch metabolische (z. B. Kaliummangel, Diabetes mellitus), medikamentös-toxische Faktoren (z. B. Morphin, Antihypertensiva) und eine Peritonealreizung unterschiedlicher Genese verursacht. Fehlende Propulsionswellen („Atonie") mit maximal weit gestellten Darmschlingen (alle Darmabschnitte!) sind typisch für einen paralytischen Ileus, eine „Pendelperistaltik" mit prästenotischer Dilatation kennzeichnend für eine mechanisch verursachte Passagestörung. Sonographische Ileuszeichen sind: pathologische, intraluminale Flüssigkeitsansammlung (echoinhomogen), Erweiterung des Darmlumens, Abgrenzbarkeit der Kerkring-Falten im Dünndarm („Klaviertastenphänomen") und der Haustren im Dickdarm, Veränderung der Peristaltik und freie, intraabdominelle Flüssigkeit.

## Perforation und Ruptur

Die beiden häufigsten Phänomene einer Organläsion, also freie Luft und Flüssigkeit[41], können sonographisch fast immer festgestellt werden. Freie Flüssigkeit ist als bewegliche, homogene, echofreie Spiegelbildung ab einer Menge von ca. 30 ml nachweisbar (ultraschallgeführte Punktion). Veränderungen ihrer Zusammensetzung (z. B. vermehrter Eiweißgehalt, organisiertes Hämatom, Abszess) führen zu einer Zunahme der Echogenität mit hellen und dunkleren Einzelreflexen, die bei Stoßpalpation dispergieren („Schneegestöber"). Freie Luft sammelt sich unterhalb des Zwerchfells an. Der typische sonomorphologische Befund ist eine oder mehrere echoreiche, verformbare Luftsicheln mit Schallschatten oder sog. Ringdown-Artefakte, die bei Lagewechsel zum höchsten Punkt der Bauchhöhle wandern. Aufgrund von Überlagerungsartefakten (Darmluft, „Luftgondeln" [Abb. 3.78]) kann die Empfindlichkeit des sonographischen Luftnachweises eingeschränkt sein. Eine konventionelle Abdomenübersichtsaufnahme ist daher in Zweifelsfällen immer erforderlich. Typische Krankheitsbilder sind Organrupturen und Organveränderungen mit Rupturgefahr (Abb. 3.79), die Appendicitis perforata, Ulkusperforation, Darmperforation, das rupturierte Bauchaortenaneurysma (Beispiel 4) und die Tubenruptur bei einer Extrauteringravidität.

> **Beispiel 4:** Asymptomatische Aneurysmen der infrarenalen Bauchaorta (BAA, Einteilung nach Dubost u. Dubost 1953) werden häufig als klinischer Zufallsbefund (pulsierender Tumor) oder als Nebenbefund einer Abdomensonographie (Abb. 3.80) entdeckt. Die klinischen Manifestationen eines symptomatischen Aneurysmas resultieren aus intra- und extramuralen Veränderungen (Kompres-

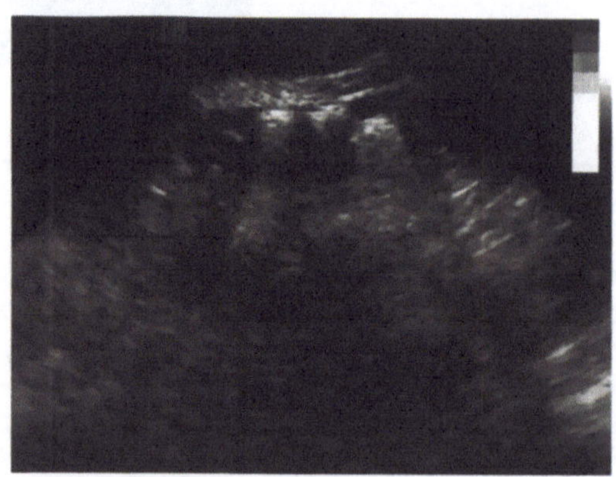

**Abb. 3.78.**
Unterbauchquerschnitt links.
Absteigender Dickdarm mit
3 intraluminal liegenden, „haubenförmigen" hellen Reflexen
(Schallverstärkung).
Diagnose: intraluminale Darmluft

---

[41] Unter physiologischen Bedingungen (z. B. postovulatorisch) werden vom Mesothel intraabdominal täglich ca. 2–5 ml seröser Gleitflüssigkeit sezerniert und rückresorbiert (peritonealer Kreislauf). Eine Flüssigkeitsmenge > ca. 200 ml wird als Aszites bezeichnet. Sie sammelt sich an den tiefsten Stellen des Abdomens (Douglas-Raum, Morrison-Raum, perilienal, um die Gallenblase, in den Flanken) und ist durch Ultraschall ab einer Menge von ca. 30 ml nachweisbar. Der sonographische Befund vermehrter, intraabdominaler Flüssigkeit (z. B. Aszites, Blut) und freier Luft (> ca. 20–30 ml) ist immer pathologisch. Im Gastrointestinaltrakt sind normalerweise ca. 100 ml Gas (Aerophagie, intraintestinale Gasbildung) vorhanden, welche die klare Organdarstellung durch Luftüberlagerung stört.

**Abb. 3.79.**
Oberbauchquerschnitt links.
Scharf begrenzte Raumforde-
rung mit echoreicher Binnen-
struktur.
Diagnose: Milzzyste mit
Einblutung

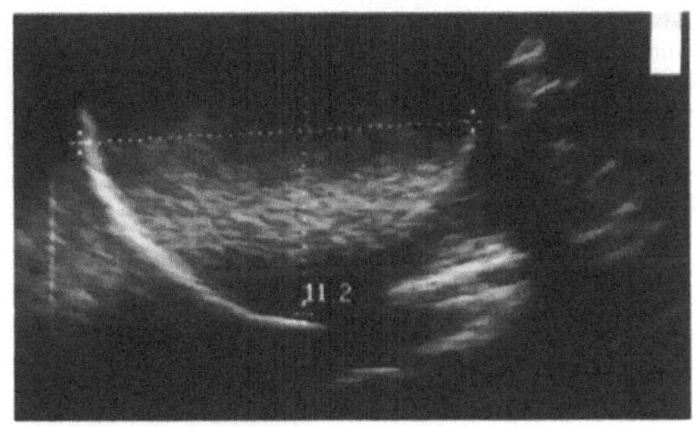

sion, Expansion, Erosion, Thrombose, Embolie, Dissektion, Entzündung [inflam-
matorisches BAA]) der Wandstruktur und deren Folgeschäden, von denen die
manifeste oder drohende Ruptur (Blut außerhalb der wahren Arterienwand) die
gefährlichste Komplikation darstellt. Ein Bauchaortenaneurysma ist eine persistierende, umschriebene Dilatation der Bauchschlagader, deren Durchmesser den
Normaldurchmesser des Gefäßes um mindestens 50% übersteigt (Johnston
1991). Nach dieser Definition ist nicht das absolute Maß der Aortenerweiterung
das entscheidende Unterscheidungsmerkmal, sondern das Verhältnis von Aneurysmagröße zur Lumenweite der übrigen Aorta. Der repräsentative Durchmesser
der normalen Aorta beträgt im Ultraschall für Frauen 1,19–1,87 (± 0,09–0,34) cm
und für Männer 1,41–2,05 (± 0,04–0,37) cm. Nach diesen relativen Maßangaben
gelten Erweiterungen der Aorta >ca. 3 cm als Aneurysmen (Messung des a.p.-
Durchmessers). Die klinische Bedeutung von Aneurysmalänge und Ausdehnung
einer intramuralen Thrombose (Abb. 3.81) sind noch unklar. Im Einzelfall gibt es
Abweichungen mit einer Fehleinschätzung (zumeist Überschätzung) der wahren
Aneurysmagröße, die aufgrund methodischer Bias (s. 2.3.1.2) oder individueller
Besonderheiten (Alter, Geschlecht, Blutdruck etc.) zustandekommt. Dies kann
folgenschwere Konsequenzen haben, weil die Operationsindikation auch von der
Größe des BAA (>5 cm Durchmesser) und der jährlichen Wachstumsrate des
Aneurysmas abhängig gemacht wird. Große Aneurysmen (z. B. 7–8 cm), die
rascher als kleinere wachsen, müssen in kurzen Abständen (z. B. vierteljährlich)
untersucht werden.

**Abb. 3.80.**
Mittelbauchquer- und Längsschnitt. Erweiterte Bauchschlagader.
Diagnose: Bauchaortenaneurysma

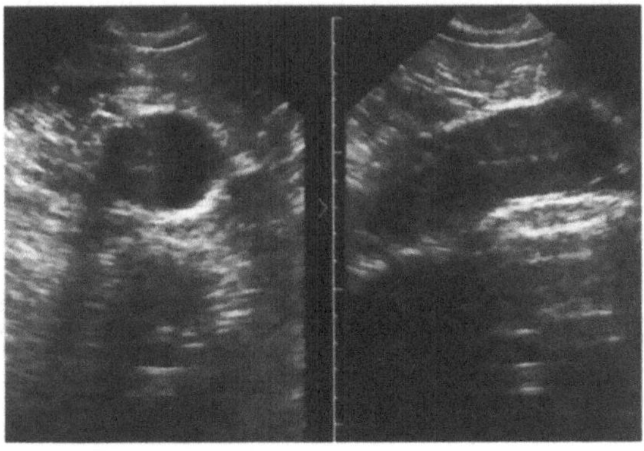

**Abb. 3.81.**
Mittelbauchbauchlängs- und
querschnitt. Bauchschlagader
mit zentral echofreiem Lumen
und randständig echoreicher Begrenzung mit Einzelreflexen und
Schallschatten.
Diagnose: teilthrombosiertes
Bauchaortenaneurysma

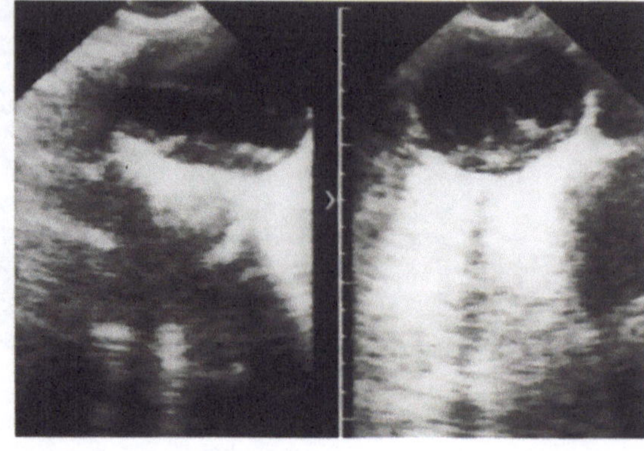

## Ischämie

Sonographischer Leitbefund einer absoluten Ischämie solider Organe im Anfangsstadium ist eine echoarme Größenzunahme des gesamten Organs (z. B. Neben-
hodenschwellung) oder eine fokale, manchmal „keilförmige" Verminderung der
Echogenität, die dem Infarktareal entspricht (z. B. Milz-, Niereninfarkt). Bei Zirkula-
tionsstörungen in beweglichen Hohlorganen (z. B. Darm) sind ödematöse, echofreie
Wandschwellungen initial oft nur diskret vorhanden und können aufgrund von
Luftüberlagerung übersehen werden (z. B. Mesenterialinfarkt, farbkodierte Duplexsonographie). Im Vordergrund stehen hier die Funktionsbeeinträchtigung und Se-
kundärschäden wie z. B. Flüssigkeitsextravasation (z. B. Ileuszeichen bei Mesenterialinfarkt). Morphologische Folgen (z. B. Narben) sind erkennbar als echoreiche
Einziehungen und Nekrosen als fokale Läsionen, die nach ihrem Organisationsgrad
(z. B. Liquidifikation, Kalzifikation) entweder echofrei bzw. echoreich mit Schallschatten abgebildet werden.

## 3.6.4
## Kasuistik

Während einer Hochzeitsfeier kollabierte eine 69-jährige Patientin auf dem Weg
von der Toilette, die sie wegen plötzlich auftretender heftiger Bauchschmerzen
mit Unwohlsein und massivem Durchfall aufgesucht hatte. Der ärztliche Notdienst fand eine kaltschweißige Patientin in reduziertem Allgemeinzustand vor.
Sie klagte über Übelkeit, Oberbauchbeschwerden und konnte sich ohne fremde
Hilfe kaum aufrecht halten. Der orientierende körperliche Untersuchungsbefund
war unauffällig; RR 180/80 mmHg, Puls 72/min. An Vorerkrankungen gab sie ein
intrinsisches Asthma bronchiale und erhöhte Blutdruckwerte an. Die stationäre
Einweisung erfolgte mit V. a. Hinterwandmyokardinfarkt. Bei der Aufnahme der
kreislaufstabilen Patientin im Krankenhaus wurden folgende Befunde erhoben:
Größe 158 cm, Gewicht 64 kg, Abdomen weich, kein Druckschmerz, keine Abwehrspannung, seitengleiches Vesikuläratmen, regelrechte Herzaktion ohne vi-
tientypische Geräusche; Ruhe-EKG: Sinusrhythmus 78/min, keine pathologischen
Endteilveränderungen. Von den Laborwerten lagen außerhalb des Referenzbe-

reiches: Hb 16,3 g/dl (12–16 g/dl), Lipase 809 U/l (40–240 U/l). Sonographisch wurde die Verdachtsdiagnose einer akuten, biliären Pankreatitis (Pankreasvergrößerung mit mehreren echoarmen Läsionen im Pankreaskopfbereich [z. B. Fettgewebsnekrosen], Abb. 3.82) bestätigt gefunden. Die im freien Intervall nach Lipaserückgang durchgeführte ERCP war unauffällig. Eine elektive Cholezystektomie wurde empfohlen.

Immer, wenn es sich um eine akute Bauchsymptomatik handelt, wiederholen sich für den Erstuntersucher in der Praxis und jeden Arzt im Notdienst dieselben, stereotypen Fragen:
- Liegt ein Beschwerdebild vor, das zu sofortigem Handeln zwingt und eine rasche Klinikeinweisung erforderlich macht oder kann kontrolliert zugewartet werden?
- Kann das Schmerzsyndrom klinisch auf eine umschriebene Körperregion bezogen werden oder handelt es sich um ein diffuses Beschwerdebild?
- Ist das Krankheitsbild als internistischer oder chirurgischer Fall anzusehen?

Auf die meisten dieser und ähnlicher Überlegungen kann häufig keine sofortige und schlüssige Antwort gegeben werden, weil die Klinik und Symptomatik akuter Beschwerdebilder vieldeutig sind, rasch wechseln können, und der zeitliche Handlungsspielraum begrenzt ist. Voreilige „Anhiebsdiagnosen" sollten daher unterlassen werden. Allgemeine Formulierungen mit Angaben zur Akuität und Lokalisation des Krankheitsbildes, Medikation, getroffenen Maßnahmen etc. reichen dabei im Allgemeinen zur Information des nachbehandelnden Arztes aus. Eine solche Syndromklassifizierung könnte für das vorliegende Fallbeispiel folgenden Wortlaut haben: Akutes Oberbauchschmerzsyndrom mit profuser Diarrhö und vegetativer Begleitsymptomatik (Übelkeit, Erbrechen), unauffälliger Status, stabile Kreislaufverhältnisse, i.v.-Infusion (z. B. 500 ml Ringer-Lösung + 5 ml Novalgin). In der Praxis stehen mit Präsenzlabor (z. B. Testkit zur Troponin-I/T-Bestimmung, Blutzuckermessgerät), EKG-Aufzeichnung und Sonographie eine Reihe diagnostischer Möglichkeiten zur Verfügung, mit denen das differentialdiagnostische Krankheitsspektrum vorselektiert und eingegrenzt werden kann. Hierzu gehört im Anschluss an eine EKG-Ableitung die sonographische Untersuchung des gesamten Bauch-

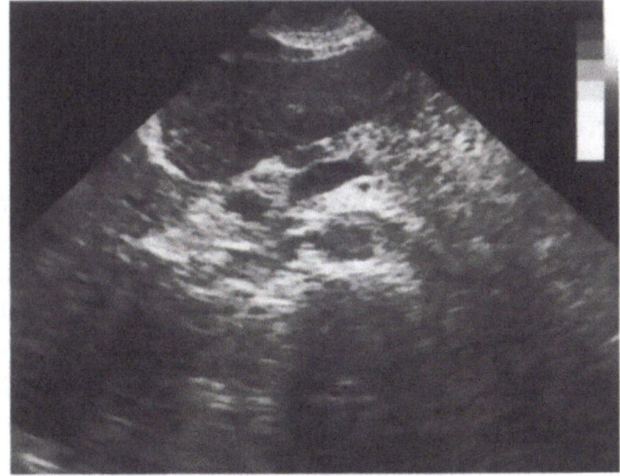

**Abb. 3.82.**
Oberbauchquerschnitt. Bauchspeicheldrüse: im Pankreaskopfund körper mehrere echofreie Areale.
Diagnose: akute biliäre Pankreatitis

**Tabelle 3.40.** Dringlichkeitsstufen akuter abdomineller Krankheitsbilder (ausgewählte Beispiele ohne Anspruch auf Vollständigkeit). +++ absolut dringlich (unmittelbare Vitalgefährdung), ++ relativ dringlich (keine unmittelbare Vitalgefährdung bei früher Diagnosestellung, „6-h-Grenze"). + elektiv dringlich (Befundkontrolle unter Therapie)

| Dringlichkeitsstufe | Erkrankung/Diagnose | Gefahr/Komplikation |
|---|---|---|
| +++ | Akute Pankreatitis | Nekrose, Schock |
| | Extrauteringravidität | Rupturgefahr, Schock |
| | Ileus | Ileuskrankheit, Peritonitis, Sepsis |
| | Appendicitis perforata | Perityphlitischer Abszess, Peritonitis, Sepsis |
| | Ulkusperforation | Schock, Peritonitis, Sepsis |
| | Milzruptur | Schock |
| | Akute gastrointestinale Blutung | Schock |
| | Bauchaortenaneurysma | Rupturgefahr, Schock |
| | Akutes Nierenversagen | Niereninsuffizienz, Coma uraemicum |
| ++ | Gallenkolik | Empyem, Ruptur |
| | Nierenkolik | Urosepsis, Ruptur |
| | Hodentorsion („6-h-Grenze!") | Hodennekrose |
| | Inkarzerierte Hernie | Darmwandnekrose, Peritonitis |
| + | Akute Divertikulitis | Perforation, peridivertikulärer Abszess |
| | Akute Cholezystitis | Empyem, Ruptur |
| | Herpes zoster | Zosterneuralgie, funktioneller Ileus |
| | Akute Stauungsleber | Stauungshepatitis |
| | Koprostase | Ileus |

raumes. Erkrankungen unterschiedlichster Ursache können damit sicher erkannt und hinsichtlich ihrer Dringlichkeit klassifiziert werden (Tabelle 3.40). Diese Befunde müssen unverzüglich mitgeteilt werden (s. 2.3.2.3).

## 3.6.5
## Zusammenfassung

Das sog. akute Abdomen stellt einen synthetischen Begriff dar, der den Notfallcharakter („akut") und die Zugehörigkeit eines Beschwerdebildes zu einer definierten, anatomischen Region („Bauchhöhle") ausdrücken soll. Bei aller Unschärfe wird er auch heute noch zur „schlagwortartigen" Umschreibung plötzlich auftretender und bedrohlicher Abdominalerkrankungen verwendet, die inner- und außerhalb des Bauchraumes entstehen. Die Symptomatik und deren vielfältigen Ursachenkomplexe stellen ein kontinuierliches Spektrum dar, dessen Extrempunkte durch das Vollbild des akuten Abdomens und atypische Verlaufsformen einerseits und durch seltene vitalgefährdende Erkrankungen und häufige Bagatellursachen andererseits markiert werden. Mithilfe der Übersichtssonographie des gesamten Bauchraumes (Ober-, Mittel-, Unterbauch, Retroperitoneum) und angrenzender Regionen (z. B. Pleurahöhle) kann in vielen Fällen die Ursache der Beschwerden geklärt und eine differenzierte Einstufung („Triage") mit unverzüglicher (z. B. rupturierte Ovarialzyste), mittelbarer (z. B. Gallenkolik) oder elektiver (z. B. asymptomatisches Bauchaortenaneurysma) Behandlungsdringlichkeit vorgenommen werden. Unabhängig davon werden bei der Ultraschalluntersuchung häufig Nebenbefunde entdeckt, die selten eine sofortige Konsequenz zur Folge haben, deren Kenntnis aber für die kausale Zuordnung und Interpretation akzidenteller Akutsymptome und deren Komplikationen (z. B. Gallensteinileus) einmal eine Bedeutung erlangen kann.

## Literatur

Adelman A (1987) Abdominal pain in the primary care setting. J Fam Pract 25: 27–32

Bonilla-Musoles G, Pardo G, Sampaio M, Pellicer A, Simon C, Strasser J (1989) Vaginale Endosonographie bei extrauteriner Gravidität. Ultraschall 10: 215–221

Blank W, Braun B, Schubert U, Wild K (1990) Sonographie bei Sigma-Divertikulitis. Ultraschall Klin Prax 5: 163

Braun B, Blank W (1989) Ultraschall-Diagnostik der akuten Appendizitis. Ultraschall 10: 170–176

Braun U, Stellamor K, Leitner H (1984) Sonographie in der Akutdiagnostik des Abdomens. Ultraschall 5: 160–163

Büchsel R, Wietholtz H, Brambs H, Matern S (1989) Akute und chronische Pankreatitis: Welchen diagnostischen Stellenwert hat die Sonographie? Therapiewoche 39: 551–559

Davies AH, Mastorakou I, Cobb R, Rogers C, Lindsell D, Mc Mortensen NJ (1991) Ultrasonography in the acute abdomen. Br J Surg 78: 1178–1180

Dubost CH, Dubost C (1953) Traitement chirurgical des anéurysmes de l'aorte. Les possibilité d'exérèse. J Chir (Paris) 69: 581

Goldhofer W, Merz E (1985) Extrauteringravidität: Sonographische Kriterien und ihre klinische Wertigkeit. Ultraschall 6: 194–199

Gölkel H, Störk T, Fröhlich E (1997) Abdomineller und thorakaler Ultraschall in der Intensivmedizin. Leber Magen Darm 27: 197–202

Johnston KW, Rutherford RB, Tilson MD, Shah DM, Hollier L, Stanley JC (1991) Suggested standards for reporting on arterial aneurysms. J Vasc Surg 13: 452–458

Kern E (1979) Das akute Abdomen: Klinik und Diagnostik – allgemeiner Überblick. Langenbecks Arch Chir 349 (Kongressbericht 1979): 467–469

Knorr HM (1982) Stellenwert der Ultraschalldiagnostik in einer Allgemeinpraxis. Med. Diss. Düsseldorf

Kohlberger EJ, Strittmatter B, Waninger J (1989) Ultraschalldiagnostik nach stumpfem Abdominaltrauma. Fortschr Med 11: 244–247

Lutz H, Ehler R (1979) Akutes Abdomen – Entscheidungshilfen durch Ultraschalldiagnostik. Langenbecks Arch Chir 349 (Kongressbericht 1979): 487–490

Rohen JW (1984) Funktionelle Anatomie des Menschen. Schattauer

Staniland JR, Ditchburn J, de Dombal FT (1972) Clinical presentation of acute abdomen: study of 600 patients. Br Med J 3: 393–398

Schölmerich J, Volk BA, Jelitto H-U, Fröhlich J, Gerok W (1984) Die Bedeutung der Sonographie in der internistischen Akutdiagnostik. Medwelt 1/2: 67–71

Schölmerich J (1989) Wertigkeit der Sonographie. Z Allg Med 65: 352–362

Schurz B, Wenzl R, Eppel M, Manavi M, Reinold E (1989) Vergleich zwischen transabdominaler und transvaginaler Sonographie bei der Extrauteringravidität. Ultraschall 10: 222–225

Uebel P, Weiss H, Trimborn CP, Fiedler L, Bersch W (1996) Die sonographische Diagnostik der akuten Appendizitis – Möglichkeiten und Grenzen einer Methode – Ergebnisse prospektiver und retrospektiver klinischer Studien. Ultraschall in Med 17: 100–105

Weiss W (1985) Notfallsituationen in der geriatrischen Praxis: Der akute Abdominalschmerz. Fortschr Med 31–32: 760–769

Williams N, Jackson D, Lambert PC, Johnstone JM (1990) Incidence of non-specific abdominal pain in children during school term: population survey based on discharge diagnoses. Br Med J 318: 1455

Witzel K, Rübsam C, Rumpf K-D (1998) Akute Appendizitis im Kindesalter. Notfallmedizin 24: 304–307

# Organbezogene Ultraschalldiagnostik 4

Kapitel 4 enthält eine topographisch gegliederte („Organregion"), tabellarisch angeordnete („Diagnose") und bebilderte („Schema", „Originalabbildung") Systematik aller organbezogenen Ultraschallbefunde, die in der allgemeinärztlichen Praxis regelmäßig vorkommen oder an die differentialdiagnostisch erinnert werden soll. Die Einteilung der Krankheiten bezieht sich auf sonographische Hauptkriterien und verweist auf Nebenkriterien (s. 2.2.1.1, 2.2.1.2), soweit sie für das Verständnis und die klinische Interpretation ätiologischer, pathogenetischer und pathologischer Zusammenhänge wichtig sind (z. B. Zusatzuntersuchungen). Die Klassifikation in Haupt- und Nebenkriterien wurde nach folgenden Gesichtspunkten vorgenommen:

- Organstruktur
  - Lokalisation (z. B. linker, unterer Schilddrüsenpol),
  - Größe (z. B. $\varnothing$ ca. 2 × 3 cm),
  - Form (z. B. ovalär, „landkartenförmig"),
  - Kontur (z. B. glatt, unregelmäßig),
  - Binnenreflexmuster (z. B. echoreich, inhomogen, feinschollig),
  - Beweglichkeit (z. B. Motilität ↓, Pendelperistaltik);
- Fremdstruktur
  - Läsion(en) (z. B. Raumforderung, Herd, Bezirk, Knoten) mit o. g. Kriterien (z. B. rechter Leberlappen, $\varnothing$ ca. 4 × 5 cm, solide, zystisch, semiliquide, solitär, multifokal, glatt, unregelmäßig, echokomplex, echoarm, immobil, mobil),
  - „Sonogramm" mit Signalcharakter (z. B. Halo-Zeichen, Bull's eye-Läsion),
  - artdiagnostische Interpretation und Differentialdiagnose (z. B. Aszites?, Steinreflex?),
  - Artefakt (z. B. bogenförmiger, heller Reflex mit Schallschatten),
- Kombiniertes diagnostisch-therapeutisches Verfahren (z. B. Sichtpalpation, Motilität nach Provokationstest, Biopsie, Punktion, perkutane Drainage, Probeexzision),
- Grunderkrankung und Verlauf (z. B. Krankheitsstadium),
- Zusatzuntersuchung (z. B. Computertomographie, Serummarker).

## 4.1   Halsweichteile
## 4.1.1   Schilddrüse

| Diagnose | Schema | Abbildung |
| --- | --- | --- |
| **Diffus** | | |

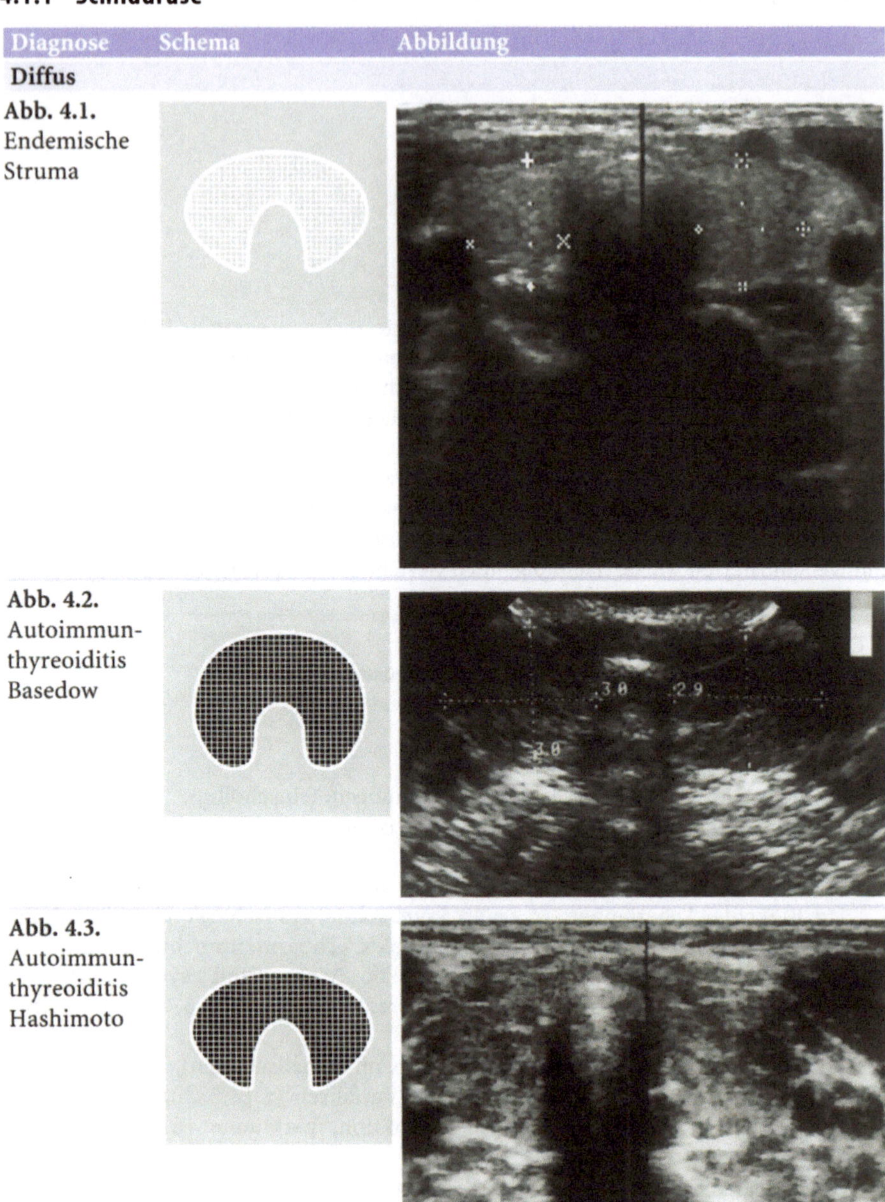

**Abb. 4.1.**
Endemische
Struma

**Abb. 4.2.**
Autoimmun-
thyreoiditis
Basedow

**Abb. 4.3.**
Autoimmun-
thyreoiditis
Hashimoto

| Hauptkriterien | Nebenkriterien |
| --- | --- |
| Volumen $\uparrow$/$\uparrow\uparrow\uparrow$, (> 18 ml[a], > 25 ml[b]), Verlauf | Reflexmuster (diffus, homogen, echoreich bis knotig, inhomogen). Multiple Knoten mit variablem Reflexmuster ± „kritischer" Fokus[c], $TSH_b$ (n). Szintigraphie. Trachea-Funktionsaufnahme |
| Volumen $\uparrow$/$\uparrow\uparrow\uparrow$, (symmetrisch, diffus, Tiefendurchmesser), Verlauf | Reflexmuster (ca. 70% diffus, homogen, echoarm; ca. 30% fleckig echoarm; verlaufsabhängig). TRAK ±[d] (ca. 80–90%), $TSH_b$ (n, $\downarrow$), $fT_3$, $fT_4$ $\uparrow$. Farbkodierte Duplexsonographie[e] |
| Volumen n/$\uparrow$, (asymmetrisch, regional) | Reflexmuster (ca. 20–100% diffus, homogen, echoarm; fleckig echoarm [„Leopardenfellmuster"]; verlaufsunabhängig). MAK ±[f] (ca. 85%), $TSH_b$ (n, $\uparrow$), $fT_3$, $fT_4$ (n, $\downarrow$). Biopsie (florides Stadium). Farbkodierte Duplexsonographie[e] |

| Diagnose | Schema | Abbildung |
|---|---|---|
| **Fokal-solide** | | |
| **Abb. 4.4.** Sog. Schilddrüsenadenom | 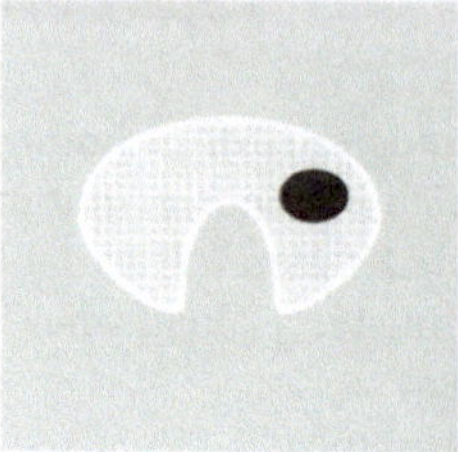 | 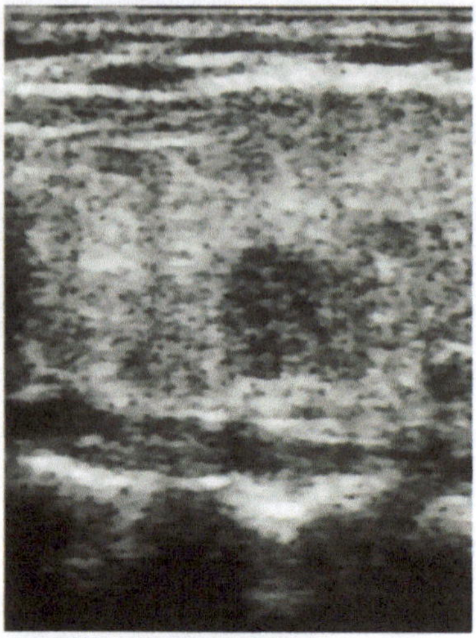 |
| **Abb. 4.5.** Adenomatöser Schilddrüsenknoten | 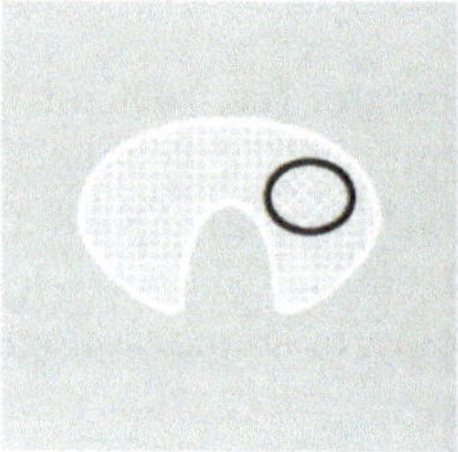 | 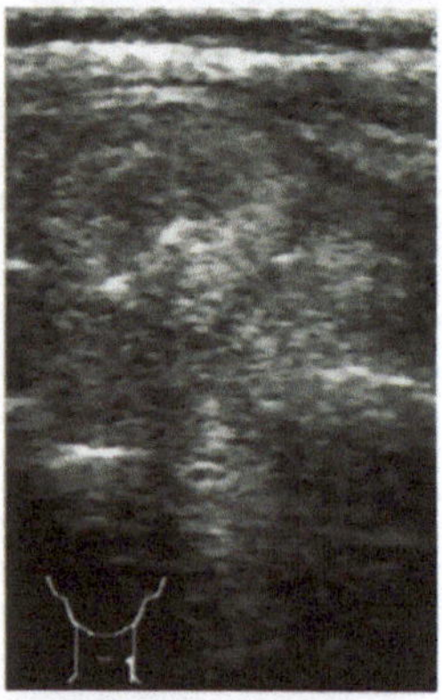 |
| **Abb. 4.6.** Schilddrüsenkarzinom | 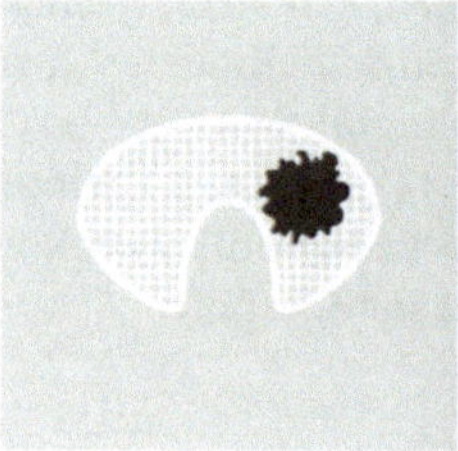 | 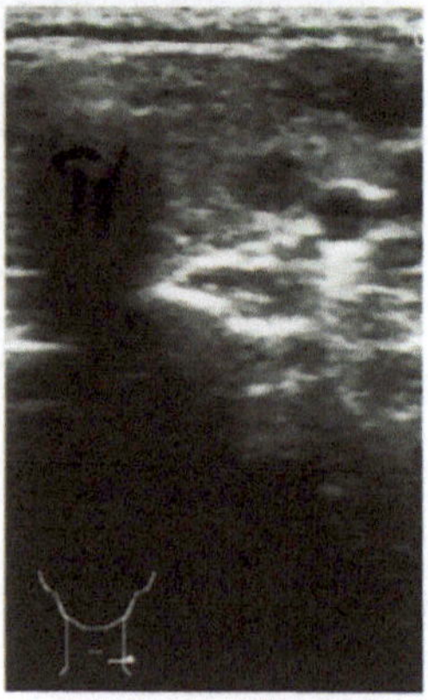 |

| Hauptkriterien | Nebenkriterien |
| --- | --- |
| Knoten[g], solitär, multipel | Reflexmuster (variabel, ca. 2/3 echoarm). Uni-, multifokal, disseminiert. Szintigraphie („heiß", ca. 70%). Funktionell aktiver Solitärknoten (sog. autonomes Adenom). Kontur (glatt). $TSH_b$ (n, $\downarrow$), $fT_3$, $fT_4$ (n, $\uparrow$) |
| Endemische Struma, Multipel > Solitär. Reflexmuster („buntes" Bild) | Halo-Zeichen (echoreicher Herd mit echoarmem Ringsaum) Szintigraphie („heiß"). |
| Solitärknoten. Reflexmuster (echoarm). Größe[h] ($> 4$ cm). Kontur (unregelmäßig) | „Kritischer" Fokus. Szintigraphie („kalt"). Kalk? Lymphknoten, Verlauf, Biopsie Calzitonin, CEA (medulläres Karzinom), Thyreoglobulin (differenziertes Karzinom) |

| Diagnose | Schema | Abbildung |
| --- | --- | --- |
| **Fokal-zystisch** | | |

**Abb. 4.7.**
Schilddrüsen-
zyste

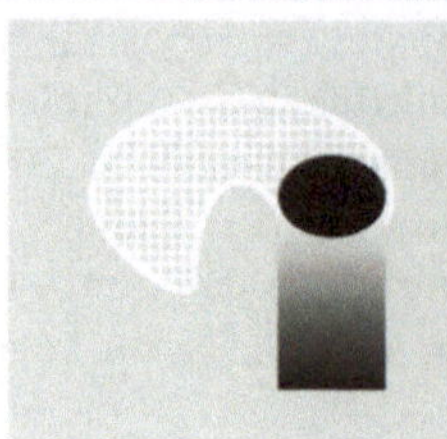

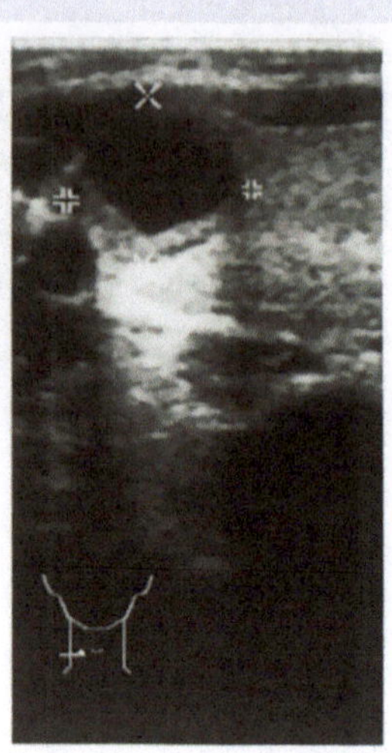

| Hauptkriterien | Nebenkriterien |
| --- | --- |
| Echofreie Raumforderung mit Schallverstärkung | Typisch: Kontur (glatt). Atypisch: Kontur (unregelmäßig). Binnenreflexe[i]? Punktion |

[a]Frauen. [b]Männer. [c]Größe (Verlauf), Kontur, Mikroverkalkung, Lymphknoten (Karzinom?). [d]Autoantikörper gegen TSH-Rezeptor. [e]Hypervaskularisation (DD: Autonomie): Morbus Basedow ↑↑↑, Hashimoto-Thyreoiditis ↑. [f]Autoantikörper gegen mikrosomales Antigen. [g]Knoten $> 1$ cm $\rightarrow$ Szintigraphie. [h]Relativ unspezifisches Merkmal (Kombination möglichst vieler Einzelmerkmale). [i]z. B. Abszess, eingeblutete Zyste, Zystenrandkarzinom (Kalk?).

CEA = Karzinoembryonales Antigen
$TSH_b$
$fT_3$, $fT_4$
n, ↑, ↓ = normal, erhöht, erniedrigt.

## 4.1.2 Zervikale Lymphknoten[a]

| Diagnose | Schema | Abbildung |
|---|---|---|
| **Abb. 4.8.** Malignes Lymphom | 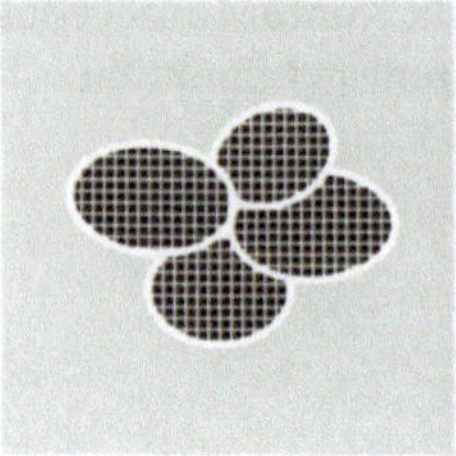 | 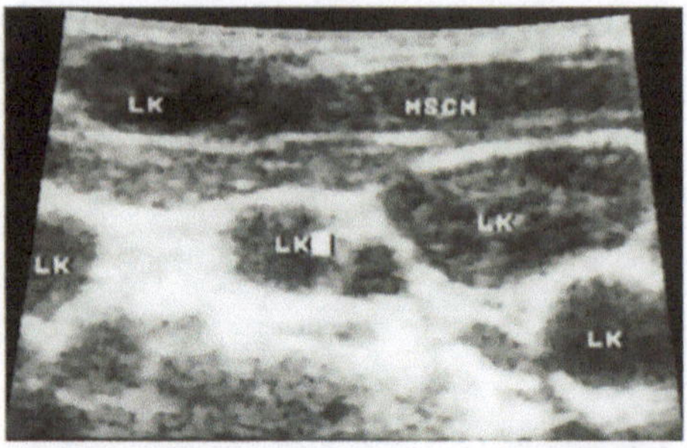  |
| **Abb. 4.9.** Regionale Lymph-adenitis | 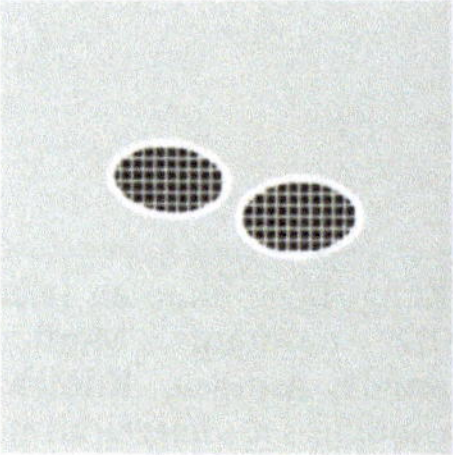 | 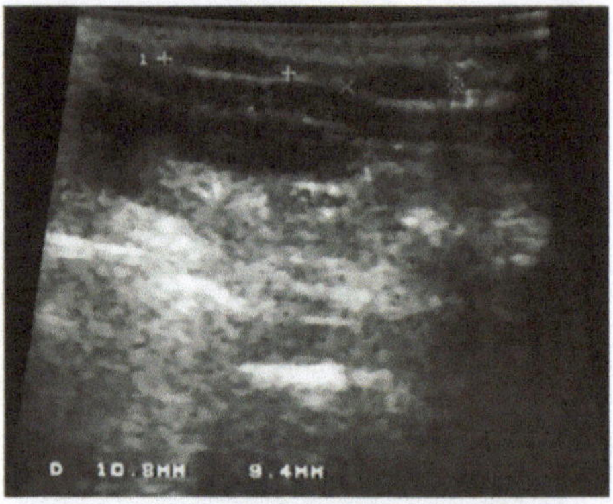  |
| **Abb. 4.10.** Lymph-knoten-metastase(n) | 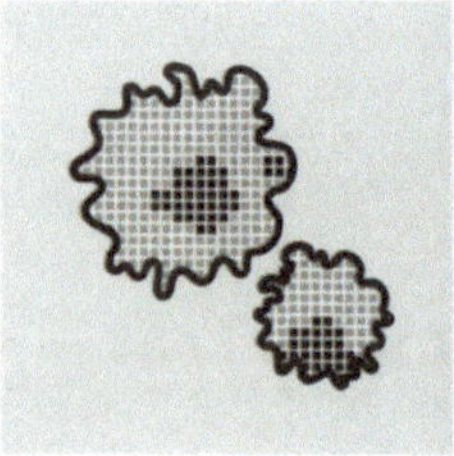 | 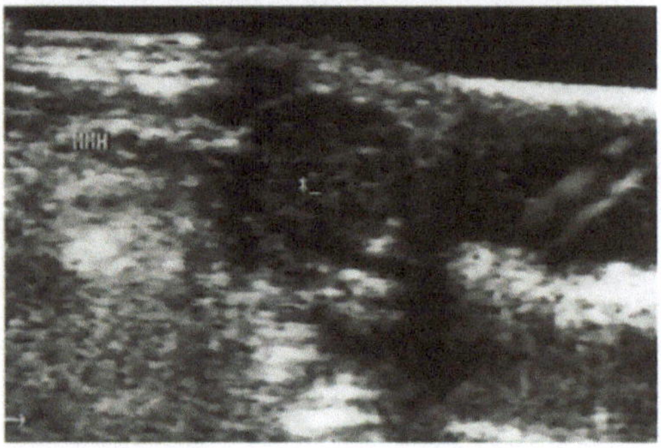 |

| Hauptkriterien | Nebenkriterien |
| --- | --- |
| Größe[b] >1–2 cm.<br>Multipel („Konglomerat").<br>Verteilung (multifokal) | Reflexmuster (variabel, ca. 80% echoarm).<br>Induration, Verschieblichkeit ↓.<br>Kompletter Lymphknotenstatus.<br>Biopsie, Hepatosplenomegalie (±)<br>Abdomen-CT, Thorax-CT |
| Größe[b] ≤1 cm.<br>Verteilung (symmetrisch, regionär) | Reflexmuster (variabel).<br>Sichtpalpation, Verlauf, Blutbild, $CRP_q$ |
| Größe[b] >2 cm.<br>Solitär > Multipel.<br>Verschieblichkeit ↓ | Reflexmuster (variabel).<br>Grunderkrankung. Basislabor, Blutbild,<br>Biopsie |

[a] s. 4.5.2 Gefäße, retroperitoneale Lymphknoten und Weichteilgebilde sowie 4.7, Weichteile und Gelenke. [b] Diese Größenangaben sind unspezifisch.

$CRP_q$ = C-reaktives Protein (quantitativ).

↓ = eingeschränkt.

## 4.2 Bauchraum
### 4.2.1 Magen-Darm-Trakt

| Diagnose | Schema | Abbildung |
| --- | --- | --- |

**Abb. 4.11.** Retentionsmagen (Atonie, Stenose)

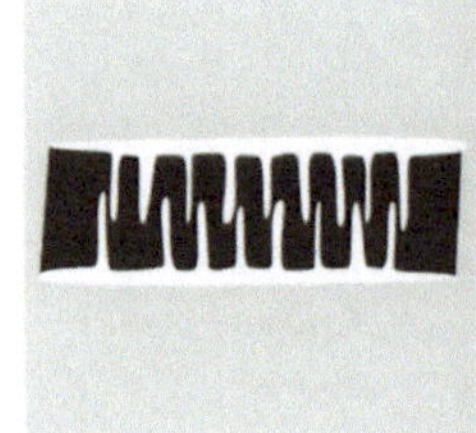 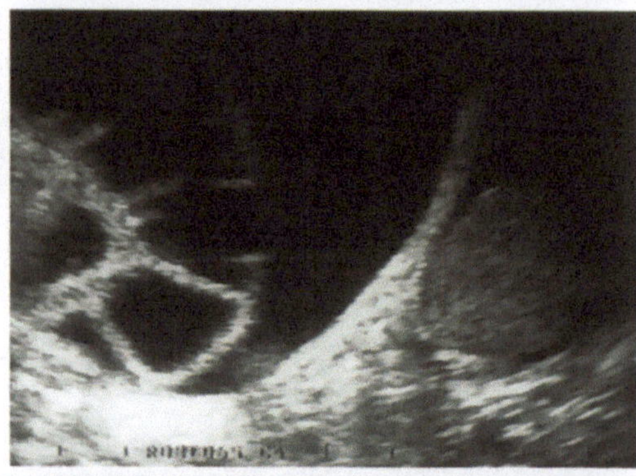

**Abb. 4.12.** Ileus

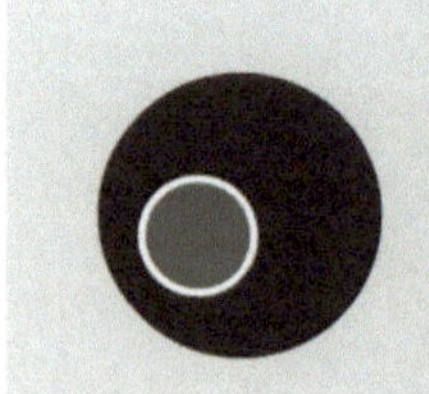 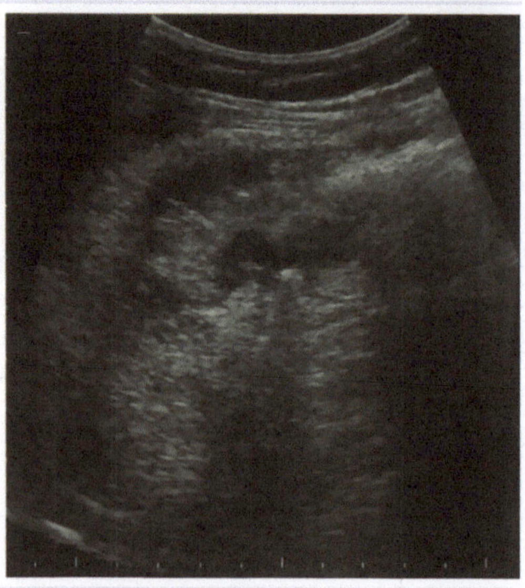

**Abb. 4.13.** Kolonkarzinom

| Hauptkriterien | Nebenkriterien |
| --- | --- |
| Volumen ↑ („epigastrischer Sack"[a]), Binnenreflexe? | Abdomenübersichtsaufnahme |
| Dilatation mit intraluminalem(n) Flüssigkeitsspiegel(n) (prästenotisch, lokalisiert/generalisiert). Motilität ↑/↓ (Pendelperistaltik/Atonie). Anatomie (Haustren/Kerckring-Falten [„Leiterphänomen", s. Abb. 4.12]) | Abdomenübersichtsaufnahme |
| Atypische Kokarde[b] | Koloskopie, Basislabor, CEA |

| Diagnose | Schema | Abbildung |
| --- | --- | --- |

**Abb. 4.14.**
Akute
Appendizitis

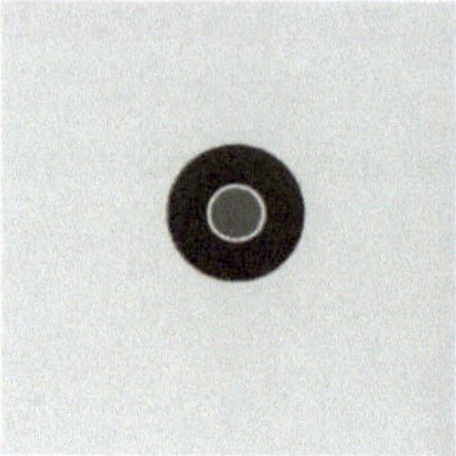

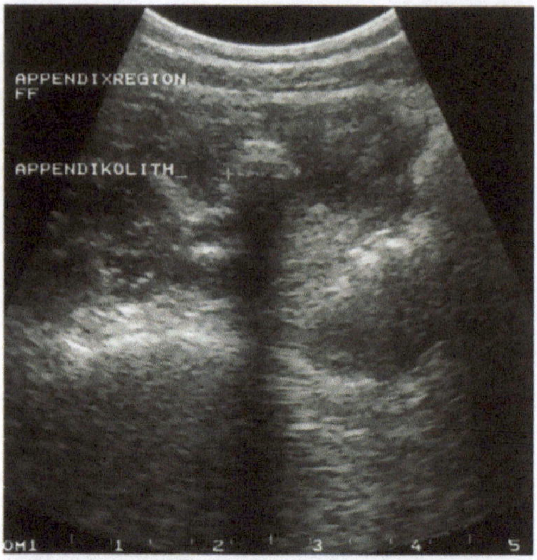

**Abb. 4.15.**
Akute
Divertikulitis

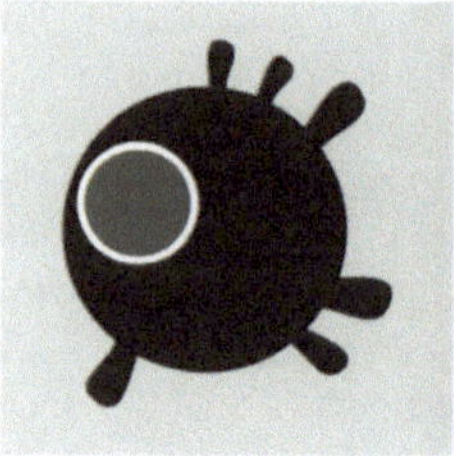

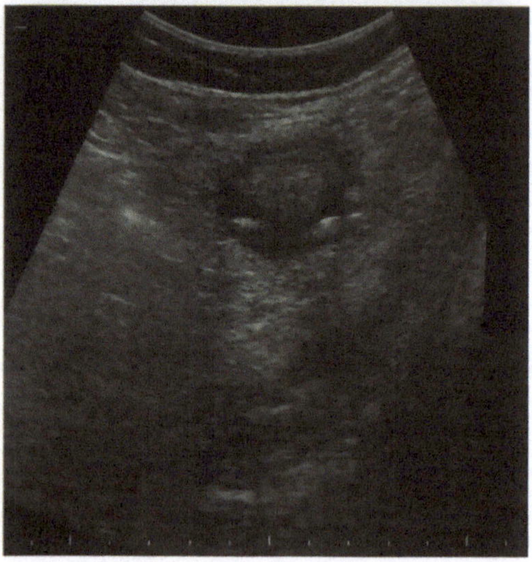

| Hauptkriterien | Nebenkriterien |
|---|---|
| Atypische Kokarde[b], Sichtpalpation | Echogener Kotstein?, Begleitphänomene[c], Leukozyten |
| Atypische Kokarde[b]. echoarme Darmwandverdickung, Sichtpalpation | Konglomerattumor, lufthaltige Divertikel („Luftgondeln"). Begleitphänomene[c], Leukozyten Abdomenübersichtsaufnahme, Koloskopie („im Intervall") |

[a]Therapie: Magensonde? [b]Atypische („pathologische") Kokarde = echoarme Ringstruktur mit echoreichem Zentrum, Gesamtdurchmesser > ca. 6–15 mm, Wandstärke > ca. 5 mm, exzentrische Form der Wandverdickung, nicht verformbar, Wandstarre. Typische („physiologische") Kokarde = echoarme Ringstruktur mit echoreichem Zentrum, Gesamtdurchmeser < ca. 5 mm, Wandstärke < ca. 3–4 mm, konzentrische Form, verformbar, Wandbeweglichkeit. Eine Differenzierung zwischen entzündlicher und neoplastischer Wandveränderung ist aufgrund eines atypischen Kokardenphänomens nicht möglich. Eine atypische Kokarde tritt z. B. beim Kolonkarzinom erst in fortgeschrittenem Krankheitsstadium auf. [c]z. B. Subileus, Wandverdickung, Lymphknoten.

CEA = karzinoembryonales Antigen.

↑, ↓ = vermehrt, eingeschränkt.

## 4.2.2  Bauchhöhle

| Diagnose | Schema | Abbildung |
| --- | --- | --- |
| **Abb. 4.16.** Freie, intra-abdominale Flüssigkeit[a] | 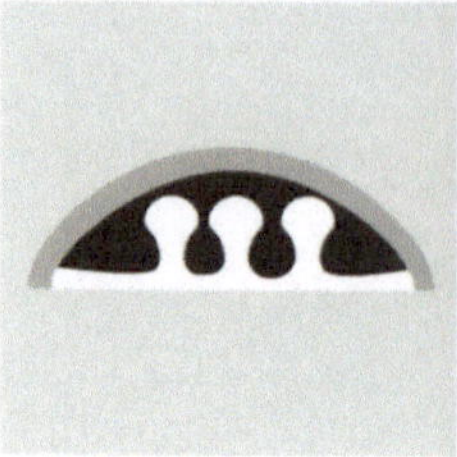 | 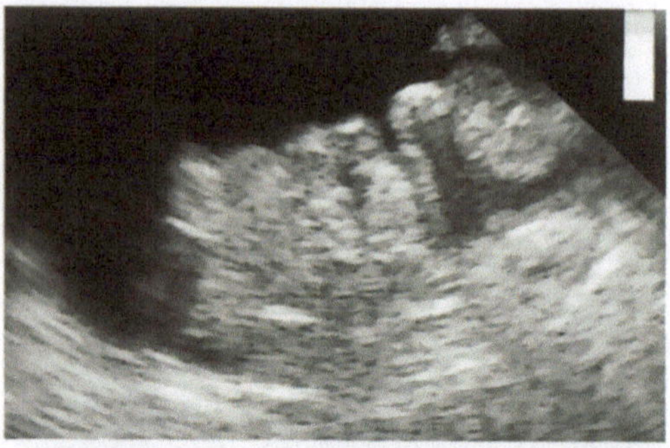 |
| **Abb. 4.17.** Intra-abdominaler Abszess | 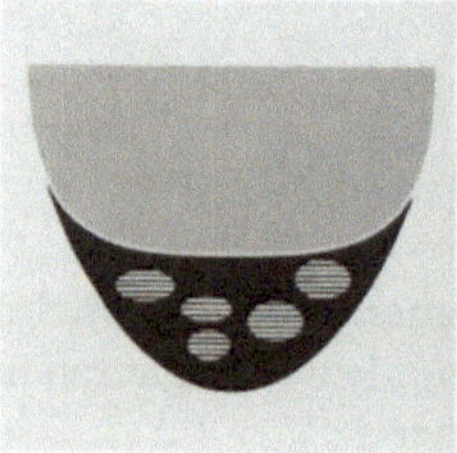 | 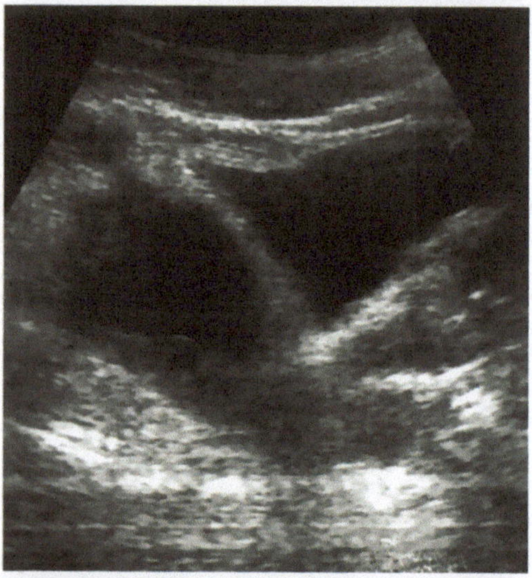 |
| **Abb. 4.18.** Freie, intra-abdominale Luft | 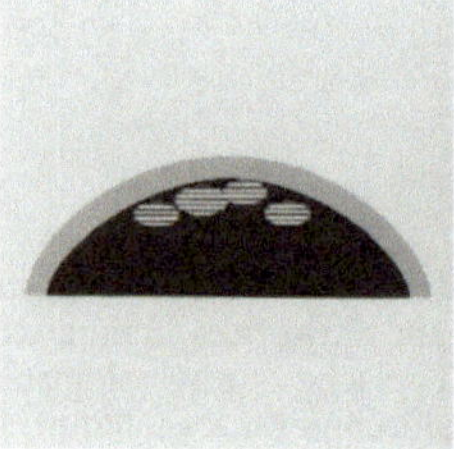 | 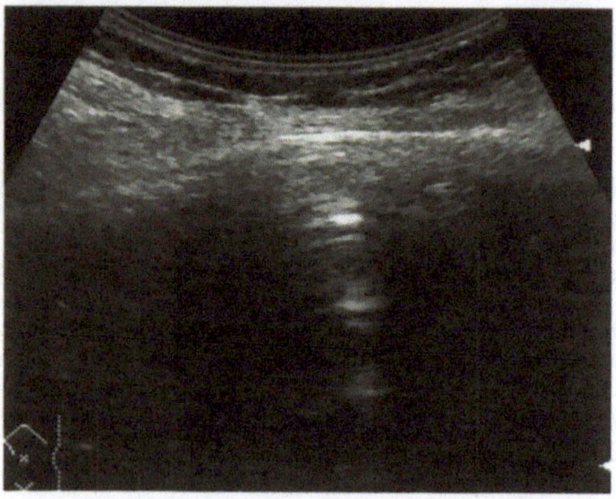 |

| Hauptkriterien | Nebenkriterien |
| --- | --- |
| Echofreier Saum um Organgrenzen und in anatomisch vorgebildeten Räumen[b], Lageabhängigkeit, Volumen >ca. 30 ml | Punktion[c] |
| Liquide bis semiliquide Raumforderung. Kontur (unregelmäßig). Lokalisiert, lagekonstant, Verlauf | Echoreiche „Pseudomembran". Leukozyten, Punktion, perkutane Drainage |
| Echoreiche Sicheln am höchsten Punkt der Bauchhöhle[d]. Ringdown-Artefakte[e], Lageabhängigkeit, Menge >ca. 20–30 ml | Abdomenübersichtsaufnahme (Perforationsverdacht) |

[a]z. B. Hämatom, Aszites, Abszess, Pankreasexsudat. [b]Perihepatisch, Recessus hepatorenalis (Morrison-Raum), perilienal, interenterisch, Excavatio rectouterina (Douglas-Raum). [c]Aszites (>ca. 200 ml): Ursachen (z. B. tumorös [Peritonealkarzinose], entzündlich [Pankreatitis, Peritonitis], kardial [dekompensierte Rechtsherzinsuffizienz], hepatogen [dekompensierte Leberzirrhose], renal [nephrotisches Syndrom]. Aspekt (z. B. bernsteinfarben, trüb, hämorrhagisch). Biochemie (z. B. Gesamteiweiß, spezifisches Gewicht, $\alpha$-Amylase, LDH, s. 4.4 Pleuraerguss). Zytologie (z. B. Leukozyten, Erythrozyten). Mikrobiologie (z. B. Kultur, Ziehl-Neelsen). [d]Subphrenisch, unterhalb der Bauchdecke. [e] = hell aufleuchtende und aufblitzende Streifen an Gas und Fremdkörpern.

## 4.3 Oberbauchraum
### 4.3.1 Leber

| Diagnose | Schema | Abbildung |
| --- | --- | --- |
| **Diffus** | | |

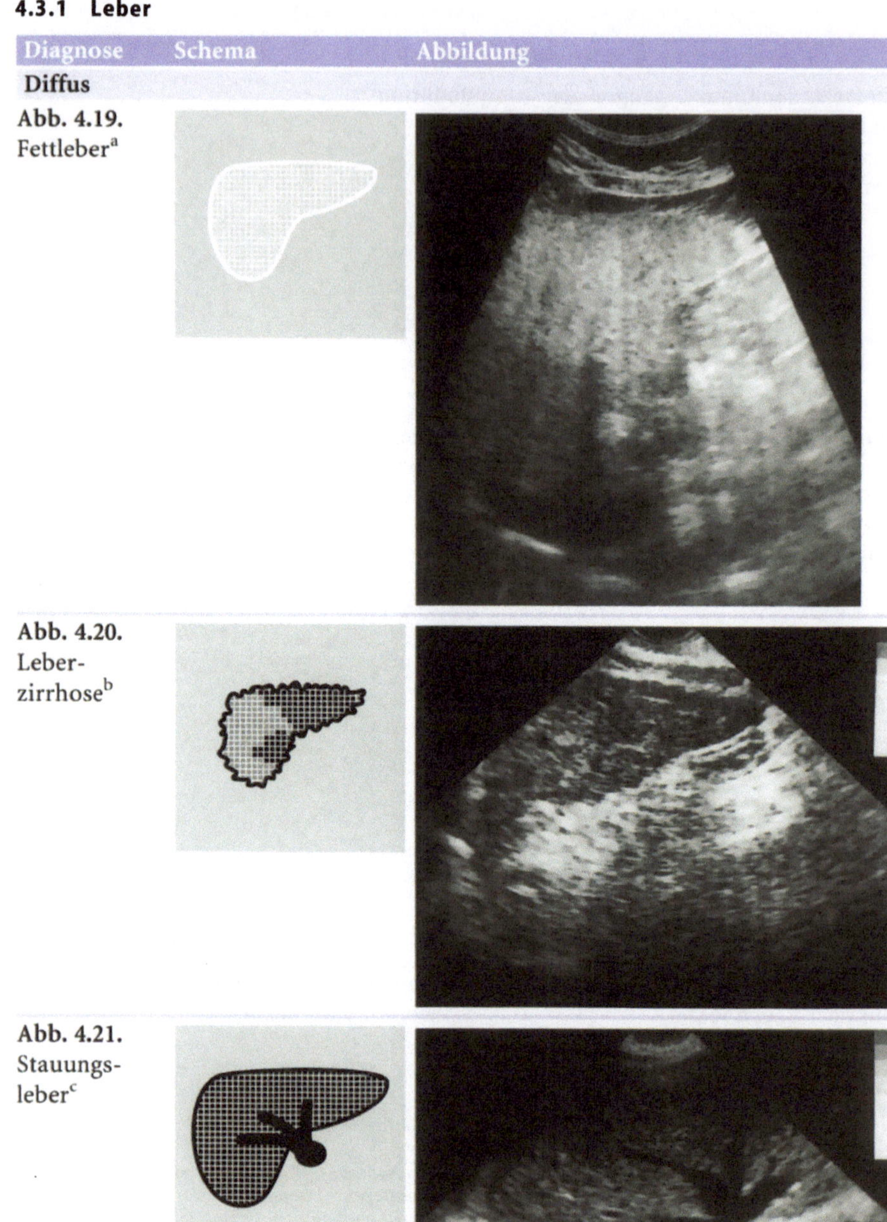

**Abb. 4.19.** Fettleber[a]

**Abb. 4.20.** Leberzirrhose[b]

**Abb. 4.21.** Stauungsleber[c]

| Hauptkriterien | Nebenkriterien |
| --- | --- |
| Reflexmuster (homogen, reflexreich, fein- bis mittelschollig, „weiße Leber") | Kontur (abgerundet), Gefäßbild („Rarefizierung"). Dorsale Schallabschwächung, Leberenzyme |
| Kontur („höckrig", „wellig"). Reflexmuster (inhomogen mit allen Varianten). Gefäßbild („portaler Herbstbaum", Pfortader > 13 mm) | Aszites, Splenomegalie, Leberenzyme, Hepatitisserologie, Quick-Wert, Albumin, Biopsie, Ösophagogastroskopie (Ösophagus-, Fundusvarizen) |
| Gefäßbild (Lebervenen $\uparrow$). | V. cava inferior $\uparrow$, Größe $\uparrow$, Reflexmuster, (homogen, echoarm). Sonderfall: Cirrhose cardiaque. Reflexmuster (homogen, echoreich). Leberenzyme, farbkodierte Duplexsonographie |

| Diagnose | Schema | Abbildung |
|---|---|---|
| **Fokal-liquide** | | |
| **Abb. 4.22.** Leberzyste | 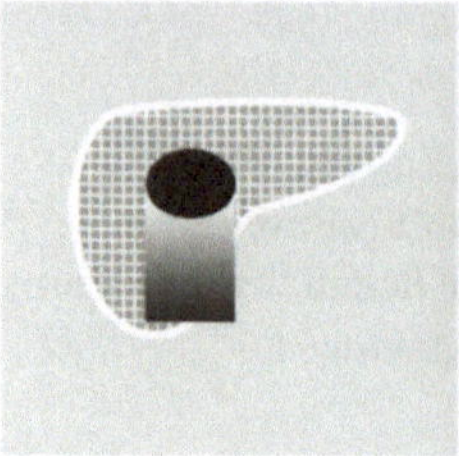 | 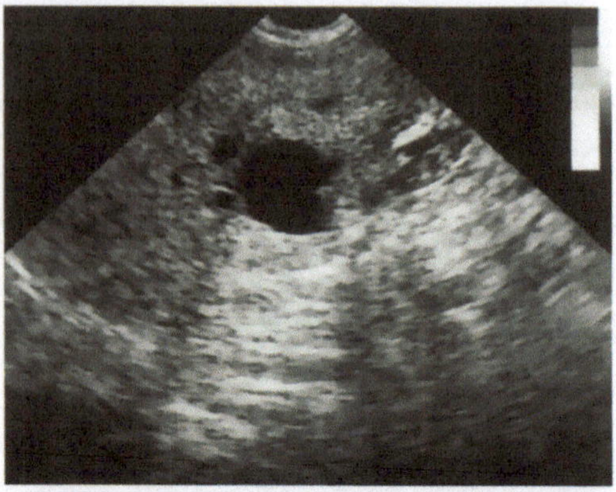 |
| **Abb. 4.23.** Leberabszess | 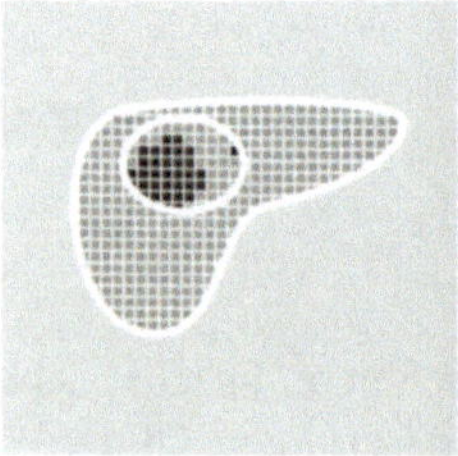 | 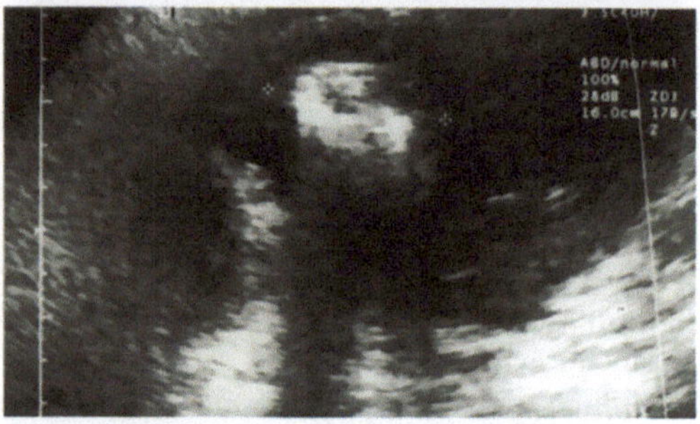 |
| **Fokal-solide** | | |
| **Abb. 4.24.** Leber-hämangiom | 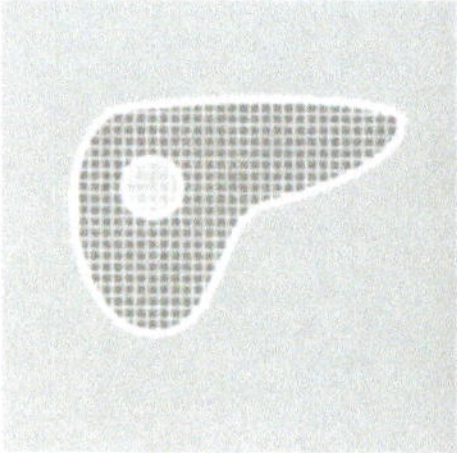 | 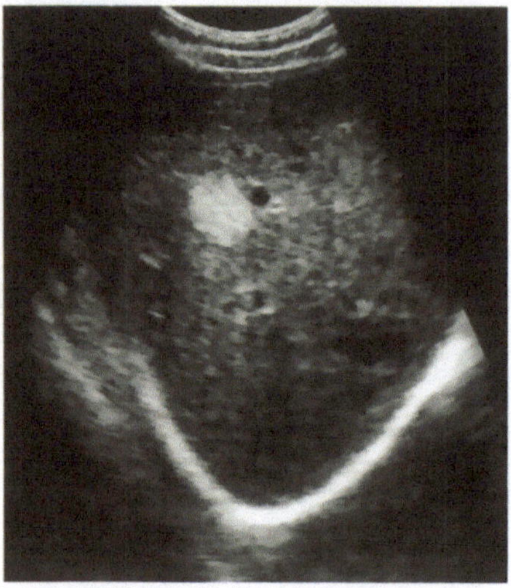 |

| Hauptkriterien | Nebenkriterien |
| --- | --- |
| Echofreie Raumforderung mit Schallverstärkung | Typisch: Kontur (glatt), Form (rund, polyzyklisch). Atypisch: Kontur (unregelmäßig), Binnenreflexe? Echinokokkuszyste (Kalk?, Cave: Punktion), Serologie |
| Liquide bis semiliquide Raumforderung | Bakterielle Gasbildung? Kontrastmittel-CT, Leukozyten, Punktion, perkutane Drainage |
| Echoreicher Herd ± Schallverstärkung (homogen, feinschollig, echoreich) | Form (rund, oval), Kontur (glatt). Multipel > Solitär. Kontrastmittel-CT („Irisblendenphänomen") |

| Diagnose | Schema | Abbildung |
|---|---|---|

**Fokal-solide**

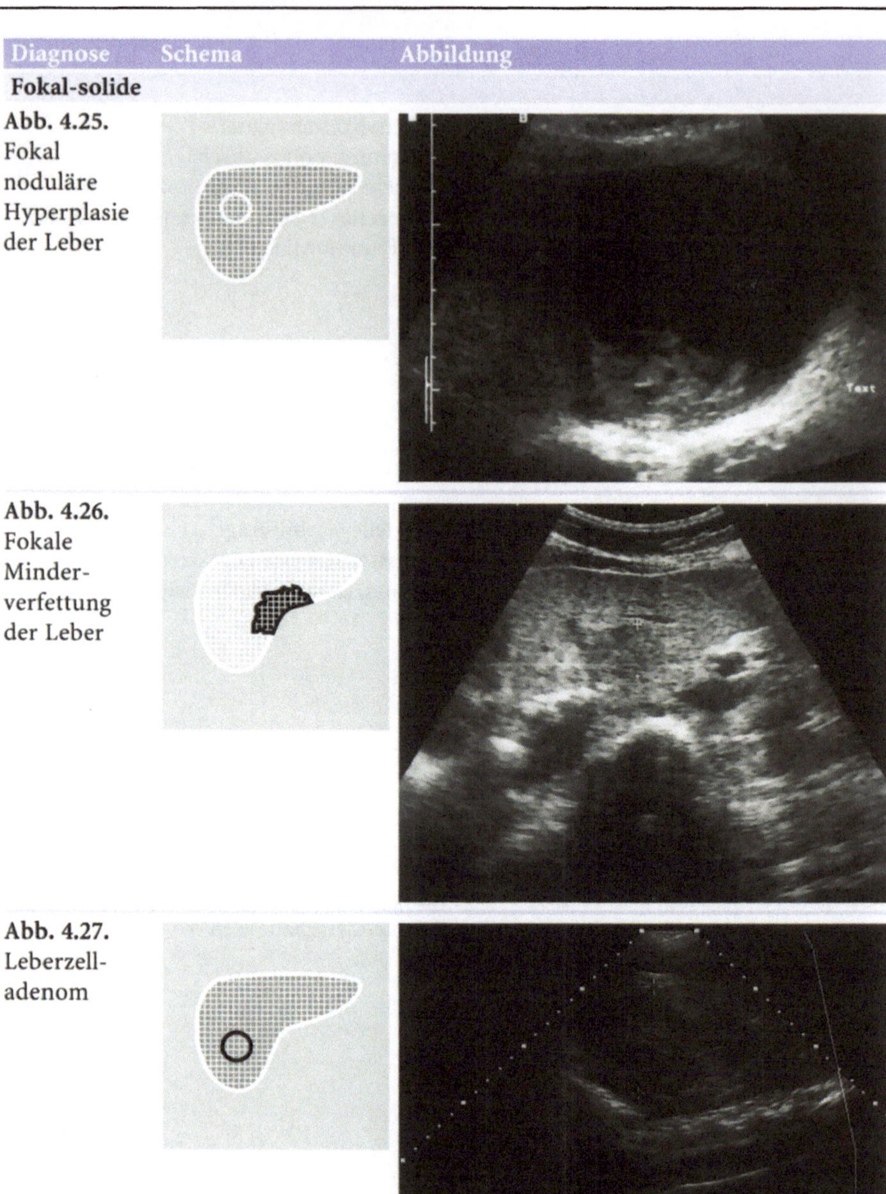

**Abb. 4.25.**
Fokal
noduläre
Hyperplasie
der Leber

**Abb. 4.26.**
Fokale
Minder-
verfettung
der Leber

**Abb. 4.27.**
Leberzell-
adenom

| Hauptkriterien | Nebenkriterien |
| --- | --- |
| Herd | Reflexmuster und Größe (variabel). Angiographie-CT, Biopsie |
| Echoarmer Bezirk („Landkartenmuster") | Lokalisation (periportal, peribiliär). Leber (relativ echoreicher) |
| Herd | Reflexmuster (variabel, häufig: Einblutung, Nekrose). Angiographie-CT, Biopsie |

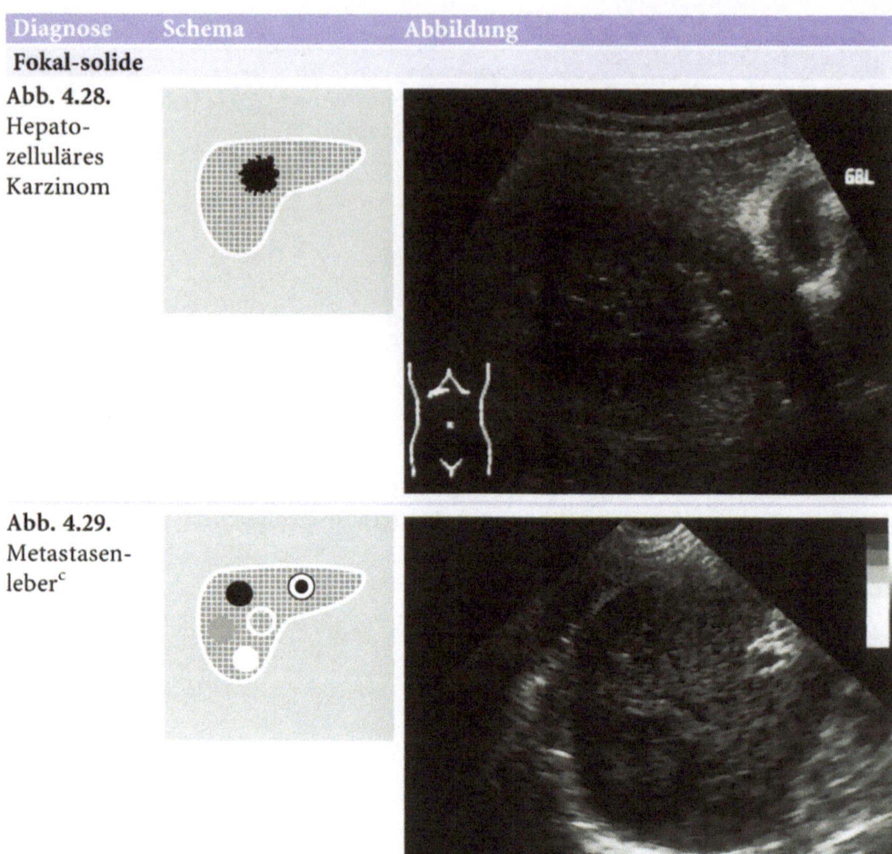

| Diagnose | Schema | Abbildung |
|---|---|---|
| **Fokal-solide** | | |
| **Abb. 4.28.** Hepatozelluläres Karzinom | | |
| **Abb. 4.29.** Metastasenleber[c] | | |

| Hauptkriterien | Nebenkriterien |
| --- | --- |
| Solide Raumforderung, Kontur (unregelmäßig). AFP (ca. 80%) | Reflexmuster (variabel). Leberenzyme, Hepatitisserologie |
| Herd(e). Multipel > Solitär. Kontur (unregelmäßig) | Reflexmuster (variabel), Halo-Zeichen (echoarmer Randsaum). Target-Läsion (echoreicher Herd mit echoarmem Randsaum). Bull's eye-Läsion (echoreicher Herd mit echoarmem Zentrum). Grunderkrankung. Leberenzyme, Blutbild. CEA, CA 19–9 |

[a]Die Fettleber und Virushepatitis gehören zu den diffusen Lebererkrankungen. Den typischen Ultraschallbefund einer definierten Hepatitisform (z. B. Hepatitis B, Hepatitis C) gibt es nicht. Die sonographischen Merkmale („normal" ↔ echoinhomogen) der Hepatitiden variieren in Abhängigkeit von Schweregrad (z. B. geringgradig), Krankheitsstadium (z. B. akut, chronisch-persistierend), Ursache (z. B. nutritiv, toxisch, viral), Verlauf (z. B. Zirrhose, Karzinom) und Krankheitsaktivität (z. B. enzymaktiv, enzyminaktiv). Indirekte Hinweise können eine Splenomegalie, periportale Lymphknotenvergrößerungen und eine atonische Gallenblase sein. [b]Fakultativ: Splenomegalie, Aszites, Pfortaderverbreiterung. Cave: Metastasenleber, hepatozelluläres Karzinom (DD: Regeneratknoten). [c]s. intrahepatische Cholestase, 4.3.2. Das Reflexmuster kann sich in Abhängigkeit vom Krankheitsstadium verändern („Cirrhose cardiaque"). [d]Fokale Leberherde unterschiedlicher Dignität (z. B. Metastase, hepatozelluläres Karzinom, fokal-noduläre Hyperplasie, cave: Regeneratknoten bei Leberzirrhose) können solitär, multipel und als kleine sowie progredient wachsende Befunde mit variablem Reflexmuster (z. B. echonormale Metastase in einer Fettleber) auftreten. Es besteht keine strikte Korrelation zwischen unspezifischen Eigenschaften wie Reflexmuster (z. B. echoreich, homogen), Größe (z. B. Tumor < 2 cm), Anzahl (solitärer Tumor, multifokaler Tumorbefall, diffuse Tumorinfiltration) und Dignität eines Herdes (keine generelle Gültigkeit der „Adenom-Karzinom-Sequenz" in der Tumorbiologie). Verlaufsabhängige, relative Veränderungen dieser Merkmale (z. B. Größenwachstum) sind für sich alleine als Malignitätskriterium geeigneter als die Feststellung einer bestimmten „Ausgangsgröße" und die damit verbundene Assoziation von Größe und Dignität (z. B. solitärer, echoreicher, homogener Befund < 2 cm = „Hämangiom"). Umgekehrt gibt es keine sicheren, sonomorphologischen Kriterien, die bei Vorliegen eines „metastasenverdächtigen" Solitärbefundes auf die Lokalisation des Primärtumors rückschließen lassen (z. B. Zweitkarzinom).

AFP = $\alpha$-1-Fetoprotein.
CA 19-9 = gastrointestinaltumorassoziiertes Antigen.
CEA = karzinoembryonales Antigen.
↑ = erweitert.

## 4.3.2    Gallenblase, Gallenwege und Pankreas

| Diagnose | Schema | Abbildung |
| --- | --- | --- |

**Abb. 4.30.**
Gallenblasen-
stein(e)

 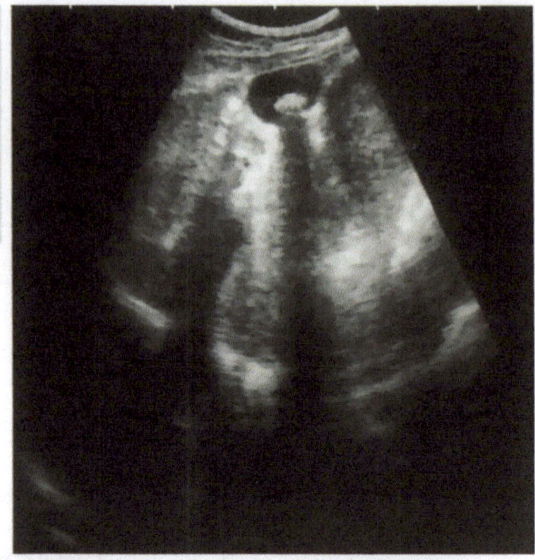

**Abb. 4.31.**
Gallenblasen-
polyp

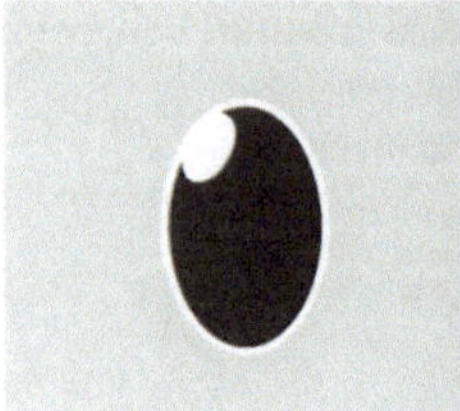 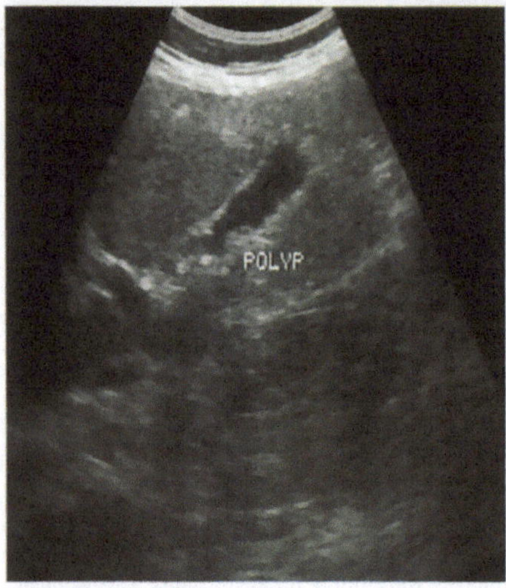

| Hauptkriterien | Nebenkriterien |
| --- | --- |
| Bogenförmige(r), kalkdichter Reflex(e) mit Schallschatten. Mobilität | Größe und Anzahl[a] |
| Wandständiger, heller Reflex ohne Schallschatten. Immobilität | Größe und Verlauf[b] |

| Diagnose | Schema | Abbildung |
| --- | --- | --- |
| **Abb. 4.32.** Gallenblasen-sludge[c] | 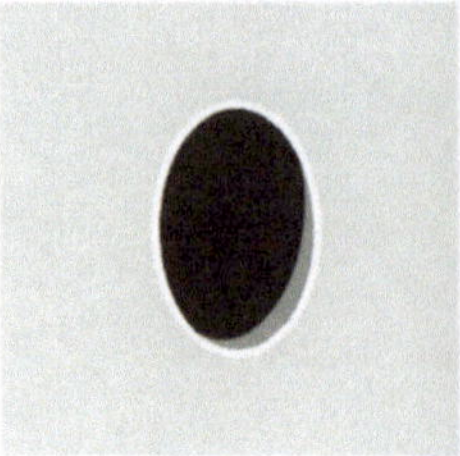 | 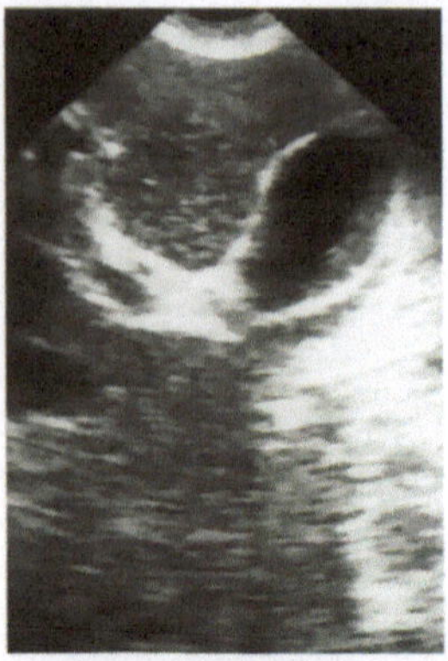 |
| **Abb. 4.33.** Gallenblasen-karzinom | 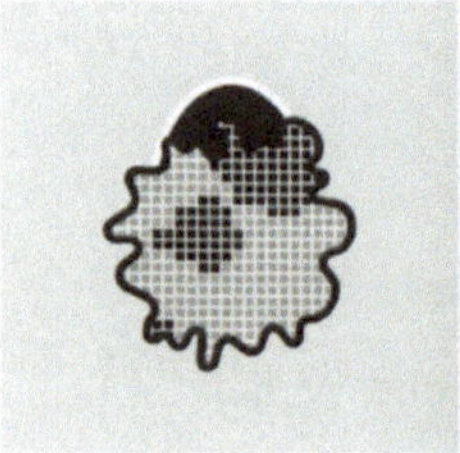 | 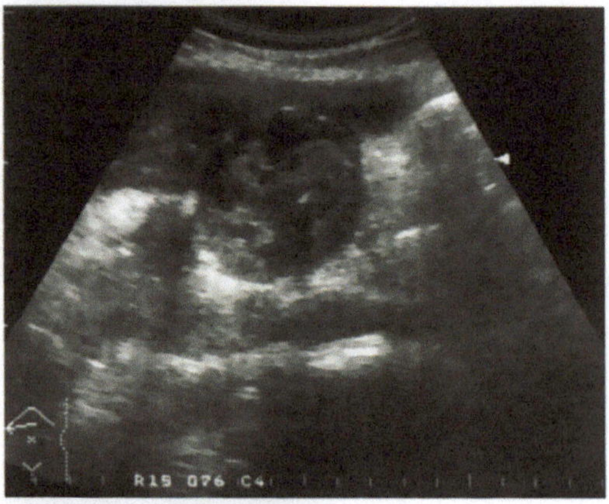 |
| **Abb. 4.34.** Gallenblasen-hydrops[d] | 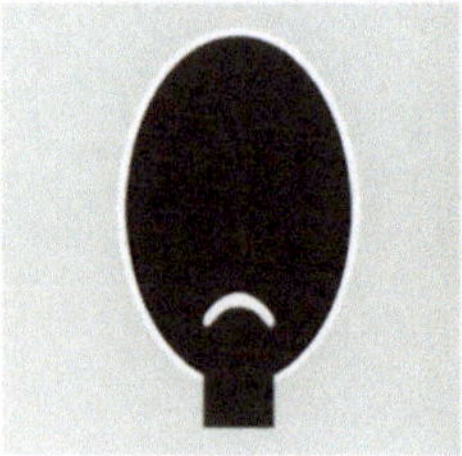 | 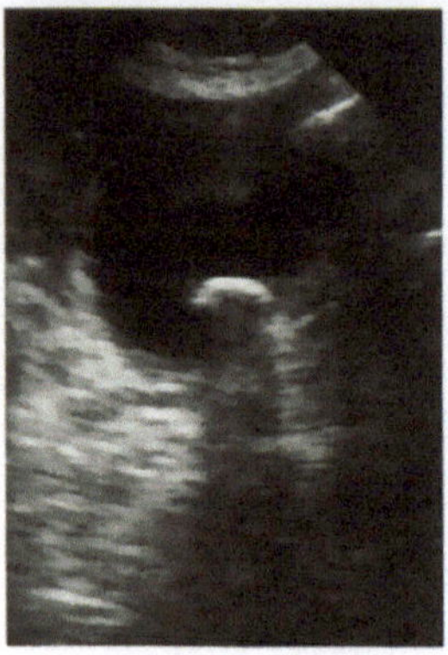 |

| Hauptkriterien | Nebenkriterien |
| --- | --- |
| Echoreicher Bolus mit Schichtungsphänomen. Mobilität | DD: Tumor |
| Unregelmäßig begrenzte, solide Raumforderung mit Überschreitung der Organgrenzen | Reflexmuster (inhomogen), Gallensteine? Cholestaseenzyme |
| Größe (Querdurchmesser > 4 cm, Längsdurchmesser > 10 cm). Reflexmuster (echofrei) | Infundibulumstein? Intra- und extrahepatische Gallengänge ↑ (?) |

| Diagnose | Schema | Abbildung |
|---|---|---|
| **Abb. 4.35.** Cholestase-syndrom | 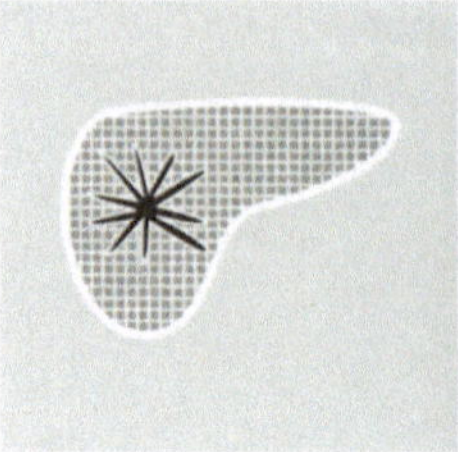 | 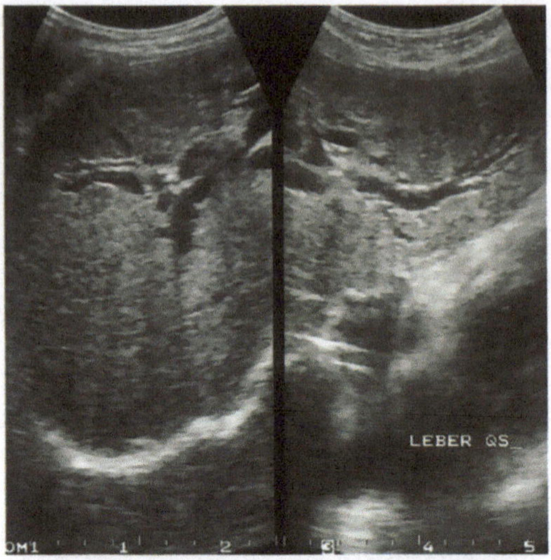 |
| **Abb. 4.36.** Cholezystitis | 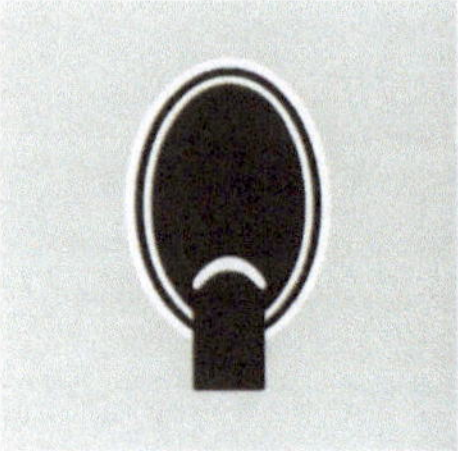 | 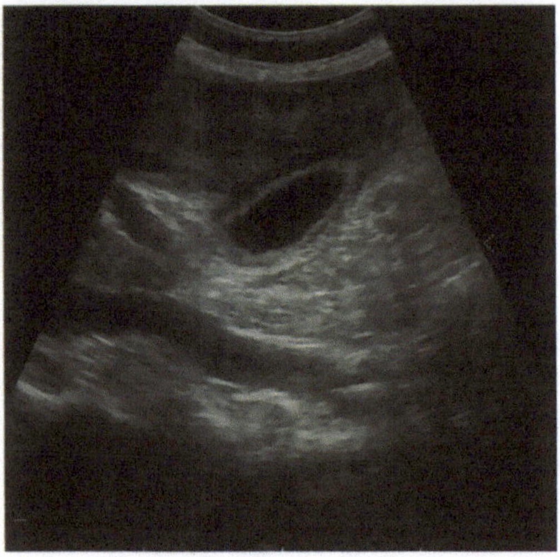 |

| Hauptkriterien | Nebenkriterien |
| --- | --- |
| Intrahepatisch[e]: echofreie, tubuläre Strukturen in typischer Anordnung („Astwerk knorriger Bäume", s. Abb. 4.35). Extrahepatisch: echofreie, tubuläre Struktur parallel zu Leitstrukturen[f] (DHC > 10 mm) | Gallengangsteine (sonographische Nachweisbarkeit: ca. 50–70%). Cholestaseenzyme, ERCP[g] (Papillotomie?, Steinextraktion?), PTCD, Stentimplantation |
| Volumen $\uparrow$ (akut), Sichtpalpation (Murphy-Zeichen), Wandverdickung (chronisch) | Echoarmer Randsaum (akut, Abb. 4.36). Kontraktilität $\downarrow$, Steinreflex? Leukozyten |

| Diagnose | Schema | Abbildung |
|---|---|---|
| **Abb. 4.37.** Akute Pankreatitis[h] | 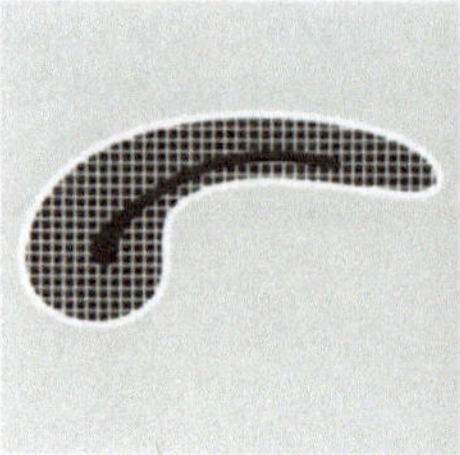 | 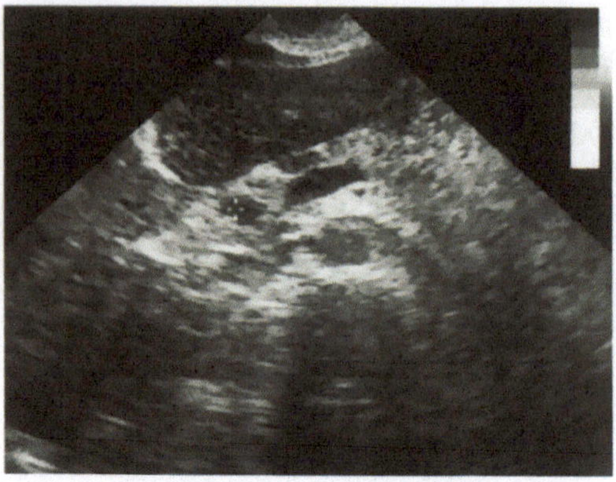 |
| **Abb. 4.38.** Chronische Pankreatitis[i] | 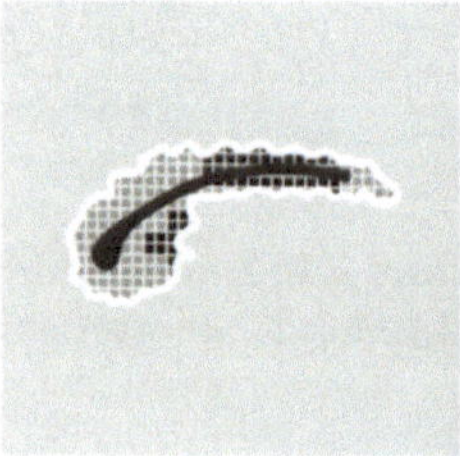 | 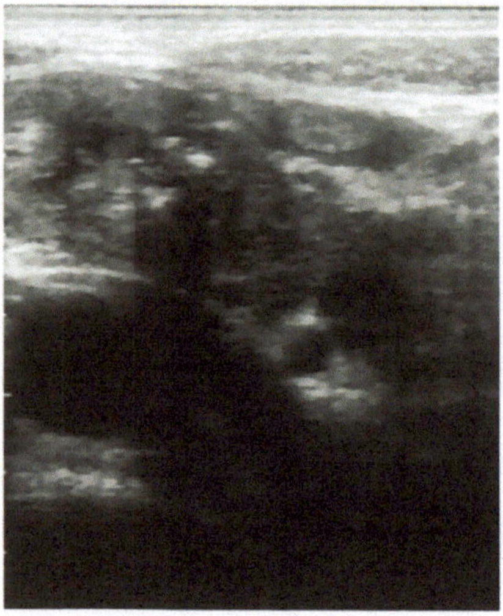 |

| Hauptkriterien | Nebenkriterien |
| --- | --- |
| Größe ↑. Reflexmuster (echoarm). Verlauf | Gallengänge? ↑ (Stein?, Aufstau?). $\alpha$-Amylase, Lipase, Blutbild, Kalzium, Blutzucker, LDH und $CRP_q$ (Nekrose?). ERCP (Steinextraktion?), Oberbauch-CT, Verlauf |
| Größe ↓. Reflexmuster (inhomogen). Kontur (unregelmäßig), Kalk | Gangunregelmäßigkeit (D. Wirsungianus). Oberbauch-CT, ERCP, Verlauf |

| Diagnose | Schema | Abbildung |
|---|---|---|
| **Abb. 4.39.** Pankreas-karzinom | 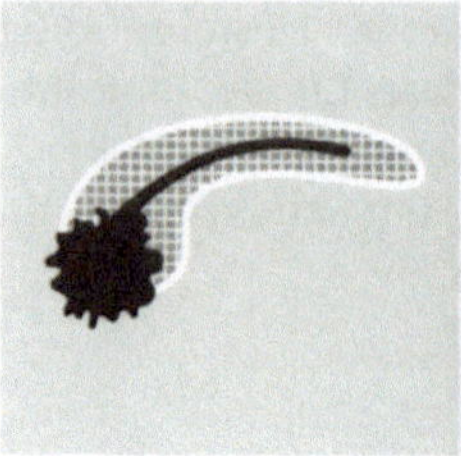 | 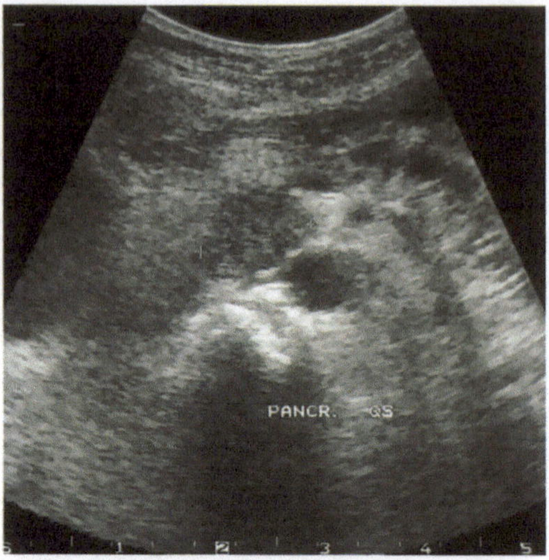  |
| **Abb. 4.40.** Pankreas-zyste[k] | 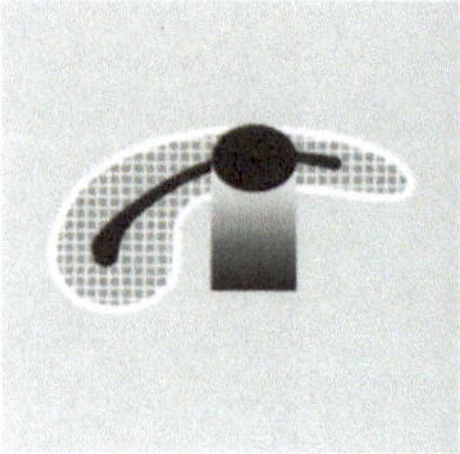 | 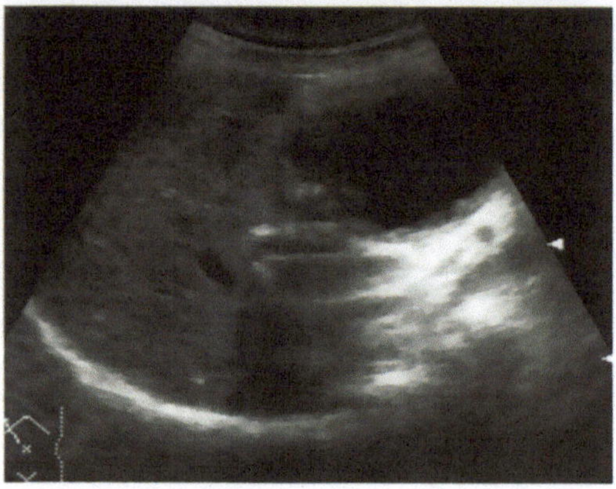 |

| Hauptkriterien | Nebenkriterien |
| --- | --- |
| Solide Raumforderung[j] | Lokalisation (ca. 70% Pankreaskopf). Reflexmuster (variabel). CA 19-9 (ca. 70–95%), CEA, Oberbauch-CT, ERCP, Biopsie |
| Echofreie Raumforderung mit Schallverstärkung | Typisch: Kontur (glatt). Atypisch: Kontur (unregelmäßig). Binnenreflexe?, Kalk? Oberbauch-CT, Punktion |

[a]Größe: 5, 5–10, 10–20, >20 mm. Anzahl: solitär, 2–5, multipel >5; Therapie: max. 3, <20 mm, ESWL. [b]Größe <5 mm, ca. 95%, Cholesterinpolyp. Größe >5 mm, ca. 5%, adenomatöser Polyp, „Adenom". Therapie: Größe >1,5 cm. [c]Bei parenteraler Ernährung (z. B. postoperativ). [d]„Steril" = Hydrops, „infiziert" = Empyem (Binnenreflexe?). [e]Intrahepatische Cholestase ohne Gangerweiterung (ca. 20%). [f]Choledochus, V. portae, V. cava („CPC"-Regel). [g]DD: Papillenstenose, Pankreaskopftumor, Choledocholithiasis, cholangiozelluläres Karzinom (Verlauf). [h]Meteorismus, Subileus. [i]DD: Karzinom (fokale Pankreatitis). [j]Kompressionssyndrome benachbarter Organstrukturen (z. B. intrahepatische Cholestase mit Hydrops, extrahepatische Cholestase mit prästenotischer Erweiterung des D. Wirsungianus (= echofreie, tubuläre Struktur parallel zur V. lienalis), Pfortaderthrombose, Retentionsmagen, Pankreasretentionszyste). [k]Echte Zyste (kongenital), Pseudozyste (s. Abb. 4.40, z. B. Trauma, Pankreatitis), Retentionszyste (Tumor))

$CRP_q$ = C-reaktives Protein (quantitativ).
CA 19-9 = gastrointestinaltumorassoziiertes Antigen.
CEA = karzinoembryonales Antigen.
DHC = Ductus hepatocholedochus.
ERCP = endoskopisch retrograde Cholangiopankretikographie.
ESWL = extrakorporale Stoßwellenlithotripsie.
LDH = Laktathydrogenase.
PTCD = perkutane, transhepatische Cholangiodrainage.
↑, ↓ = erweitert, vermindert.

### 4.3.3   Milz

| Diagnose | Schema | Abbildung |
| --- | --- | --- |

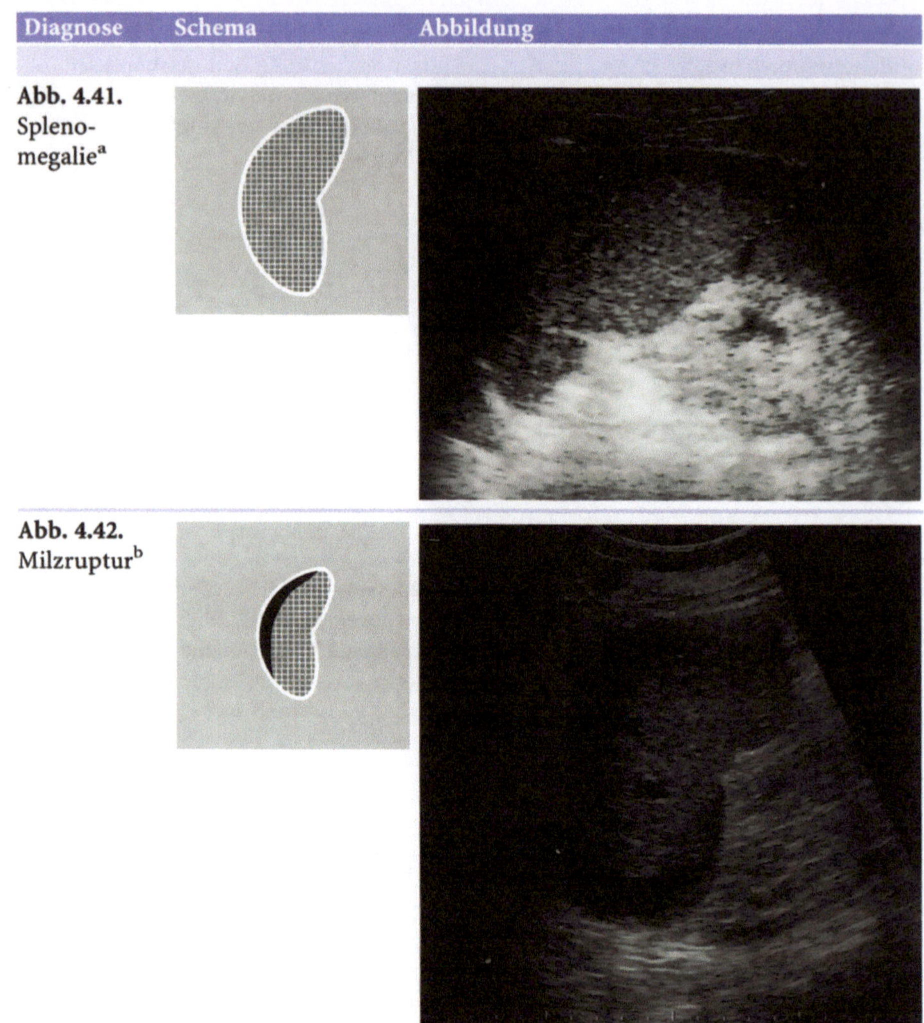

**Abb. 4.41.**
Spleno-
megalie[a]

**Abb. 4.42.**
Milzruptur[b]

| Hauptkriterien | Nebenkriterien |
| --- | --- |
| Größe $\uparrow$ ($>4\times7\times11$ cm) | Reflexmuster (homogen), Grunderkrankung, Blutbild |
| Echofreier Randsaum. Verlauf (z. B. „zweizeitig") | Kontur („Doppelkontur"). Freie Flüssigkeit („Perforation"), Blutbild |

| Diagnose | Schema | Abbildung |
| --- | --- | --- |

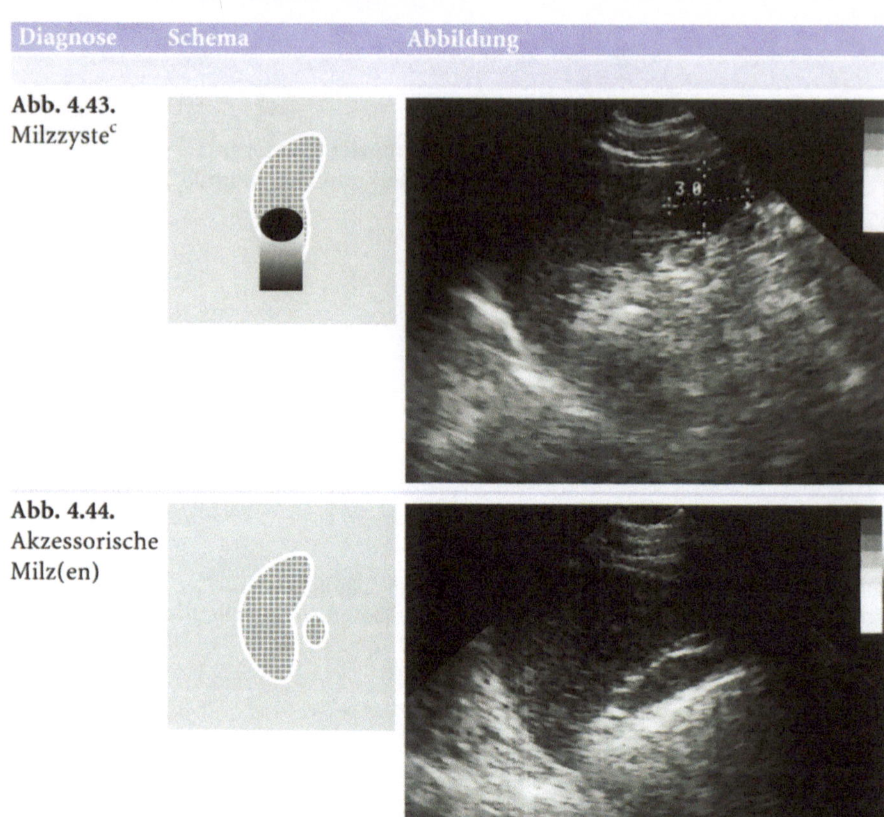

**Abb. 4.43.**
Milzzyste[c]

**Abb. 4.44.**
Akzessorische
Milz(en)

| Hauptkriterien | Nebenkriterien |
| --- | --- |
| Echofreie Raumforderung mit Schallverstärkung | Form (rund, ovalär), Kontur (glatt). Binnenreflexe? (z. B. Einblutung) |
| Lokalisation. (echogleiche, parahiläre oder dystope, rund-ovaläre Struktur[en]) | Keine |

[a]z. B. chronisch myeloische Leukämie, Osteomyelofibrose („Riesenmilz" bis ca. 5 kg), malignes Lymphom, chronisch lymphatische Leukämie, infektiöse Mononukleose, Hepatitis, portale Hypertension. [b]Trauma, infektiöse Mononukleose. [c]Trauma, kongenital, Echinokokkose.

↑ = vermehrt.

## 4.4 Pleuraraum

| Diagnose | Schema | Abbildung |
| --- | --- | --- |

**Abb. 4.45.**
Pleuraerguss

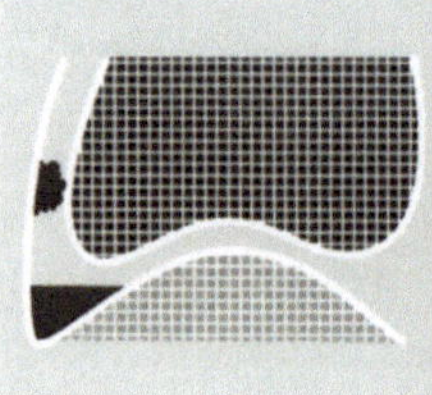

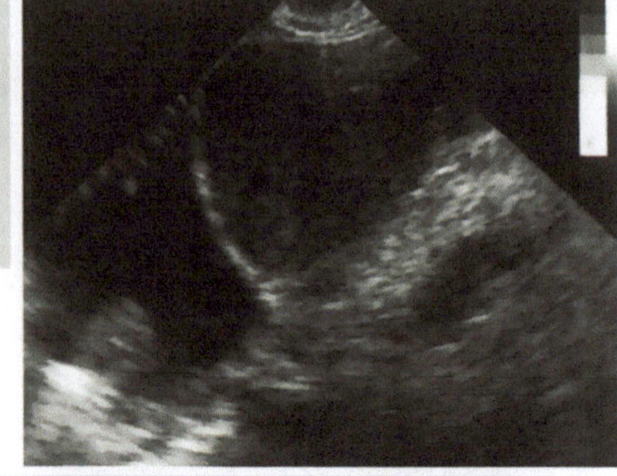

**Abb. 4.46.**
Pleura-
mesotheliom

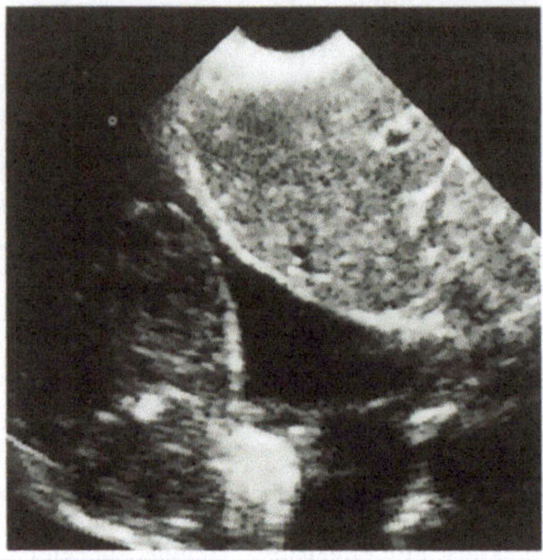

| Hauptkriterien | Nebenkriterien |
| --- | --- |
| Spiegelbildung, Reflexmuster (echofrei), Lageabhängigkeit | Binnenreflexe[a]?, Lokalisation (ein-, beidseitig). Punktion[b], Grunderkrankung Pleurabiopsie |
| Solide Raumforderung, Randständigkeit | Pleuraerguss, Lokalisation (einseitig) |

[a]z. B. Abszess, Hämatom, Fibrin. [b]Diagnostik: Zytologie (z. B. Tumorzellen), Biochemie (z. B. Gesamteiweiß [GE], spezifisches Gewicht [S]: Transsudat = S <1015 g/dl, GE <30 g/dl, Exsudat = S >1015 g/dl, GE >30 g/dl, LDH, Cholesterin), Mikrobiologie. Therapie: Perkutane Pleuradrainage.

## 4.5    Retroperitonealraum
### 4.5.1    Niere und Nebenniere

| Diagnose | Schema | Abbildung |
| --- | --- | --- |

**Abb. 4.47.**
Harnstauung

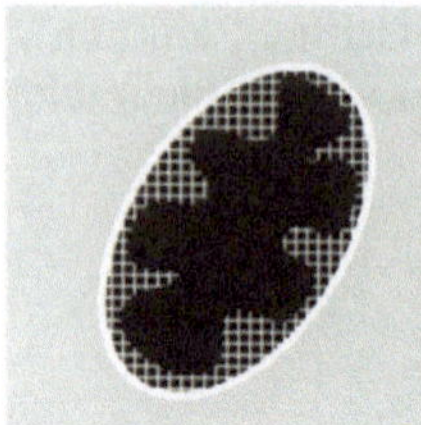

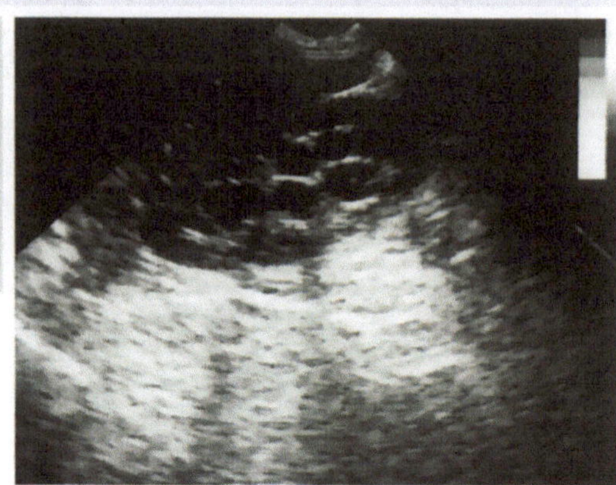

### Hohlraumsystem ± Parenchym

**Abb. 4.48.**
Nieren-
zyste(n)[a]

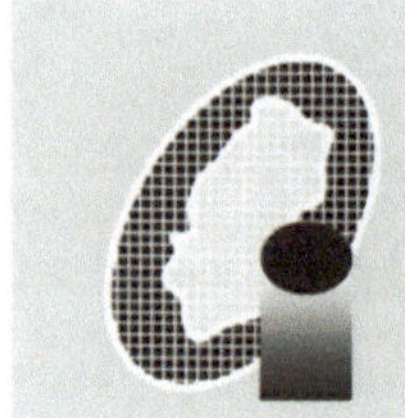

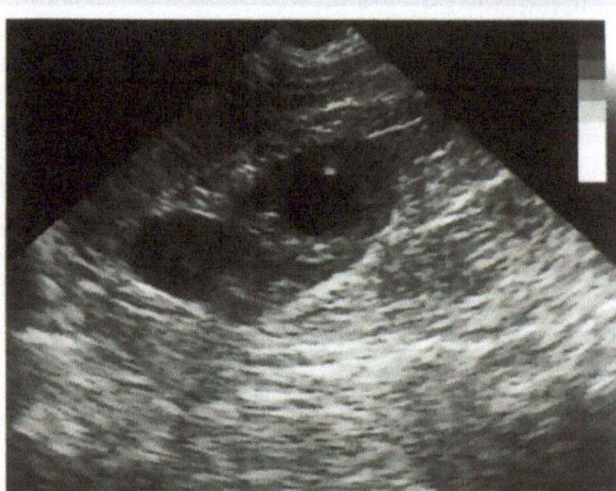

**Abb. 4.49.**
Nieren-
stein(e)[b]

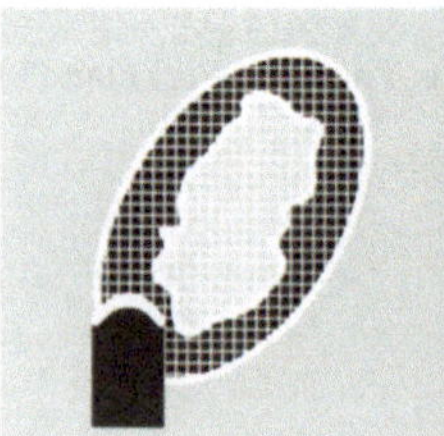

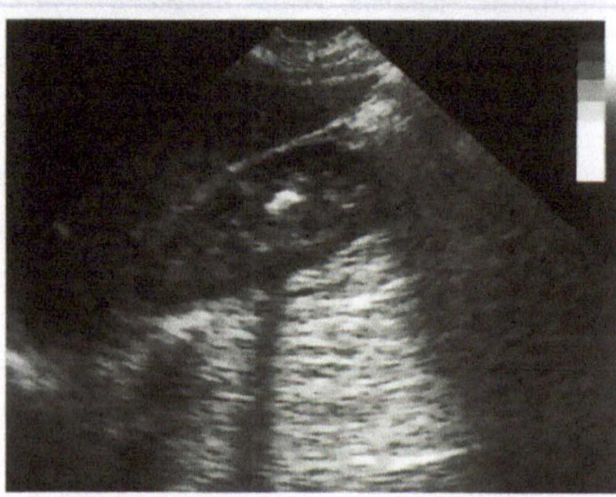

| Hauptkriterien | Nebenkriterien |
| --- | --- |
| Echofreier Zentralkomplex ("Kleeblattform") | Parenchymsaum n/↓, Ureterdilatation? (proximal, distal), DD: ampulläres Nierenbecken, zentrale Zysten. "Lasix-Test", AUG |
| Echofreie Raumforderung(en) mit Schallverstärkung | Lokalisation. Typisch: Kontur (glatt). Atypisch: Kontur (unregelmäßig), Binnenreflexe? Nierenübersichtsaufnahme (Kalk?), Punktion |
| Helle(r) Reflex(e) ± mit Schallschatten, Immobilität | Größe, Lokalisation, Nierenübersichtsaufnahme (Rö-negativ: V. a. Harnsäurestein) |

| Diagnose | Schema | Abbildung |
|---|---|---|
| **Hohlraumsystem ± Parenchym** | | |
| **Abb. 4.50.** Angio-myolipom | 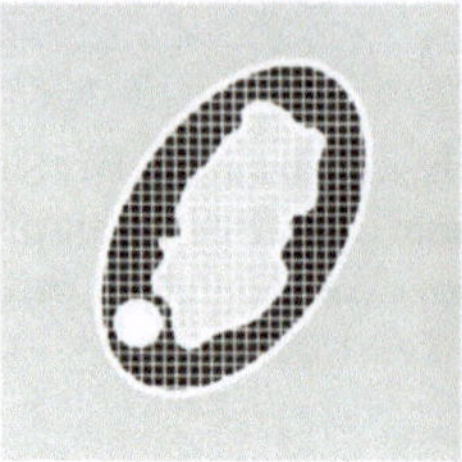 | 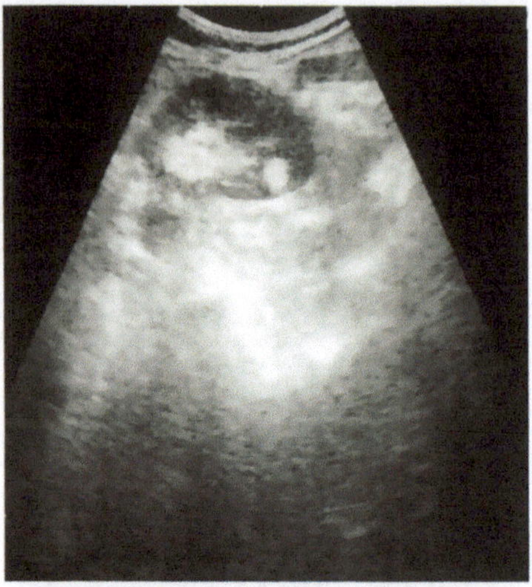 |
| **Abb. 4.51.** Nierentumor[c] | 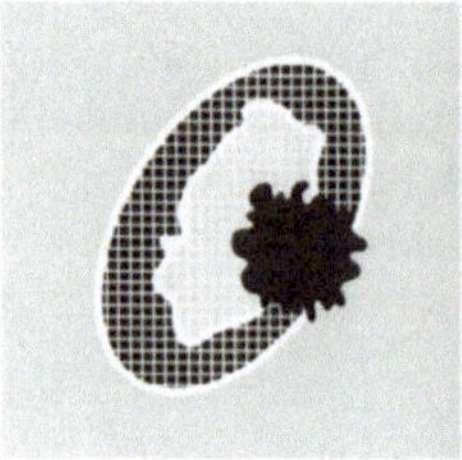 | 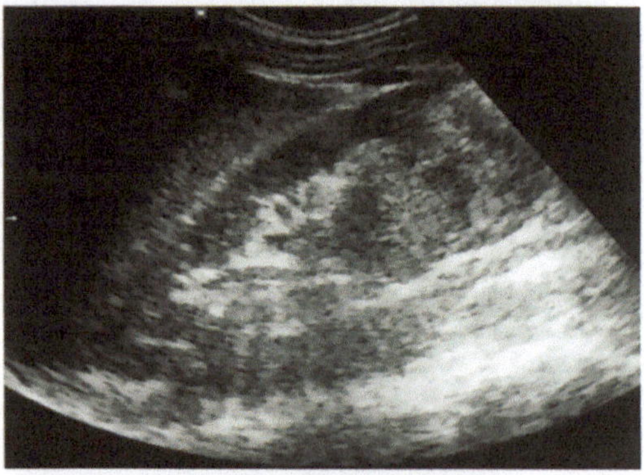 |
| **Abb. 4.52.** Milzbuckel | 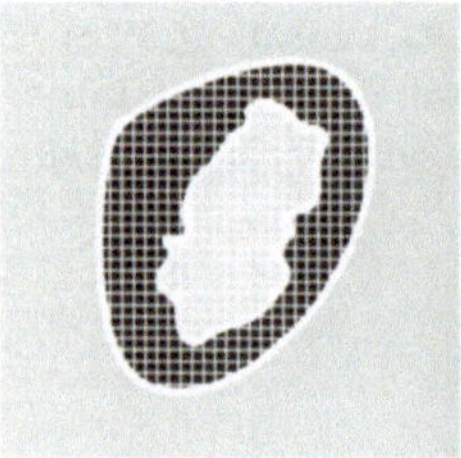 | 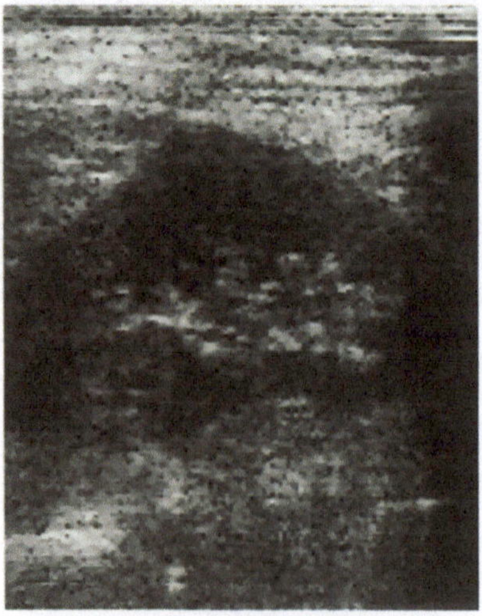 |

| Hauptkriterien | Nebenkriterien |
| --- | --- |
| Solide Raumforderung, Reflexmuster (echokomplex bis echoreich, homogen) | Form (rund), Kontur (glatt). CT (fettäquivalente Gewebedichte) |
| Solide Raumforderung ± Organüberschreitung | Reflexmuster (homogen bis inhomogen), Kontur (unregelmäßig). Lymphknoten, Kavathrombus? AUG, CT, Angiographie |
| Solide „Pseudoraumforderung", Form („Dreieckform") | Projektionseffekt (Ebenen!) |

| Diagnose | Schema | Abbildung |
|---|---|---|
| **Parenchym** | | |
| **Abb. 4.53.** Akute Nierenparenchymentzündung[d] | 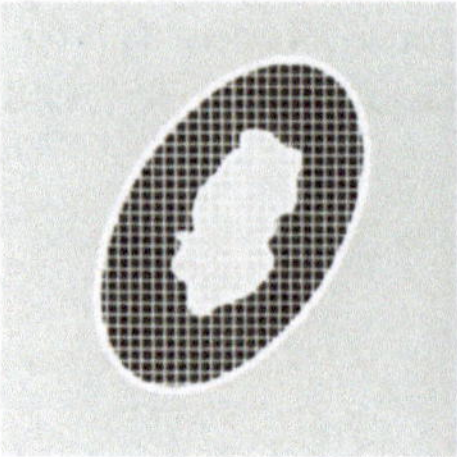 | 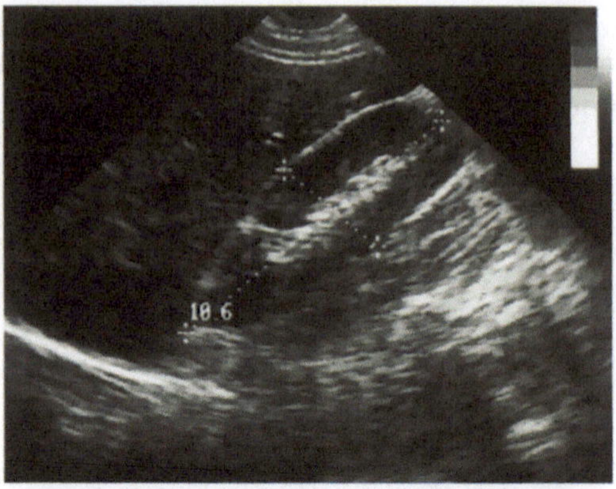  |
| **Abb. 4.54.** Chronische „Nephropathie“ | 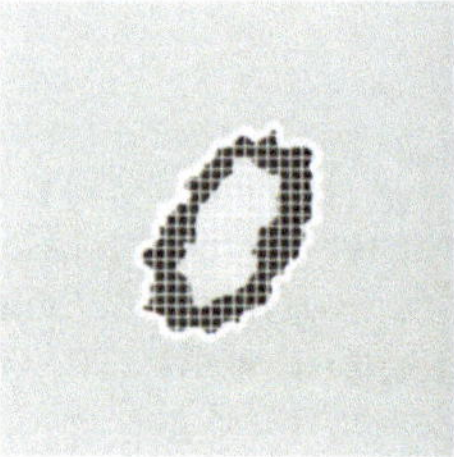 | 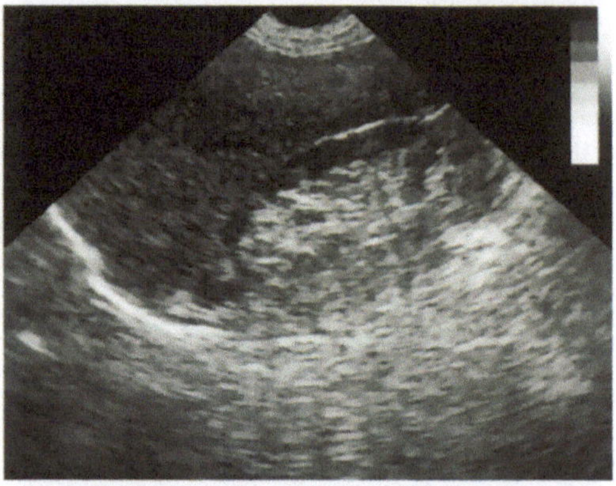 |
| **Abb. 4.55.** Niereninfarkt | 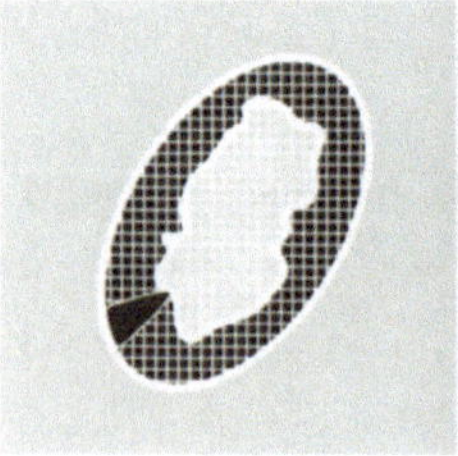 | 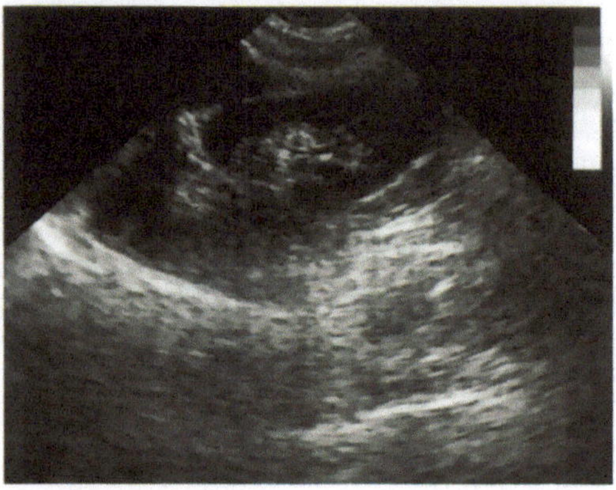 |

| Hauptkriterien | Nebenkriterien |
| --- | --- |
| Größe (±) Lokalisation (ein-, beidseitig), Verlauf | Parenchymsaum ↓ (eher echoarm), Urinstatus (Leukozyten, Bakteriurie, Leukozytenzylinder) |
| Größe ↓ | Parenchymsaum ↓, Kontur (z. B. wellig), Binnenstruktur (Parenchym-Pyelon-Grenze „verwaschen"). Nierenretentionswerte, Urinstatus (Proteinurie, hyaline Zylinder, dysmorphe Erythrozyten), Biopsie |
| „Keilförmiger" Bezirk | Angiographie, Reflexmuster (initial echoarm, später echoreich), Verlauf |

| Diagnose | Schema | Abbildung |
|---|---|---|
| **Parenchym** | | |
| **Abb. 4.56.** Nierenhämatom | 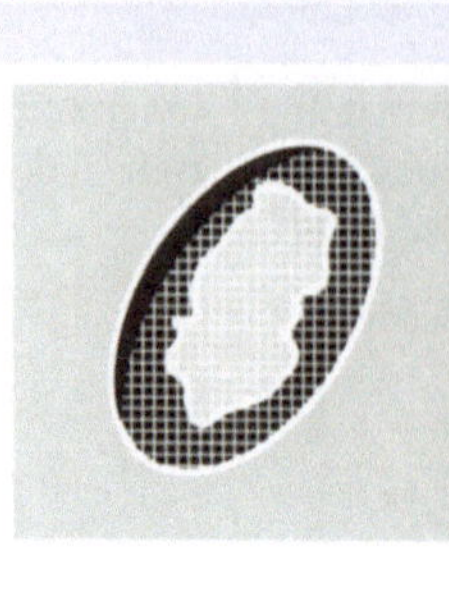 | 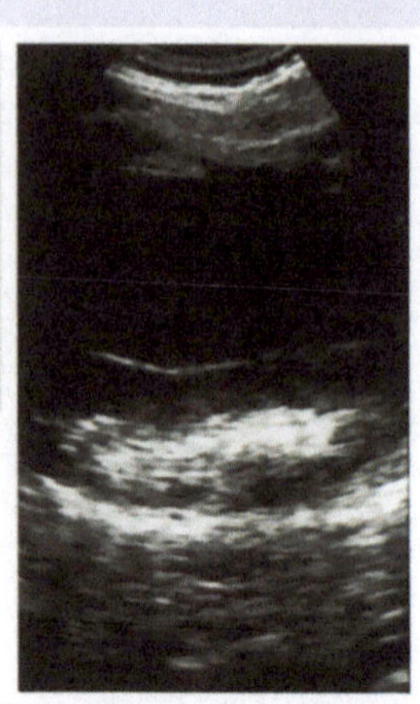 |
| **Anomalien** | | |
| **Abb. 4.57.** Doppelniere | 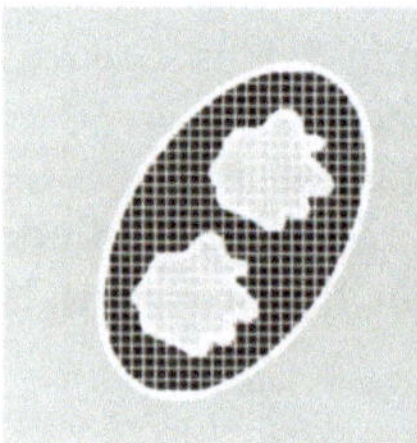 | 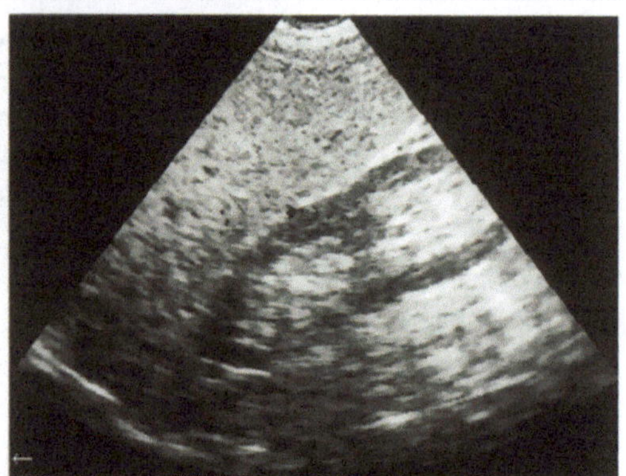 |
| **Abb. 4.58.** Hufeisenniere | 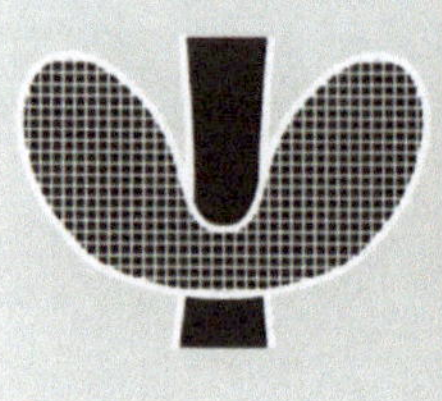 | 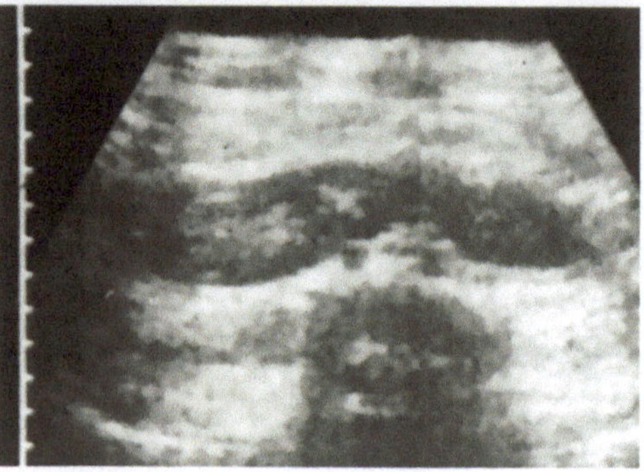 |

| Hauptkriterien | Nebenkriterien |
| --- | --- |
| Echofreier Saum | Lokalisation (z. B. subkapsulär), Trauma (z. B. Sturz, Zustand nach ESWL), Tumor |
| Segmentierung durch echogleiche Parenchymbrücke | AUG, Ureter fissus?, Ureter duplex? |
| Echogleiche, präaortale Parenchymbrücke zwischen den unteren Organpolen. Achsenstellung („$\nabla$") | AUG, Komplikationen: Harnstauung, Stein |

| Diagnose | Schema | Abbildung |
| --- | --- | --- |

**Anomalien**

**Abb. 4.59.**
Nieren-
dystopie

**Abb. 4.60.**
Nieren-
agenesie

**Nebenniere**

**Abb. 4.61.**
Inzidentalom[e]

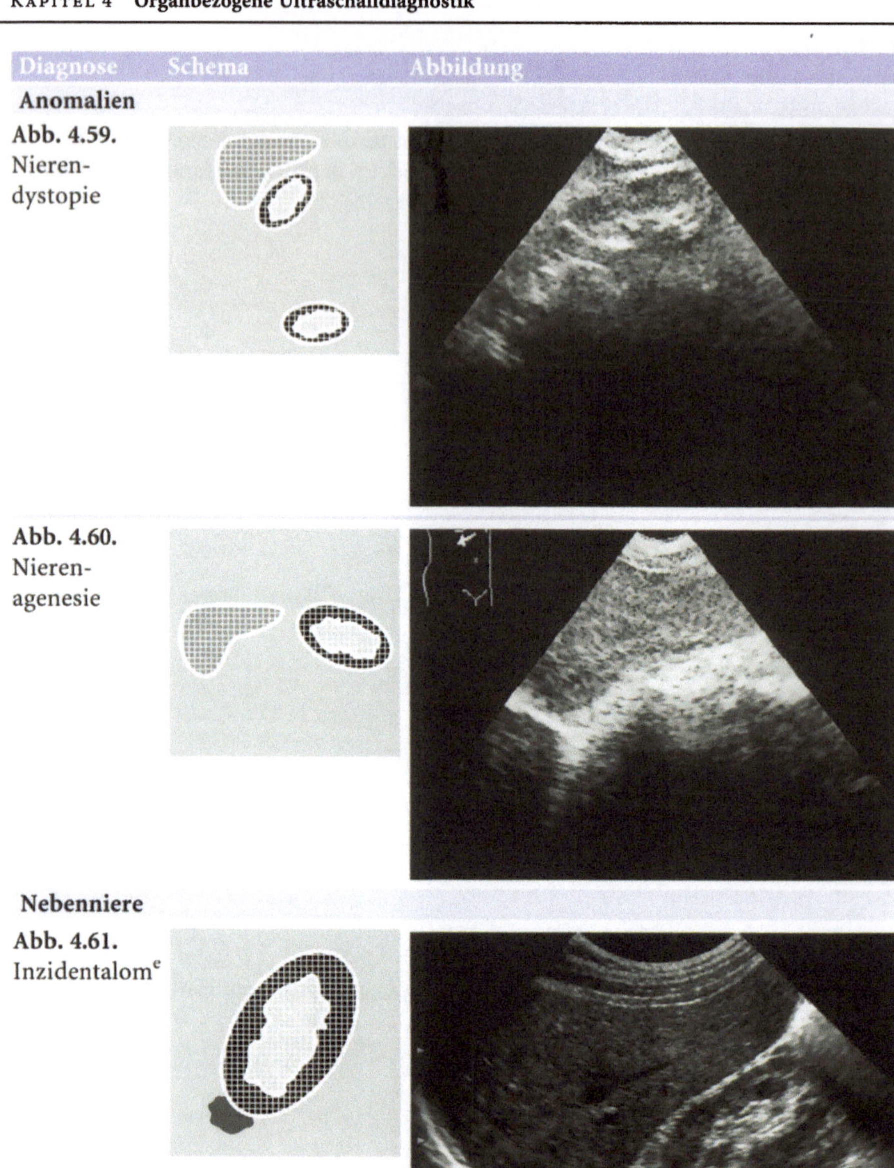

| Hauptkriterien | Nebenkriterien |
| --- | --- |
| „Leere" Nierenloge | Organkontur unterhalb des Nabels („Beckenniere"), AUG |
| „Leere" Nierenloge | Hypertrophie der Einzelniere, AUG. Zystoskopie (Hemitrigonum?). Retrogrades Ureterogramm |
| Solide Raumforderung[f] | Größe, Hormonaktivität |

[a]Solitär, multipel (Zystenniere, Markschwammniere). [b]z. B. Markschwammniere (sog. medulläre Nephrokalzinose), Analgetikanephropathie, verkalkte Gefäße, multiple Steine. [c]Erwachsenenalter (Nierenzellkarzinom), Kindesalter (Wilms-Tumor); Abgrenzung vom Urothelkarzinom des Nierenbeckens (AUG). [d]Glomerulonephritis (beidseitig), interstitielle Nephritis („Pyelonephritis", einseitig). Die akute Entzündung kann in eine chronische „Nephropathie" übergehen. [e]Nebennierentumor, der als „Zufallsbefund" bei einer Untersuchung aus anderen Gründen gefunden wird. Therapie: Größe >3 cm, hormonaktiv. Keine Therapie: Größe <3 cm, hormoninaktiv. [f]Solide Raumforderungen der Nebenniere können ein unterschiedliches, organpathologisches Korrelat haben (z. B. Inzidentalom, Phäochromozytom, Metastase, Zyste, ein- und beidseitige Nebennierenrindenhyperplasie).
AUG = Ausscheidungsurogramm.
ESWL = extrakorporale Stoßwellenlithotripsie.
n, ↓ = normal, vermindert.

### 4.5.2  Gefäße, retroperitoneale Lymphknoten[a] und Weichteilgebilde

| Diagnose | Schema | Abbildung |
| --- | --- | --- |

**Abb. 4.62.**
Bauchaorten-
aneurysma

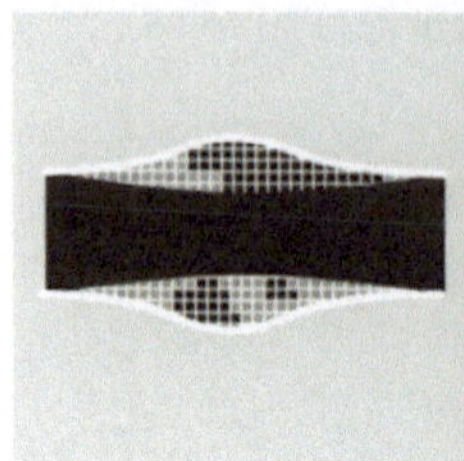 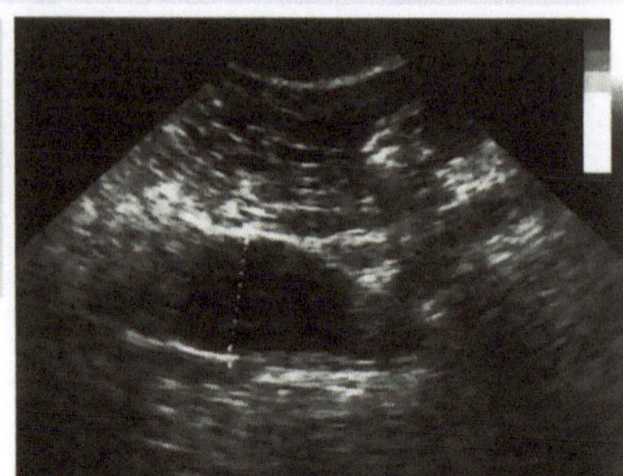

**Abb. 4.63.**
Dilatation
der V. cava
inferior

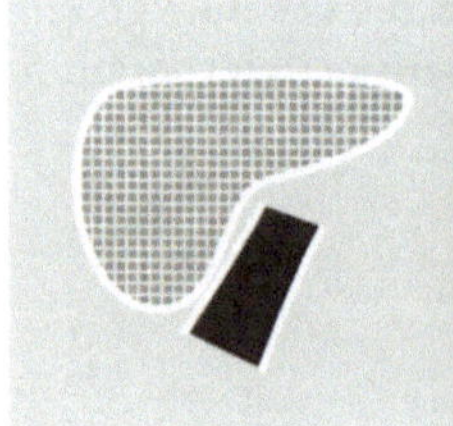 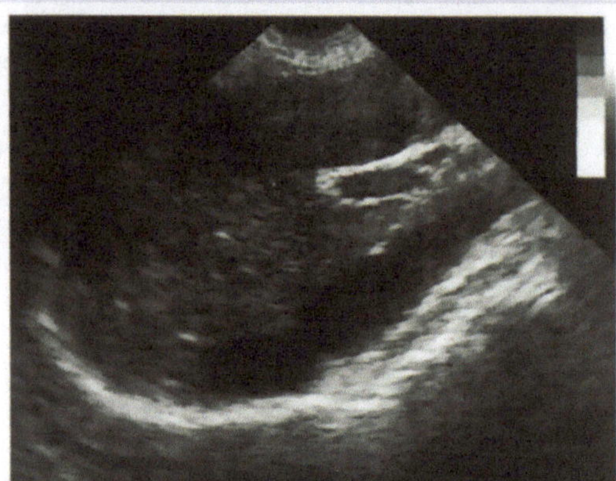

**Abb. 4.64.**
Kava-
thrombus

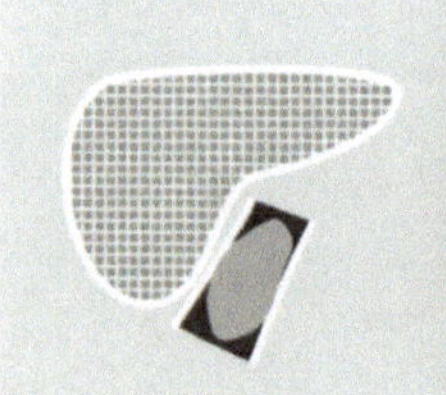 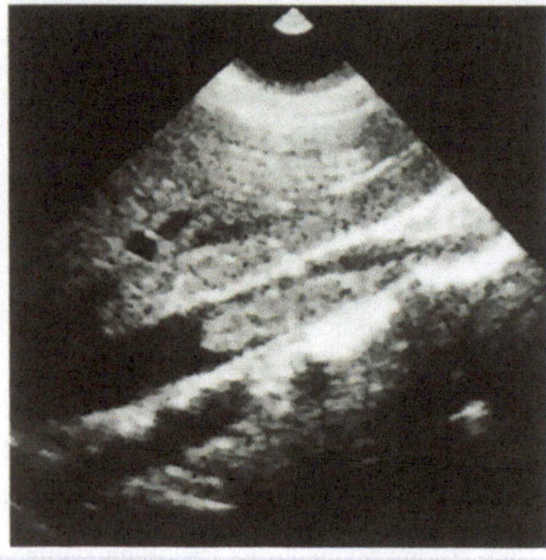

| Hauptkriterien | Nebenkriterien |
| --- | --- |
| Lokalisation[b], Größe[c] (> 3 cm), Pulsation, Form (bikonvex) | Binnenreflexe? (Thrombosierung). Kalk? Farbkodierte Duplexsonographie (Dissektion?, Thrombosierung?), Verlauf |
| Größe (> Aorta, atemunabhängig, konstante Lumenweite) | Gefäßbild („Lebervenenstern") |
| Reflexmuster (echoreich), Lokalisation (intraluminal), Nierentumor | Kavographie, Abdomen-CT, MRT, UKG |

| Diagnose | Schema | Abbildung |
|---|---|---|
| **Abb. 4.65.** Primäre retro-peritoneale Tumoren[d] | 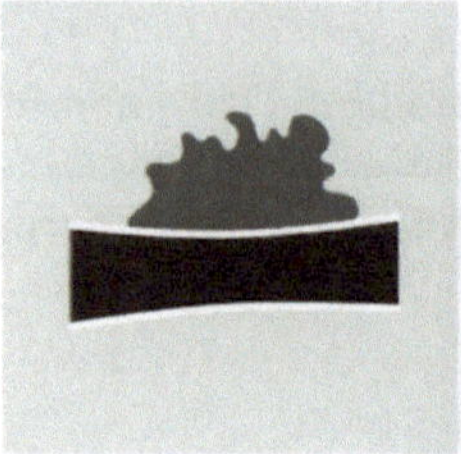 | 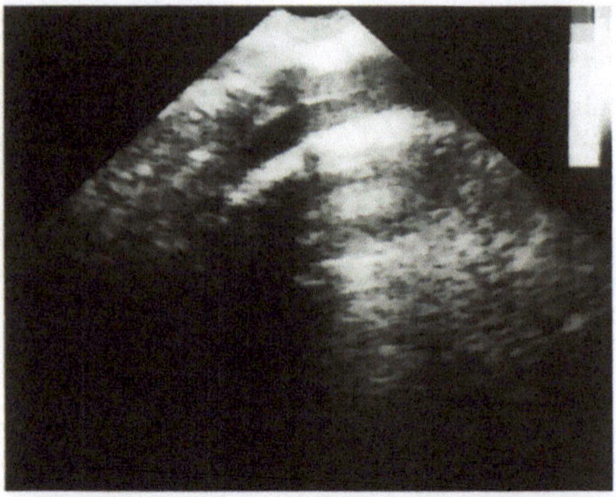 |
| **Abb. 4.66.** Lymphknoten-metastase(n)[e] | 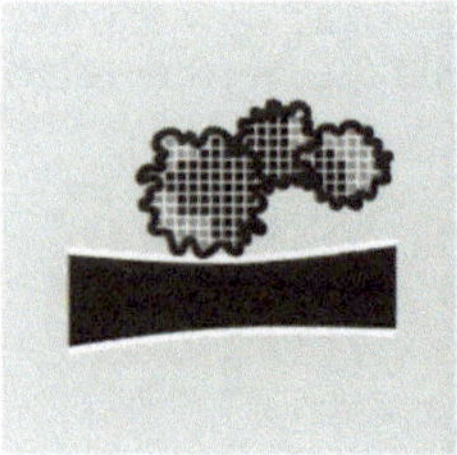 | 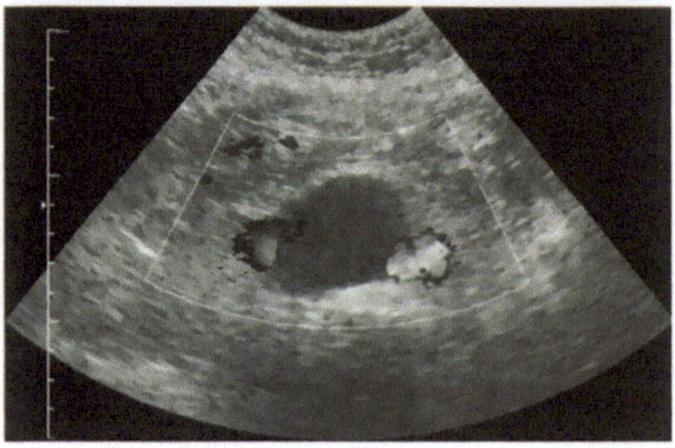 |

| Hauptkriterien | Nebenkriterien |
| --- | --- |
| Solide Raumforderung (prä-, paraaortal, parakaval) | AUG (Ureter = „Wetterfahne" des Retroperitonealraums), Abdomen-CT |
| Solide, inhomogene Raumforderung. Solitär, multipel, Größe > 2 cm (> 5 cm: „bulky disease") | Grunderkrankung, AUG, Abdomen-CT (Hodensonographie) |

[a]s. 4.1.2, zervikale Lymphknoten sowie 4.7, Weichteile und Gelenke. [b]Einteilung der Aorta in 5 Abschnitte (nach Dubost u. Dubost 1953): Aorta ascendens, Aortenbogen, Aorta descendens, Bauchaorta (Hiatus aorticus + Nierenarterien), Bauchaorta (bis Aortenbifurkation). Bauchaortenaneurysmen (BAA) sind am häufigsten (> ca. 95%) im Segment 5 („infrarenales BAA") lokalisiert. [c]Definition (nach Johnston 1991): „Ein Aneurysma ist eine permanente, lokalisierte (z. B. umschriebene) Dilatation einer Arterie, deren Durchmesser den normalen Durchmesser des betreffenden Gefäßes um mindestens 50% übersteigt". Für praktische Belange wird ein Durchmesser von ca. 3 cm verwendet. Die meisten zufällig entdeckten Aneurysmen sind < 5,5 cm. Das Rupturrisiko von Aneurysmen < 5 cm wird als sehr gering eingeschätzt. Größe (a.-p.-Durchmesser): Therapie > 5 cm. [d]z. B. Lymphome, Sarkome, primäre Retroperitonelfibrose (Morbus Ormond). [e]Der Retroperitonealraum ist Metastasierungsareal von Tumoren verschiedener Herkunft und Ausbreitungsrichtung (z. B. Hoden, Blase, Prostata, Rektum, Ovar, Uterus; Mamma, Magen, Pankreas).

MRT = Magnetresonanztomographie.
UKG = Echokardiographie.

## 4.6    Unterbauchraum
## 4.6.1    Harnblase

| Diagnose | Schema | Abbildung |
| --- | --- | --- |

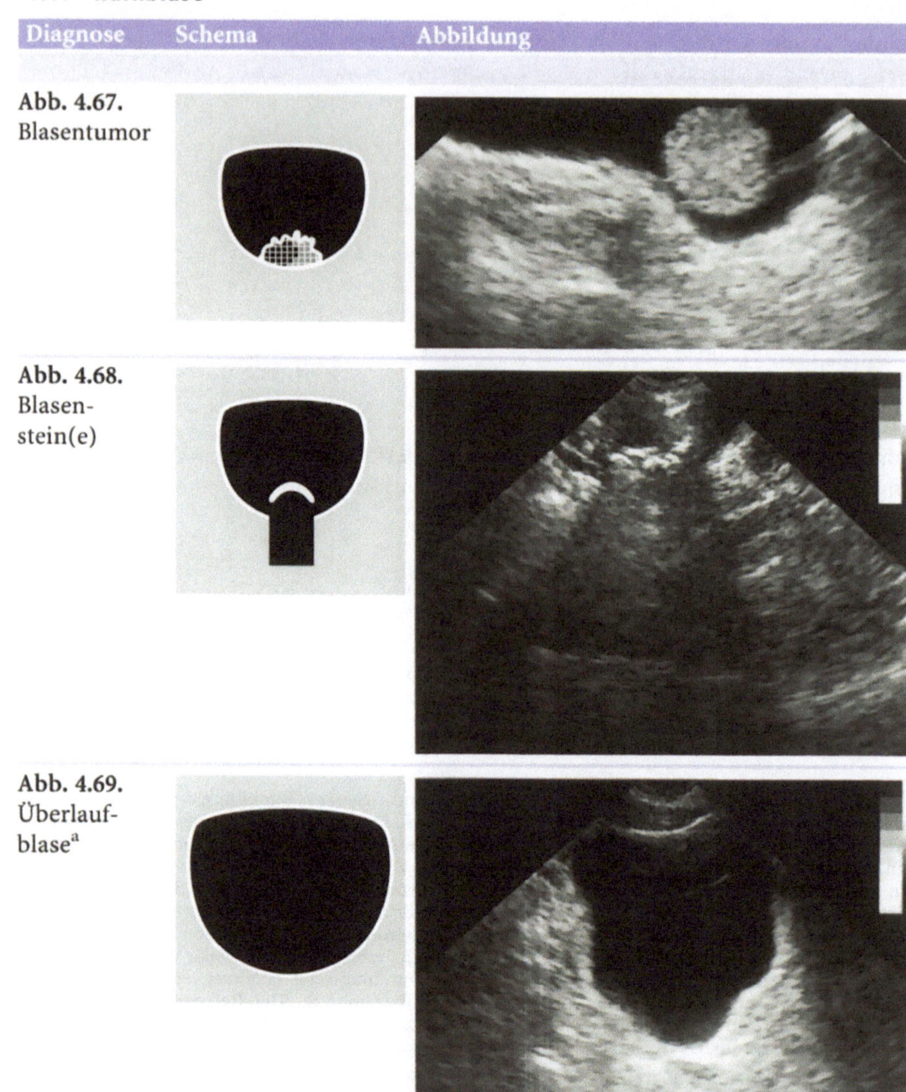

**Abb. 4.67.** Blasentumor

**Abb. 4.68.** Blasenstein(e)

**Abb. 4.69.** Überlaufblase[a]

| Hauptkriterien | Nebenkriterien |
| --- | --- |
| Solide, wandständige Raumforderung. Reflexmuster (echoreich, inhomogen). Kontur (unregelmäßig) | Solitär > Multipel, Größe (variabel). Urinstatus (Hämaturie, Bakteriurie), Zystoskopie („im Intervall") |
| Helle(r), kalkdichte(r) Reflex(e) mit Schallschatten, Mobilität | Solitär > Multipel Urinstatus (Hämaturie, Kristallurie), Prostataadenom?, chronischer Harnwegsinfekt? |
| Echofreier Unterbauchtumor ≥ 500 ml | Sichtpalpation |

[a]Therapie: Einmalkatheterismus.

### 4.6.2  Uterus und Adnexe

| Diagnose | Schema | Abbildung |
| --- | --- | --- |
| **Abb. 4.70.** Uterusmyom | 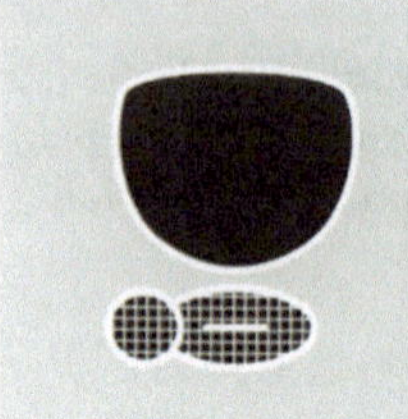 | 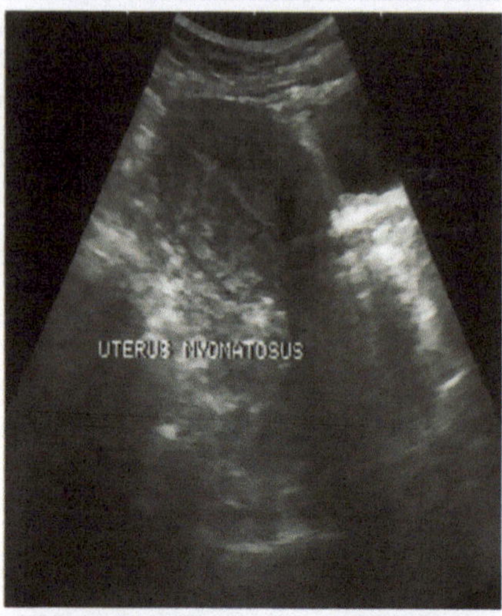 |
| **Abb. 4.71.** Ovarialzyste[a] | 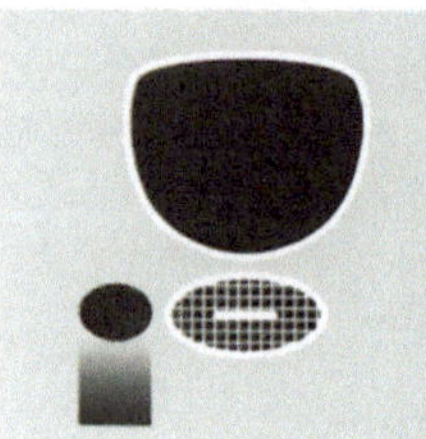 | 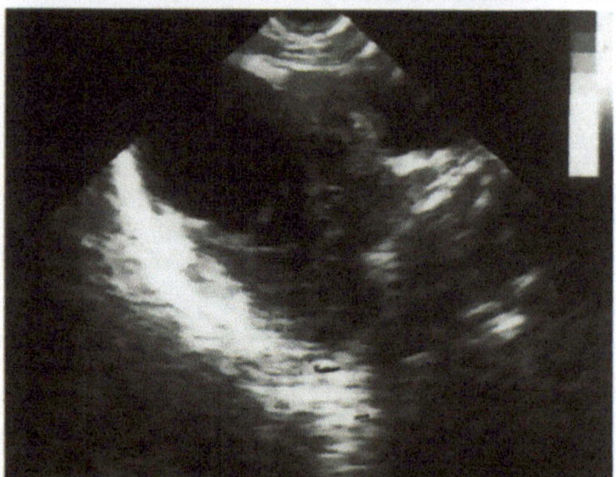 |
| **Abb. 4.72.** Ovarialtumor | 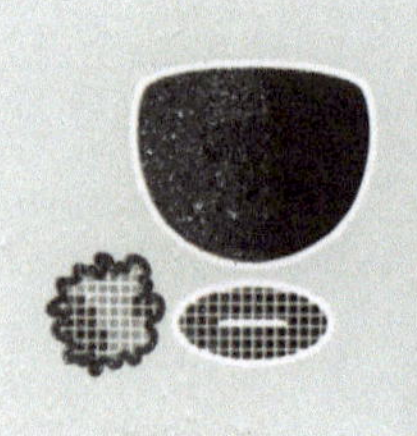 | 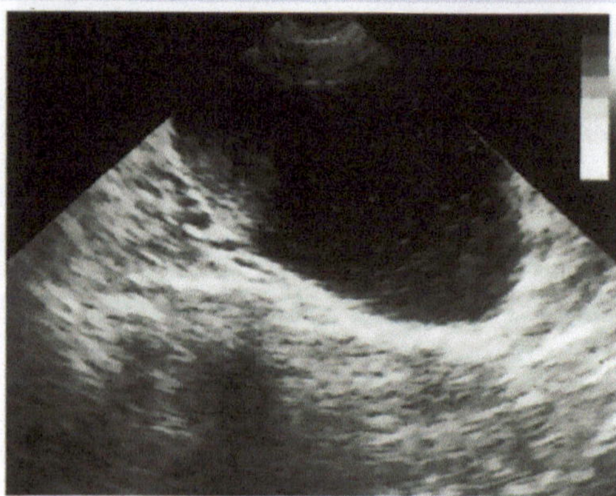 |

| Hauptkriterien | Nebenkriterien |
| --- | --- |
| Solide Raumforderung. Größe, Kontur (glatt) | Reflexmuster (echoarm). Kalk? Solitär, multipel |
| Echofreie Raumforderung mit Schallverstärkung. Größe, Kontur (glatt) | Solitär, multipel |
| Echokomplexe Raumforderung („Adnextumor") | Reflexmuster (variabel). Form, Aufbau. Größe und Anzahl[b] (variabel). CA 15-3 (ca. 15–65%). Farbkodierte Duplexsonographie |

| Diagnose | Schema | Abbildung |
| --- | --- | --- |
| **Abb. 4.73.** Extrauteringravidität[c] | 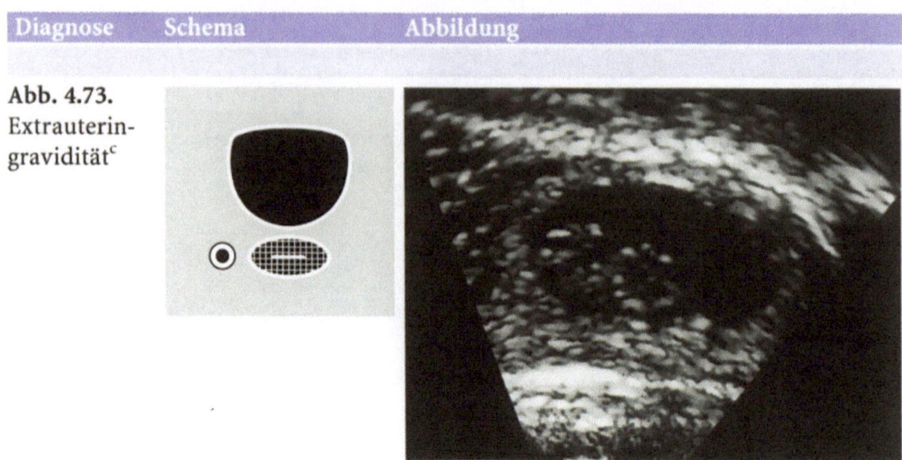 | |

| Hauptkriterien | Nebenkriterien |
| --- | --- |
| Echokomplexe, extrauterine Raumforderung („Adnextumor"). Form (extrauterines „Ringecho") | Freie Flüssigkeit (Douglas-Raum). Keine Fruchtblase, Pseudogestationssack. Erhöhung der Endometriallinie, $\beta$-HCG (Serum, Urin) |

[a]Sog. funktionelle Zysten (z. B. Follikelzyste, Corpus-luteum-Zyste, Thekaluteinzyste). Cave: Ca. 2% Ovarialkarzinome („Zystenrandkarzinom"). [b]„Zystisches" Ovar mit multiplen Zystenanteilen, „zystisches" Ovar mit soliden Anteilen, „solides" Ovar mit unregelmäßiger Form. [c]Die Sensitivität der transvaginalen Sonographie (s. Abb. 4.73) in der Diagnostik einer Extrauteringravidität (EUG) beträgt 83,4–94,7% (Bonilla-Musoles 1989; Schurz 1989). Die Sensitivität der transabdominalen Sonographie liegt zwischen 22–25%. Beide Verfahren müssen in Zusammenhang mit Anamnese, Klinik und der Höhe des $\beta$-HCG-Spiegels im Serum bewertet werden. HCG-Werte ab ca. 1000–1500 mIU/ml (DD: Zwillingsschwangerschaft, Blasenmole, Chorionepitheliom) gehen mit einer hohen Nachweiswahrscheinlichkeit eines Embryos im Ultraschall einher.

$\beta$-HCG = $\beta$-humanes Choriongonadotropin.
CA 15-3 = mammatumorassoziiertes Antigen.

### 4.6.3  Prostata, Hoden und Nebenhoden

| Diagnose | Schema | Abbildung |
| --- | --- | --- |

**Abb. 4.74.**
Prostata-
adenom

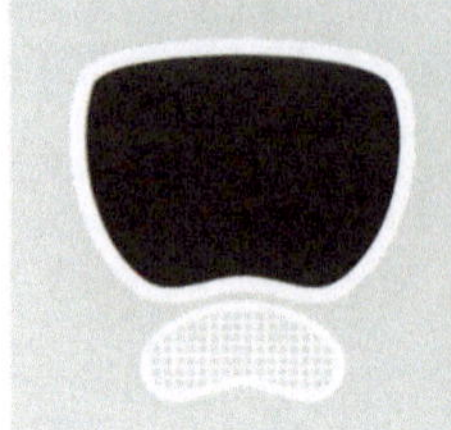 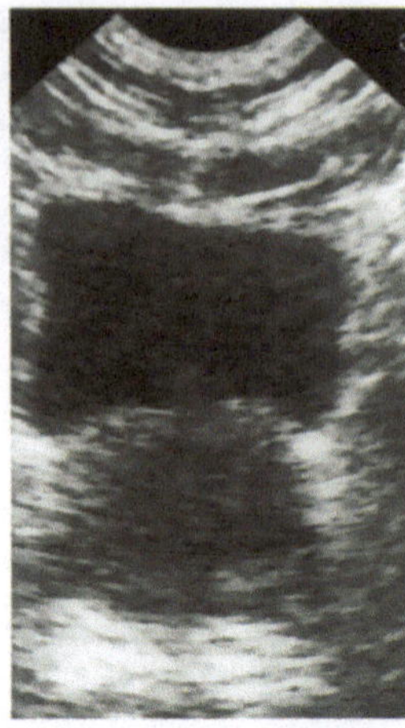

**Abb. 4.75.**
Hodentumor

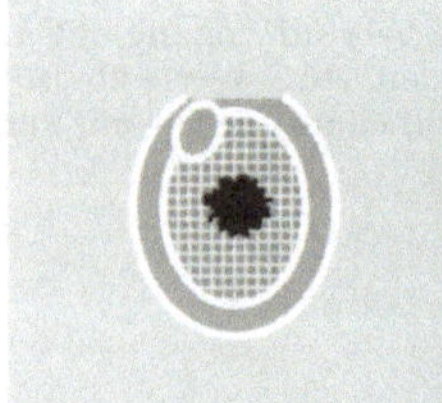 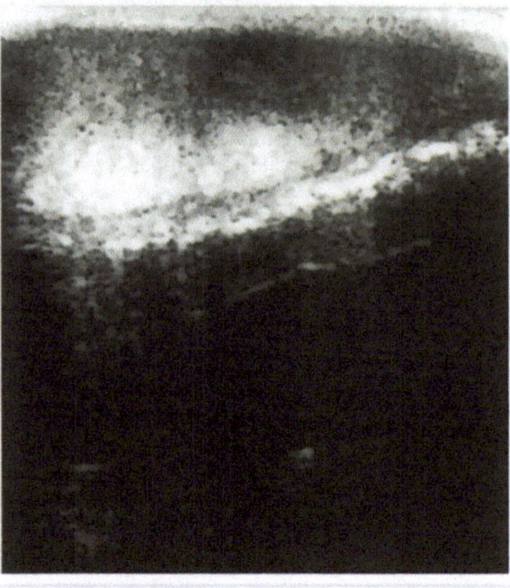

| Hauptkriterien | Nebenkriterien |
| --- | --- |
| Volumen[a] ↑ | Blasenbodenimpression?, Blasenwandverdickung? Restharn > ca. 80 ml. Beidseitige Harnstauung? PSA, TRUS[b] |
| Meist echoarme, intraparenchymatöse Läsion | Lymphknoten, AFP. $\beta$-HCG (ca. 70%), Sichtpalpation (hart) |

| Diagnose | Schema | Abbildung |
|---|---|---|
| **Abb. 4.76.** Hydrocele testis | 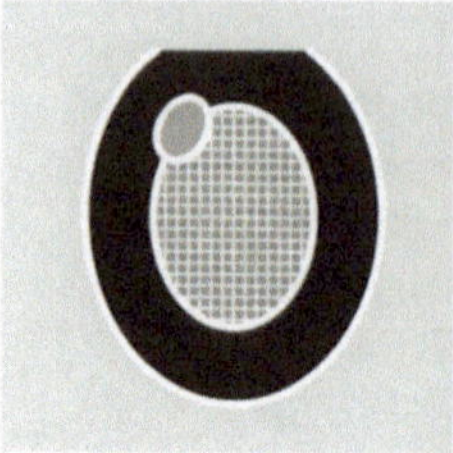 | 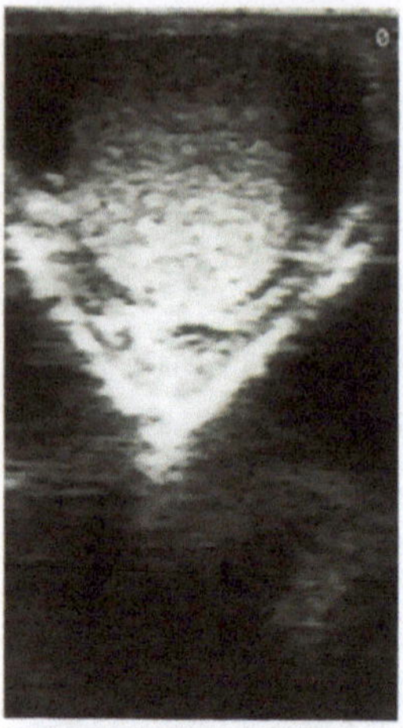 |
| **Abb. 4.77.** Akute Epididymitis | 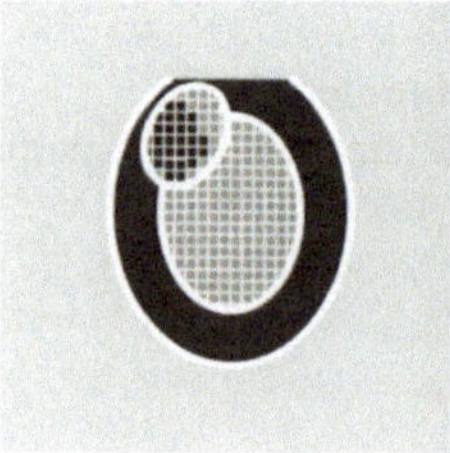 | 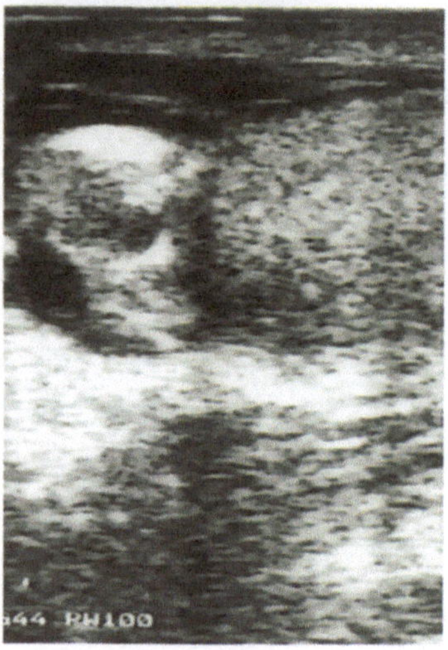 |

| Hauptkriterien | Nebenkriterien |
| --- | --- |
| Echofreie Raumforderung. Kontur (glatt) | Ausschluss: Hodentumor |
| Nebenhodengröße ↑. Reflexmuster (echokomplex, inhomogen). Sichtpalpation | Abgrenzbarkeit, Begleithydrozele. Einschmelzung und Perforation in Hoden. Leukozyturie. DD: Hodentorsion |

[a]Therapie: transurethrale Resektion der Prostata (Volumen ↓), suprapubische, offene Adenomektomie (Volumen ↑). [b]Durch konventionelle Sonographie ist keine sichere Unterscheidung eines Prostataadenoms von einem Prostatakarzinom möglich. Indirekte Hinweise für ein Karzinom können sich ergeben aus: Größe, Abgrenzbarkeit, einseitiger Harnstauung, PSA-Erhöhung und Biopsieergebnis („inzidentelles" Prostatakarzinom). Die Aussagekraft der TRUS (transrektaler Ultraschall, „echoarme Läsion") ist der transabdominalen Sonographie in der Diagnostik des Prostatakarzinoms überlegen. In der Screeningsituation beträgt ihre Sensitivität ca. 60–90%, die Spezifität ca. 75–90% und der positive Vorhersagewert liegt bei ca. 15–55%.

AFP = $\alpha$-1-Fetoprotein.
$\beta$-HCG = $\beta$-humanes Choriongonadotropin (Seminom!).
PSA = prostataspezifisches Antigen.
↑ = vermehrt.

## 4.7 Weichteile und Gelenke

| Diagnose | Schema | Abbildung |
| --- | --- | --- |

**Abb. 4.78.**
Lipom

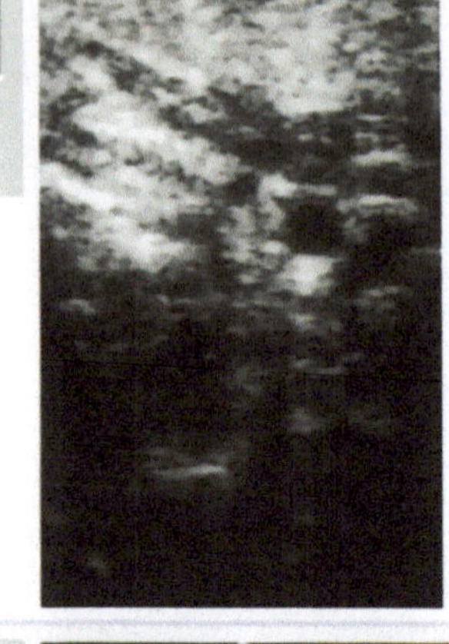

**Abb. 4.79.**
Weichteil-
tumor[a]

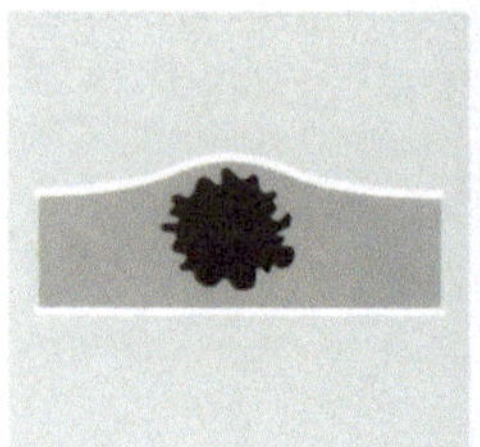

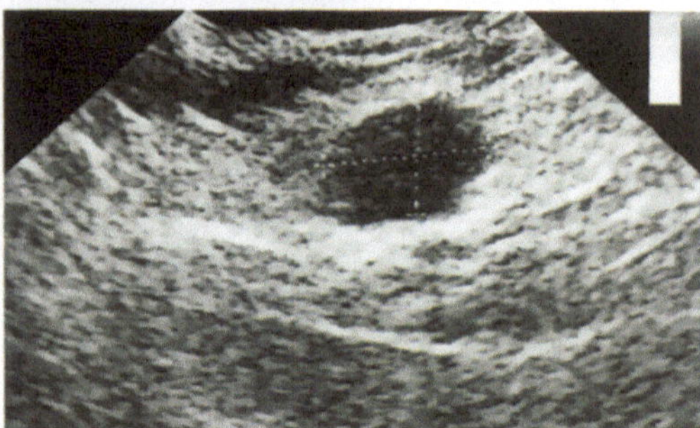

**Abb. 4.80.**
Lymphknoten-
metastase(n)[c]

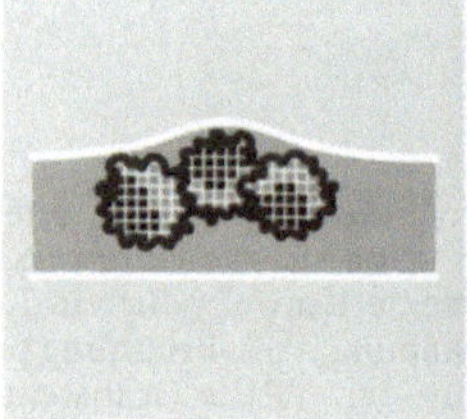

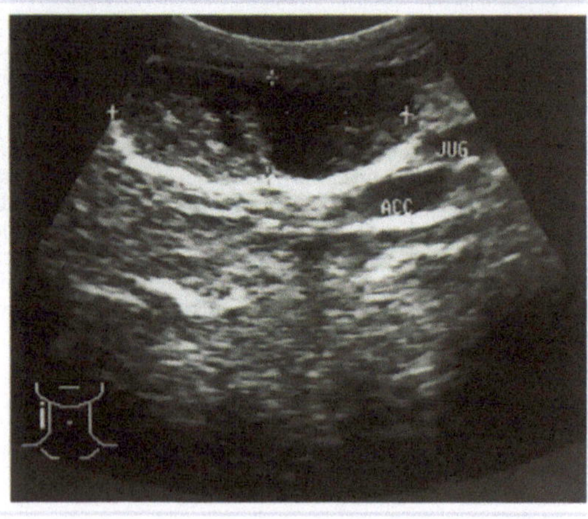

| Hauptkriterien | Nebenkriterien |
| --- | --- |
| Solide Raumforderung. Kontur (glatt) | Reflexmuster (echoreich) |
| Solide Raumforderung. Kontur (unregelmäßig) | Reflexmuster (inhomogen). Biopsie, Probeexzision |
| Solide Raumforderung. Größe[b] > 2 cm. Solitär > Multipel, Verschieblichkeit ↓ | Reflexmuster (variabel). Grunderkrankung, Biopsie, Lymphknotenexstirpation |

| Diagnose | Schema | Abbildung |
| --- | --- | --- |

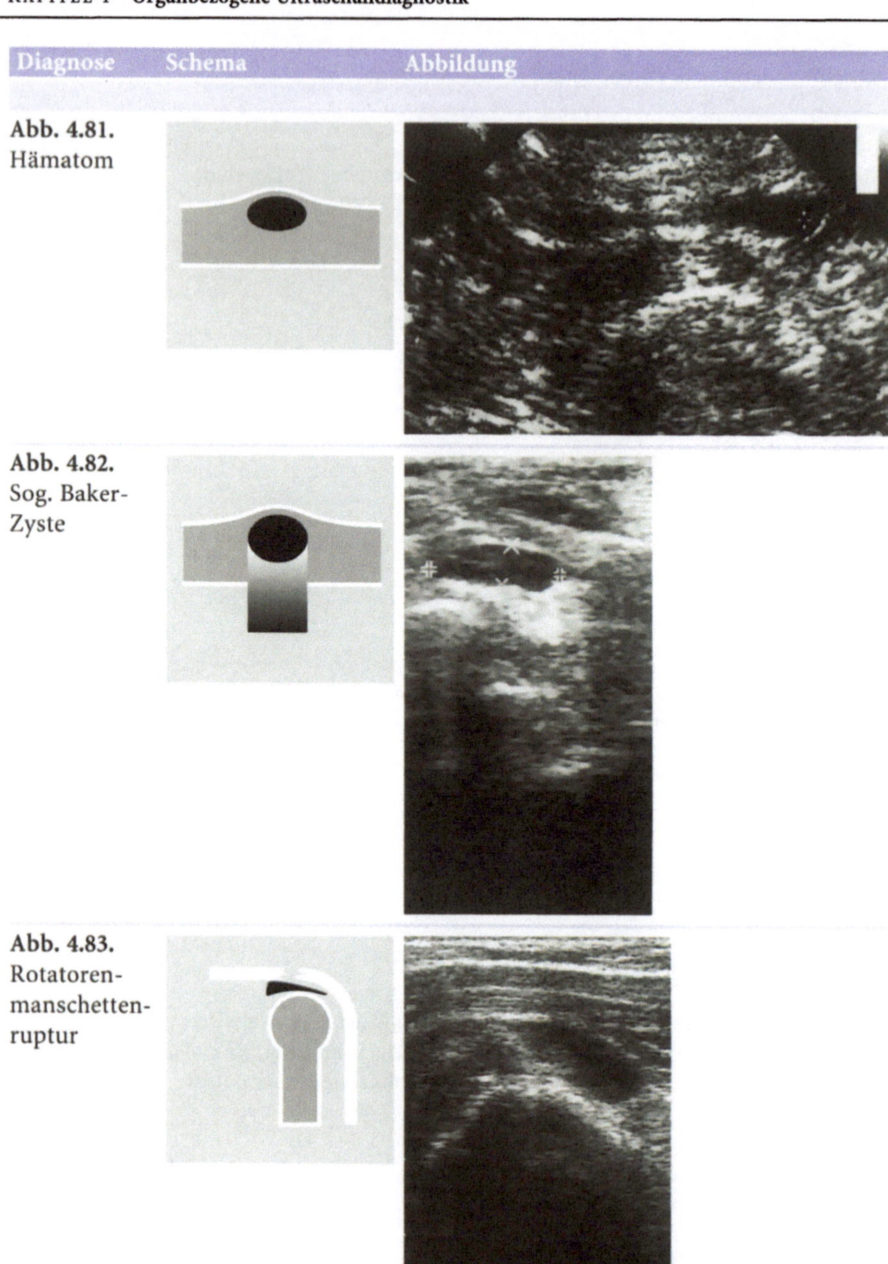

**Abb. 4.81.**
Hämatom

**Abb. 4.82.**
Sog. Baker-
Zyste

**Abb. 4.83.**
Rotatoren-
manschetten-
ruptur

| Hauptkriterien | Nebenkriterien |
| --- | --- |
| Liquide Raumforderung, Verlauf | Reflexmuster (echoarm), Binnenechos? Punktion |
| Liquide Raumforderung. Lokalisation (popliteal) | Reflexmuster (echofrei). Punktion |
| Pseudoparese. Kontur (unregelmäßig). Kalk? | Begleiterguss (z. B. Bursitis subdeltoidea)? |

[a]z. B. Sarkom. [b]s. 4.1.2, zervikale Lymphknoten und 4.5.2, Gefäße, retroperitoneale Lymphknoten und Weichteilgebilde. [c]Diese Größenangabe ist unspezifisch.
↓ = eingeschränkt.

# Sachverzeichnis